休み時間の薬理学

第3版

丸山 敬

Kei Maruyama

講談社

[ブックデザイン]
安田あたる
[カバーイラスト]
Martine
[本文イラスト]
Martine / MINOMURA

第３版まえがき――次々と登場する有用な新薬には総論

いまから45年ほど前、筆者が医学部の学生時代に習った薬物はアスピリンとペニシリンぐらいだった。医学部を卒業して、内科を始めたときに抗認知症薬がいくつか存在するのを知って、いつのまに神経科学は進歩したのだろうと驚愕した。しかし、これらの薬物はエビデンス（本文参照）がなく、有害事象（本文参照）が強いということで2000年までには認可が取り消された。

現在では厳密な治験（本文参照）により、本当に有効な薬物が次々に登場している。2001年に米国で認可されたイマチニブ（本文参照）は治療困難な慢性骨髄性白血病の５年生存率を90％以上に高めた。リウマチ治療薬として登場したインフリキシマブ（本文参照）は多くの炎症性疾患で著効を示している。

次々に新薬が登場している。それらの作用機序を理解し、ADME（本文参照）を踏まえて治療を行うには、多くの薬物に共通の項目である総論の知識が必要となる。

本書の目的は、このまえがきの「（本文参照）」という専門用語をすらすらわかるようにすることである。そうすれば、薬剤（薬物との違いは本文参照）の添付文書（本文参照）を容易に理解して、安全で適切な治療を行えるようになろう。

望外のご支持をいただき、第３版を発刊することができました。深く感謝いたします。第３版では新しい薬物（たとえば便秘治療薬）を加筆しました。まだまだ未熟ですが、引き続き誤りのご指摘などをよろしくお願いします。本書全体を査読いただいた当教室の淡路 健雄准教授、刊行までさまざまな労力をいただいた講談社サイエンティフィクの池上寛子編集者に深く感謝いたします。

2021年３月

丸山　敬

※本文中の薬価については2020年12月現在のものです。

休み時間の薬理学　第3版

contents

第3版まえがき――次々と登場する有用な新薬には総論　iii

Chapter 1

ヒトと薬　1

Stage 01　薬とは　2
Stage 02　ジェネリック薬　4
Stage 03　薬の主作用と副作用　7
Level Up ◆ 副作用から生まれた薬　9
Stage 04　薬害　10
Stage 05　創薬①前臨床試験　12
Stage 06　創薬②臨床試験　14
Stage 07　利益相反　18
Column ● 研究者の不正　20
Stage 08　EBM　22
Stage 09　薬の情報　24
チェックポイント・解説　28
Column ● 日本の治験の問題点　30

Chapter 2

薬のとり方　31

Stage 10　経口投与経路①口腔　32
Column ● 経口ペプチド薬　34
Stage 11　経口投与経路②小腸から肝臓　36
Stage 12　経口投与経路③腸肝循環　38
Stage 13　静脈投与／動脈投与　40
Level Up ◆ 薬物投与による感染　43
Stage 14　注射　44
Stage 15　いろいろな投与経路　46
Column ● 吸入製剤　48
Stage 16　薬の血中濃度と投与経路の決定　49
チェックポイント・解説　51

Chapter 3

体の中の薬《薬物動態》　53

Stage17　血液中の薬物　54
Level Up ◆ 水と薬物　57
Stage 18　さまざまな薬物相互作用　60
Stage 19　薬物の血中濃度の変化　62
Stage 20　薬物の吸収　AUC　64
Stage 21　薬物の排出　66
Stage 22　薬物代謝酵素　68
Column ● コンプライアンス／アドヘレンス　71
Stage 23　薬物代謝（抱合）　72
Stage 24　胆汁　74

Column ● 医学用語あれこれ　75
Stage 25　薬物を排出する臓器　腎臓　76
Stage 26　そのほかの排出経路　78
Column ● 酸素は毒ガス　高濃度酸素による障害　79
チェックポイント・解説　80

Chapter 4

薬の分子生物学　83

Stage 27　受容体と薬物　84
Stage 28　部分アゴニストとインバースアゴニスト　86
Stage 29　代表的な膜受容体　88
Stage 30　脱感作　90
Stage 31　用量反応曲線　薬物濃度と反応強度　92
Column ● 物理学的療法　95
Stage 32　可逆的作用と非可逆的作用　96
Column ● ワクチン　98
Stage 33　遺伝子治療　101
チェックポイント・解説　105

Chapter 5

薬理学各論　107

Stage 34　感染症の原因となる微生物　108
Level Up ◆ かぜ（風邪）　110
Stage 35　抗菌薬　112
Stage 36　耐性・日和見感染・菌交代現象　120
Stage 37　抗ウイルス薬　124
Column ● COVID-19　127
Stage 38　真菌感染症　130
Stage 39　消毒薬　病原菌の除去　134
Column ● 合剤ラッシュ　137
Stage 40　抗炎症薬①　NSAID　138
Stage 41　抗炎症薬②　アスピリン　140
Column ● アルツハイマー病と炎症　143
Stage 42　抗炎症薬③　鎮痛・解熱作用　144
Stage 43　抗炎症薬④　抗ヒスタミン薬　146
Stage 44　抗癌薬①　従来型抗癌薬　148
Stage 45　抗癌薬②　分子標的薬　150
Level Up ◆ 抗体薬　158
Stage 46　抗癌薬③　そのほかの抗癌薬　162
Stage 47　高血圧　167
Column ● J カーブ　171
Stage 48　高血圧治療薬①　主要治療薬　172
Column ● 薬物の日本語名称（ローマ字読み）　175
Stage 49　高血圧治療薬②　そのほかの治療薬　176
Stage 50　胃のはたらき　178
Stage 51　胃十二指腸潰瘍　180
Level Up ◆ 腫瘍細胞は均一か？と癌幹細胞　185

Stage 52　肝・胆・膵疾患　186
Column ● 精神疾患のマウスモデル　190
Stage 53　ウイルス性肝炎　191
Stage 54　ウイルス性（B 型）肝炎治療薬　192
Stage 55　ウイルス性（C 型）肝炎治療薬　194
Stage 56　消化管機能性疾患①　機能性胃腸症　196
Stage 57　消化管機能性疾患②　嘔吐と過敏性腸症候群　198
Stage 58　下痢と便秘　200
Stage 59　新しい便秘治療薬　204
Stage 60　パーキンソン病①　病態　208
Stage 61　パーキンソン病②　治療戦略　211
Stage 62　抗パーキンソン病薬（パーキンソン病治療薬）　213
Stage 63　認知症　215
Stage 64　アルツハイマー病　217
Stage 65　さまざまな認知症　220
Stage 66　てんかん　222
Column ● 精神にはたらく薬物　227
Stage 67　片頭痛治療薬　228
Stage 68　内分泌疾患　230
Stage 69　抗利尿ホルモン（ADH）　232
Stage 70　甲状腺ホルモン　234
Stage 71　副腎皮質ホルモン　237
Stage 72　糖尿病　239
Stage 73　糖尿病の治療　241
Stage 74　生活改善薬①　ED 治療薬　247
Stage 75　生活改善薬②　発毛促進薬　250
Stage 76　ドライアイ治療薬①　点眼薬　252
Stage 77　ドライアイ治療薬②　涙液分泌促進薬　254
Stage 78　漢方薬①　漢方の基本理念と処方例　256
Stage 79　漢方薬②　薬効成分　258
Stage 80　漢方薬③　西洋学的な漢方薬の処方　260
Column ● 漢方薬の原材料不足　261
Stage 81　自律神経系にはたらく薬　262
Stage 82　栄養　264
Stage 83　サプリメント①　コエンザイム Q_{10}　266
Column ● 酸性食品とアルカリ性食品　269
Column ● アガリクス　269
Stage 84　サプリメント②　医薬品か食品か　270
チェックポイント・解説　273

第 3 版あとがき　277
索引　278

Chapter 1
ヒトと薬

薬とは、何かの目的のためにヒトが利用する化合物のことです。一般的には、病気に対処するためにヒトに使用する化合物ですが、健康維持のためのサプリメントも薬ですし、農作物に使う農薬もやっぱり薬の一種です。また、機器や住居の除菌に使うものは消毒薬です。これらの薬に共通しているのは、作用標的が生命であるということです。ヒトが服用する薬には、抗菌薬のようにヒトそのものではなく、ヒトに感染した病原体に作用するものがあります。

なぜ薬に効果があるのか、副作用はどうして生じるのかを理解するには、この生命のしくみをもとに、薬が作用するしくみの基本を知らなければなりません。薬ごとに作用や効能を考える学問が薬理学各論です。そして、各薬に共通の項目（たとえば、薬の服用のしかたとか、副作用の考え方など）を考える学問が薬理学総論です。総論はいまひとつ興味がわかないことがしばしばですが、次々に誕生する新薬を安全に使用するためには必須の知識です。

まず「薬とは何であるか」を考えていきましょう。

Stage 01 薬とは

ヒトがなんらかの目的で使用する化合物

薬とは何か。『広辞苑第七版』(岩波書店) を紐解いてみましょう。

くすり【薬】(一説に「くすし(奇)」と同源か)
1. 病気や傷を治療・予防するために服用または塗布・注射するもの。水薬・散薬・丸薬・膏薬・煎薬などの種類がある。
2. 広く化学的作用をもつ物質。釉薬(うわぐすり)・火薬・農薬など。
3. 心身に滋養・利益を与えるもの。比喩的にも用いる。「毒にも―にもならない」「失敗が彼の―になればよいが」
4. ちょっとした賄賂。鼻薬。「―をかがせる」
5. ごく少量のたとえ。「―ほども無い」 (抜粋)

広義に考えれば、ヒトがなんらかの目的で使用する物質は、すべて「薬」ということになります(たとえば、上記説明 2 の火薬も薬)。狭義に「ヒトに投与される化合物」と考えても、食事は必要な栄養素を摂取するための薬となるし、水は体液維持のための薬になります(p.57 Level Up 参照)。しかし、一般的には、食事や水を薬とはいわず、病気の診断、治療、予防に用いられる化合物を薬といいます。ビタミンやカルシウムを補うサプリメントは食事に近いものですが、なんらかの薬物効果を期待しているという点では薬に近いものとなります。また、気分を落ち着かせる効能などがうたわれているハーブも薬といえるでしょう。

薬物、薬剤、薬品の使い分け

薬物は、純粋に物質を示します。化合物としての薬を強調する場合に用いる用語です。特に実験動物に投与する場合には、「薬」とはいわずに「薬物」といいます。

薬剤は、経口薬(錠剤、粉末、液状)や注射薬などヒトに投与するために製剤となったものを示します。同じ効果を示す薬物でも異なった形状の薬剤があります。体内に入る前は同じ薬物であっても、**剤形(薬の形)**によって吸収率や吸収の時間経過が異なることがあり、使い分けられています。体内に吸収された場合には、「薬剤」ではなく「薬物」となります。

薬品は、薬物や薬剤に商品という概念を含んでいます。納品されるものは「薬物」や「薬剤」というより「薬品」となります。

例文：ある患者が薬剤Aを服用したところ、思わぬ副作用が生じた。そこで薬物Aをマウスに投与して実験を行うために、販売店に薬品Aを注文した。

注：それぞれの薬効を発揮する主要成分はすべて同じ物質である薬物（化合物）Aである。

同じ薬物でも異なった薬剤となる

たとえば、同じ薬物（化合物）にも注射薬と飲み薬（経口薬）が揃っている場合があります（**図1**）。ある化合物Xの注射薬と経口薬は、薬物としては同じXですが、薬剤としては注射剤あるいは経口剤として異なった薬剤となります。

図1　いろいろな薬の剤形

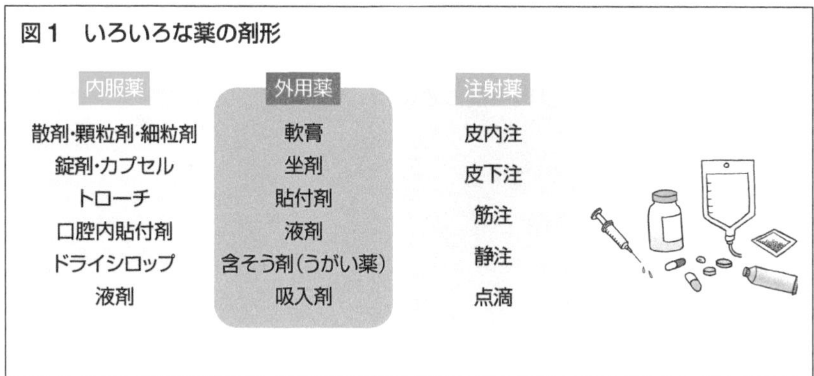

memo

医食同源

生きるために食べる。食べるために生きるのもまた真なり。ということで、おいしい食事は格別楽しい。「医食同源」という言葉もあります。薬は健康を保つうえで食べものと同等という観点があり、食事は薬を飲むのと同様に、心身をすこやかにしてくれるということになります。

POINT 01

1 薬物：物質（化合物）を示す
2 薬剤：経口薬（錠剤、粉末、液状）や注射薬など製剤化された薬物

Stage 02 ジェネリック薬

同じ薬物で異なった薬剤

一般名と商品名

一般名（generic name）は、最初に開発した製薬企業がある程度のルールに基づいて作成する標準的な名称のことです。語源もあまり公開されていません。IUPAC（国際純正・応用化学連合、International Union of Pure and Applied Chemistry）が定める炭素骨格に基づいた有機化合物命名法よりは短くて印象的ですが、多くの場合、舌をかみそうだったり、なかなか覚えにくいものです。しかし、類似薬の名前は、最初に開発された薬物名を尊重して命名されるために、一般名からある程度の効能を推測できます。たとえば、最初に開発された勃起不全改善薬の一般名はシルデナフィル sildenafil、その次に開発された類似薬は、バルデナフィル vardenafil（空腹時でなくても服用可能）、タダラフィル tadalafil（効果持続時間が36時間と長い）と、名前は～afilを共通に持っています。したがって、honyararafilという薬物に遭遇したとき、シルデナフィル類似薬と想像できます。もっとも、似たような名前で全く違う場合もあるので、再確認する必要はあります。

各販売会社はそれぞれの薬剤に覚えやすい名前である**商品名**を付けます。鉱質（ミネラル）コルチコイドステロイド受容体阻害薬（ブロッカー）一般名「エサキセレノン」（とても覚えられない）の商品名は、“ミネラルをブロックする”で「ミネブロ®」となります。フリーラジカルを除去して神経を防護するエダラボンの商品名は、“ラジカルをカットする”で「ラジカット®」となります。

適応によって商品名が異なることもあります。シルデナフィルは勃起不全改善薬（商品名「バイアグラ®」25 mg錠と50 mg錠）として販売されましたが、その後、肺高血圧症という疾患にも有効なことが見出され、商品名「レバチオ®」（20 mg錠）としても販売されています。バイアグラもレバチオも薬効成分はシルデナフィルであるために薬物としては同じです。しかし、使用目的やシルデナフィル含有量が異なるために、薬剤としては全く異なっています。

ジェネリック薬

新規開発ではなく、特許が切れたために、開発費をかけずに自由に製造できるようになった薬物は価格を安くできます。また、「ぞろぞろ」と販売されることがあり、**ゾロ薬**と軽蔑されて呼ばれていましたが、医療経済的には、つまり医療費の抑制には重要であり、一般名で販売されるので**ジェネリック薬**（**後発医薬品**）と呼ばれるようになりました。もっとも膨大な開発費を得るためには製薬会社は十分な利益を得なければなりません。あまりに医療費を抑制することばかりを考えていると、新しい薬物の開発も停滞する可能性があります。特許の有効期間は、開発を開始した段階から20年程度ですが、販売期間としては5年程度となってしまいます。そのため巨額の開発費を十分に回収できないことが問題となっています。「もうけるのはけしからん」という意見もありますが、「もうけ」がなければ誰も苦労して新薬を開発することはないでしょう。

オリジナルの薬剤（先発薬）とジェネリック薬は薬物としては同じですが、剤形や添加物は異なっており、薬効も微妙に異なることがあります（**図2**、**表2**）。薬物の特許は取れても、薬剤として剤形の特許は存在するために完全なコピーを作成することはできません（p.6オーソライズド・ジェネリック参照）。添加物は薬効には直接関係しません。飲みやすい錠剤を作製したり、注射液を安定化させるために用いられます。まれですが、この添加物が副作用の原因となることもあります。また、剤形の違いにより、飲みにくい・飲みやすい、注射薬では使いやすい・使いにくいといった違いがあります。とはいうものの薬物としては同じなので、認可を得るには、薬効は同じなので、

図2　先発薬とジェネリック薬の比較（イメージ）

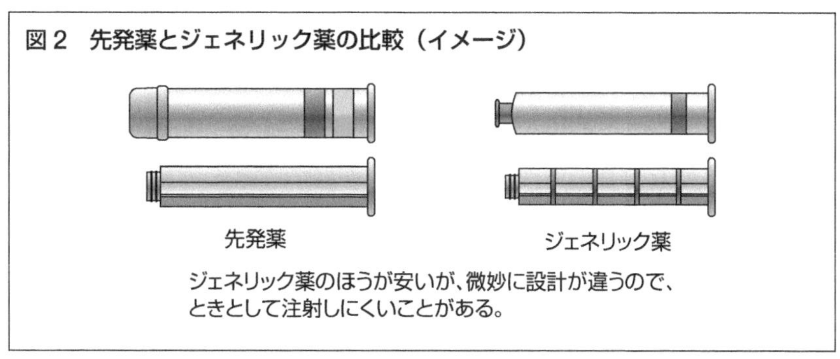

表2 先発薬とジェネリック薬

	先発薬 強力ネオミノファーゲンシー®	ジェネリック薬 アミファーゲンP®
薬効成分	グリチルリチン酸 40 mg、グリシン 400 mg、L-システイン塩酸塩 20 mg	
添加物	亜硫酸ナトリウム、アンモニア水、塩化ナトリウム	亜硫酸ナトリウム、モノエタノールアミン
薬価（円）	124.00	57.00

ジェネリック薬の価格（薬価）は先発薬の半額以下であり、薬効成分は全く同じである。しかし、微妙に添加物が異なる。

薬物動態（服用後の血中濃度の変化など）を確認するのみで十分となり、比較的容易（低コスト）になります。**生物学的製剤***といった巨大分子の薬物では、異なった手法で製造すると完全に分子的に同じとはいえないので、バイオシミラーといわれます。この場合は薬効も確認しなくてはなりません。が、薬物としてのスクリーニング（開発）を省けるので、ある程度のコスト（薬価）の削減は可能になります。

◆オーソライズド・ジェネリック（AG：authorized generic）

先発（オリジナル）メーカーから許諾を得て（あるいは子会社に製造させる）、原薬、添加物および製法等がオリジナル薬と同一のジェネリック医薬品のことをいいます。オリジナルの完全なコピー薬なので安心感があります。先発メーカーは市場占拠率を維持しながら、より収益の高いオリジナル薬にリソースを振り向けることができます。

◆バイオシミラー（biosimilar、バイオ後発品）

小分子薬物は工業的に完全に化学合成できるので、後発品は物質として完全に同じものになります。生物学的製剤（バイオ医薬品、抗体やホルモンなどの蛋白質等）は巨大分子のため、多くの場合、培養細胞など生物を用いて産生します。そのためにアミノ酸配列が同じことは確認できるものの、糖鎖など翻訳後修飾が微妙に先発品とは異なります。ほとんどの場合、同じ薬効が期待できるはずですが、それを確認するために、先発品認可と同等の治験が必要になります。

POINT 02

1 薬物名をジェネリック名、後発薬をジェネリック薬という
2 薬物としては同じでも、薬剤としては異なることがある

＊生物学的製剤とは、遺伝子工学技術等により生物（培養細胞等）から産生される蛋白質などで構成される薬物のことです（代表的例が抗体医薬品）。一般的な医薬品は化学的に合成されます。

Stage 03 薬の主作用と副作用

目的の薬効と目的外の薬効

ヒトが薬を飲むときには、体の問題に対して、なんらかの改善を目指すといった目的があります。しかし、「副作用が怖い」ということもしばしばです。本来目的とする薬効（**主作用**）と目的としない薬効（**副作用**）は、ヒト（患者、医師）の価値判断で区別されているものであり、どちらも薬物が持つ本来の薬効（作用）であることに違いはありません。多くの場合、副作用は不利益をもたらす作用で**有害作用**と同義に用いられています。副作用（有害作用）の出現は、患者本人はもとより治療に打ち込んでいる医療関係者側にとっても大きな問題です。しかしときとして、不利益をもたらさない、有益な副作用も存在します。

アスピリンの主作用と副作用

抗炎症薬（熱冷ましや痛み止め）のアスピリンには血を固まりにくくする作用（血小板凝集抑制作用、Stage41参照）と、胃の粘膜を痛める作用もあるのです（**表3**）。アスピリンを痛み止めとして飲んでいる場合、血が固まりにくくなって出血してしまうのは、目的とはしない作用、つまり副作用です。ところが、心筋梗塞や脳梗塞の予防としてアスピリンを飲む場合には、熱冷ましは目的ではなく、血液を固まりにくくする作用が主作用となります。いずれの場合も、胃障害は目的としてはおらず、やはり副作用となります。

次世代への副作用

特に注意しなければいけないのは、妊婦への薬の投与です。胎児に影響を及ぼす催奇形性のある薬物や、遺伝子に作用する薬物（たとえば抗癌薬の一

表3　アスピリンの主作用と副作用

服用目的／作用	抗炎症作用	血小板凝集抑制作用	胃粘膜への障害
痛み止め	主作用	副作用	副作用
心筋・脳梗塞予防	——	主作用	副作用

部）があります。遺伝子に作用する薬物や増殖細胞を標的とする薬物を妊婦へ投与することが、危険を伴うのは明らかですが、実はほとんどの薬物は妊婦への安全性が確立されていません。また、万が一、投与してなんらかの奇形が生じた場合、その薬物との因果関係を立証することも、否定することも困難です。想定される薬物の効果が、その危険性による不利益を確実に上回っていて、その問題点を妊婦が十分に理解したうえで同意した場合にのみ投与できるということになります。胎児ばかりではなく、生殖細胞に影響を及ぼす可能性のある薬物もあります。当然、結果として子孫に作用することになります。

薬（クスリ）を逆から読むと**リスク**（risk、危険）となるように、有効な薬物には必ず予期しない副作用がある（利益を得るためにはリスクを覚悟する必要がある）と考えるべきでしょう。

副作用から生まれた薬

ある目的で開発されていた薬物が、その主作用よりも副作用のほうが注目される例があります（次ページ p.9 の Level Up も参照）。

(1) 降圧薬／狭心症薬から勃起不全（ED）改善薬（p.247 参照）

高血圧／狭心症治療薬として開発されていたシルデナフィルの臨床研究で男性治験者が妙に薬物を欲しがることからED改善機能が明らかになりました。

(2) 緑内障治療薬から睫毛貧毛症治療薬（p.255 参照）

プロスタグランジン系薬のビマトプロストは緑内障治療薬（眼圧低下薬）です。これを点眼していると睫毛が増殖する現象（眼圧を下げるのが主作用なら副作用）が見出され、睫毛貧毛症治療薬として認可されました。

POINT 03

1 薬物には、本来目的とする作用（主作用）と目的としない有害作用（副作用）がある
2 ときとして副作用を主作用として用いられることがある

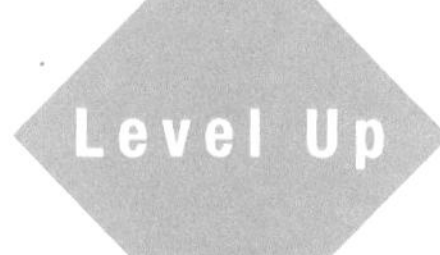

副作用から生まれた薬

抗菌薬の副作用から発見された糖尿病治療薬

ある目的で開発されていた薬物が、その主作用よりも副作用のほうで有用になった例があります。

サルファ剤[*1]は、細菌感染症に用いられる抗菌薬[*2]です。一連のサルファ剤系統を調べているうちに、実験動物で低血糖をもたらすことが偶然に見出されました。これを糸口として、血糖降下薬（トルブタミド）が開発されたのです。サルファ剤は耐性菌（その抗菌薬に抵抗性を持つようになった細菌）が増えたため、あまり使われなくなりましたが、サルファ剤から派生した血糖降下薬や潰瘍性大腸炎治療薬（サラゾスルファピリジン）はいまでも大活躍しています（**図**）。

サルファ剤からは、利尿薬も開発されています。利尿とは、尿量や排泄[*3]される塩分の量が増加することです。尿は排泄物を捨てる役割ばかりでなく、体内の水分の量と塩分の量を一定に保つはたらきを担っており、水分が過剰な場合には、水をどんどん捨てます。

腎臓では高分子の蛋白質以外はいったん糸球体から排泄され、その後、尿細管で再吸収されます。この再吸収を抑制する薬物は、尿量を増加させる利尿薬ということになります。サルファ剤服用患者のなかで尿量が増える現象が観察されたことから、利尿薬のアセタゾラミドが開発されました。さらにこのアセタゾラミドは、高山病の予防／治療にも用いられています。

薬物にはさまざまな作用があります。その投与法やそのほかの条件をうまく調節して、本来の目的である作用をできるだけ引き出し、目的外の作用（有害作用）をできるだけ免れるためには、「薬のさじ加減」が重要です。将来的には、その時点での患者の生物学的な状態（酵素活性や細胞の活動状況）を網羅的に解析して、最も適した処方が可能になるでしょう。しかし現在は、処方する医師と服用する患者の「勘」に頼らざるをえません。いまはやりのエビデンス evidence というのも、条件に主観が入らないようにして行った、多数の患者を対象とした臨床試験の結果です。最も多くの場合に当てはまりそうな処置を示しているとはいえますが、個々の患者の状態を考えたものではありません。

薬のさじ加減は、処方する側の医療関係者だけが行うのではなく、飲む側の患者も積極的に考えていかなければなりません。

図　サルファ剤から派生した薬

抗菌薬（サルファ剤）
- 血糖降下薬（トルブタミド）
- 潰瘍性大腸炎治療薬（サラゾスルファピリジン）
- 利尿薬、高山病の予防／治療薬（アセタゾラミド）

＊1 本来はサルファ薬というべきかもしれません。古くから薬物として使われているために、化合物を想定していても慣習的にサルファ剤といっています。

＊2 微生物が作るものを抗生物質あるいは抗生剤といい、ヒトが最初から合成したものを含めて、細菌に有効な薬物を抗菌薬といいます。

＊3「排泄」は体外に捨てること、「排出」は一般的に外部への移動を意味します。本書ではほぼ同義に使っています。

Stage 04 薬害

副作用は必ず存在する

治療、つまり益を求める行為がときとして不利益をもたらすことが残念ながらあります。サリドマイドでは動物実験では見出されなかった奇形作用がヒトで出現してしまいました。クロロキンやキノホルムは本来の使用法とは異なった（誤った）使用により有害作用が出現しました。

◆血液製剤

遺伝子工学を駆使して完全に工業的に生産できればよいのですが、どうしてもヒトから採取した血液製剤を使用する必要があります。HIVウイルス汚染血液製剤によるAIDS感染、C型肝炎ウイルス汚染血液製剤によるC型肝炎発症は検査方法の不備ともいえますが、これらの感染症の初期では検出が非常に困難なことも要因の1つです。ワクチン療法でも頻度は低いですが、ときとして重篤な有害事象が発生します。被害者には十分な対処をするとともに、あまりに有害作用に過敏になって医療の発展が阻害されないようにしなければなりません。心臓のペースメーカーに国産品が登場しないのは、事故を過度に恐れるためという説があります。

◆サリドマイド　1960～1965年

サリドマイドは鎮静・睡眠薬として1957（昭和32）年に開発されました（図4）。ラット、マウスでは催奇形性はみられなかったのですが、制吐剤として妊婦のつわりに処方されて、ヒトでの催奇形性が明らかになりました。その後、ウサギ、ハム

図4　サリドマイド

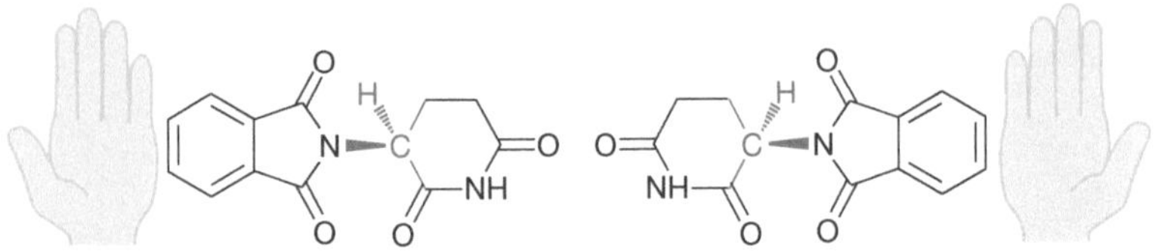

O H O O H O N C O O C N NH NH O O O O

炭素元素には4個の原子が結合しうる。この4個がすべて異なると右手と左手のように鏡像関係の立体異性体が存在する。両者が混在していることをラセミ体という。サリドマイドでは、鏡像異性体の一方（右）のみに催奇形性がある。なお、片方の異性体のみを投与してももう一方の異性体への変換（ラセミ体）が行われるために、催奇形性がなくなるわけではない。

スター、サルでは催奇形性が見出され、以後の薬物の動物実験ではさまざまな動物種で安全性を確認することが求められるようになりました。「悪魔の薬」とも表され過度に危険視されていますが、妊婦（胎児）以外には基本的には安全な薬です。サイトカインの生成に作用し腫瘍の栄養血管新生を抑制することが見出され、**ハンセン病治療薬**や**多発性骨髄腫治療薬**として再登場し、サリドマイドをシード（種）とした類似薬の**レナリドミド**が開発されています。

◆クロロキン　1960～1970年

本来は**マラリア**の特効薬を関節リウマチに大量に投与したために、クロロキン網膜症が発症してしまいました。しかし、適切に用いれば関節リウマチや**全身性エリテマトーデス**に有効であり、類似薬のヒドロキシクロロキンとともに欧米では使用されています。

◆キノホルム　1965～1970年

本来は**アメーバ赤痢**の特効薬を単純腸炎に大量に投与したために、神経障害が発生してしまいました。スモン（SMON：subacute myelo-optico neuropathy）といわれます。

◆ソリブジン　1993～1994年

ソリブジンは非常に優れた**抗ヘルペス薬**でした。それ単独では大きな有害作用もありません。抗癌薬の**5-FU**（フルオロウラシル）を服用すると免疫不全により、しばしばヘルペス感染症が発生します。5-FUとソリブジンを併用すると、ソリブジンの代謝産物により5-FUの代謝が阻害されます。その結果、5-FUが過量となり細胞毒性を発揮し、発売1ヵ月の間に数名の死亡例が報告されました。製薬会社など一部の関係者はこの有害作用が公開されるまえに株を売り抜けるインサイダー取引を行ったため、自主回収となり、日本市場から完全に抹殺されてしまいました。ソリブジンは5-FUと併用しなければ（もちろん、そのほかにもさまざまな未知の有害な相互作用の可能性はありますが）、優れた抗ヘルペス薬と期待できたのに、非常に残念なことです。

POINT 04

1. サリドマイド、クロロキン、キノホルム薬害は、誤った使用が原因であった
2. サリドマイドはハンセン病や多発性骨髄腫の治療薬として再評価されている
3. 薬物には予測不可能な有害作用が伴うこともまれではない

Stage 05 創薬① 前臨床試験

動物実験でわかること、わからないこと

ヒトが安全に有効に臨床使用できる薬物の開発（創薬）には、十分なヒト自身を対象とする研究が必要です。しかし、研究には危険性もあるために、ヒトに投与する前に培養細胞や動物で新薬の効果が検証されます。これを**前臨床試験**といいます。いままでの生物学は、生命に共通する現象の解明に努力が注がれていました。たとえば、ウイルスもヒトも、核酸（DNAやRNA）からなる遺伝子をもとに蛋白質が作られるという遺伝子発現のしくみは、ほとんど同じということがわかっています。国際的共同研究のゲノムプロジェクトでは、ヒトを含めたさまざまな生物の遺伝子の塩基配列が決定されました。サルの遺伝子は、塩基配列レベルでヒトの遺伝子と95%以上同じであると推測されています。さらに、塩基配列からアミノ酸配列を推測することができ、生物間の相同性の比較に用いられています。下の**図5-1**は、ある酵素のアミノ酸配列を生物間で比較したものです。このように、サルはもとより、ヒト、マウス、ラットでもそのアミノ酸配列はほとんど同じです。

図5-1 アミノ酸配列による生物間の相同性比較

アルツハイマー病に関与する酵素のN末端アミノ酸配列

```
ヒト   MAQALPWLLL WMGAGVLPAH GTQHGIRLPL RSGLG ∫ HPFLH RYYQRQLSST
         *  *       * * *    *     **
マウス MAPALHWLLL WVGSGMLPAQ GTHLGIRLPL RSGLG ∫ HPFLH RYYQRQLSST
            *
ラット MAPALWWLLL WVGAGMLPAQ GTHLGIRLPL RSGLG ∫ HPFLH RYYQRQLSST
```

ヒト、マウス、ラットではほとんど共通である。

薬の開発と生物の共通点

薬の開発では、培養細胞や動物に投与してある疾患に有効な薬物がまず特定され、最終的に疾患の治療のためにヒトに投与します。したがって、ヒトにおける**目的の効果（主作用）**の検定とともに、ヒトにおける**不利益となる**

効果（副作用、薬物有害作用）も検証しなければなりません。ヒトでも動物でも基本的な生命メカニズムは共通であることから、ヒト以外の生命を用いた前臨床試験によって、薬物の効果と有害作用をある程度は検証することができます。

いくらヒトと似ているといっても、サルはサルであり、マウスはマウスです。マウスやラットでは奇形性が出現しにくいが、ウサギではヒトと同じように催奇形性を示す薬物もあります。動物実験では安全だったのに予期しない重篤な有害作用が生じた例もあります（p.16 プチ column 参照）。また、精神活動に作用する薬物（抗精神病薬や向精神薬）は、動物での評価は非常に困難です。そのため、動物実験の後にはヒトを対象とした臨床試験（治験）が必要です（**図 5-2**、Stage06 参照）。動物実験では有効な薬物が無効だったり、大きな有害作用によって開発が頓挫することもしばしばです。逆に古来より使用されているアセトアミノフェンやアスピリンは齧歯類には発癌作用があり、現在のシステムではヒトを対象とする臨床研究は不可能です。このように創薬は非常に難しい面があります。

図 5-2　新薬が誕生するまでの過程

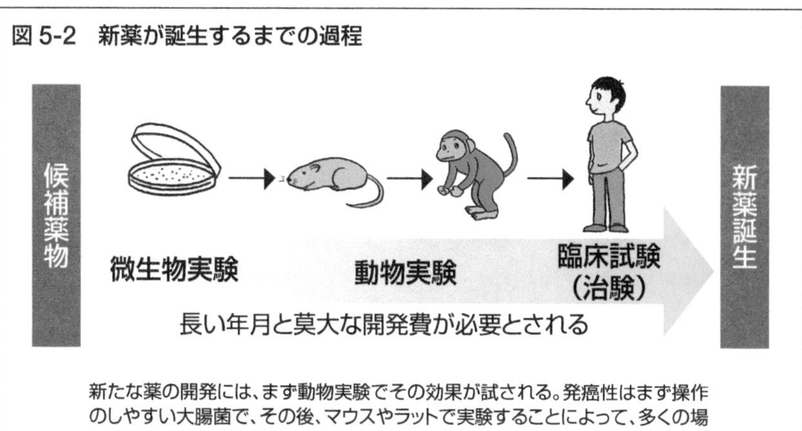

新たな薬の開発には、まず動物実験でその効果が試される。発癌性はまず操作のしやすい大腸菌で、その後、マウスやラットで実験することによって、多くの場合、ヒトで試す前に検証することができる。

POINT 05

◆生命の基本的なメカニズムは、ほとんど共通である
→新たな薬物は、ヒトではなく、まずは動物で検証する（前臨床試験）。しかし、ヒト特有の効果が出現することがあり、ヒトを対象とした試験が必須である（臨床試験、治験）

Stage 06 創薬② 臨床試験

ヒトを対象とする研究

ヒトを対象として薬の有効性や安全性などを調べる研究を**臨床試験**といいます。特に、販売のために厚生労働省から薬として承認を受けるために行う臨床試験のことを**治験**といいます。

ヒトを対象とする臨床研究の問題

動物実験なら、近交系（ほとんど遺伝子背景が同じ集団）のマウスを同じケージで飼育して（環境を同じにして）、たとえば病原体を接種した同じ病態の個体を多数作成することができます。それを2群に分けて、一方には評価薬を投与して、投与しない群と比較すれば、評価薬の効果を厳密に検証することができます。しかし、ヒトの場合には、年齢、栄養状態や生活環境、病気の程度、さらに遺伝的背景も異なった、非常に雑多な集団を相手に研究をしなくてはなりません。

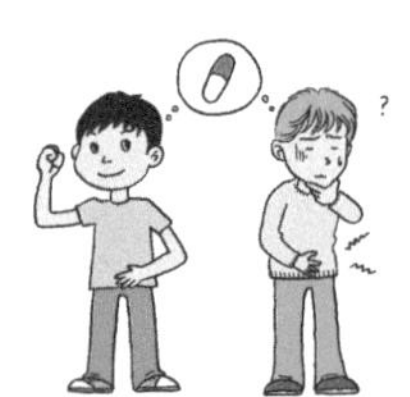

二重盲検法

治験で用いる研究対象の薬を**治験薬**といいます。また、その効能を比較するために用いる薬物を**対照薬**といいます。原則として対照薬は、その疾患の治療に使われている標準的な薬物が用いられます。それが存在しない場合には、**偽薬**（プラセボ）*1 が用いられます。

薬効には、疾患の自然変化（ときとして改善）、**心理的**な効果、そして薬本来の効果が存在します。自然変化であるか、薬本来の効果であるかの区別は、数多くの患者を長期に観察することで判断します。新薬だから効くに違いないという期待により患者は「痛みが軽くなった」と、主観的な検査データが改善することがあります。また、ストレス軽減により検査データが改善することがあります。さらに、心理的な効果は、患者だけでなく投与者にも

*1 偽薬：薬剤のような見た目をしているが、薬効のないもの。

出現しうるのです。投与者が効くはずだと信じて患者を誘導したり、判定が甘くなったりします。このような心理的影響を避けるために、適当な対照薬が存在しない場合には、偽薬が用いられるのです。

本来の薬物か偽薬のどちらを服用しているのか、被験者である患者も現場の医療スタッフも両者ともわからない状況での臨床試験を**二重盲検法**といいます[*2]（Stage84 も参照）。治験薬と偽薬が投与されている集団を同等にするために、どちらを投与するかは、恣意的ではなく、ランダムに選択されます（**ランダム化**）（たとえばサイコロを振って奇数なら治験薬、偶数なら偽薬）。

治験

前臨床試験の後、ヒトを対象として臨床試験が行われます（治験）。治験は、たいてい3つの段階で進められます。厚生労働省に医薬品として承認され、市販された後も、常に副作用などの調査がなされています。

(1) 臨床薬理試験（第Ⅰ相） 約10人

少人数の健康成人を対象に行われます。ただし、有害作用が明らかに強い抗癌薬（抗癌剤、抗腫瘍薬）などの場合は患者を対象に実施されます。目的は、安全性と薬物動態（吸収、分布、代謝、排出）を確認することです。

(2) 探索的試験（第Ⅱ相） 約100人

比較的少数の患者を対象に安全性および有効性を検討し、治験薬の用法、用量の設定を行います。第Ⅲ相試験の準備でもあります。

(3) 検証的試験（第Ⅲ相） 約1000人

上記の参加人数はおおよそであり、薬物ごとに大きく異なります。一般的に、安全性と有効性がはっきりしている治験薬は、少人数で十分な情報を得ることができます。

一般的な治験の第Ⅲ相では、多数の患者（多数の施設）を対象に行われます。安全性および有効性を検討するために治験薬の単独投与、または治験薬と同種、同効薬との併用投与が実施されます。患者をランダムに選別し、二重盲検法を用います。

第Ⅲ相でめでたく有効性と安全性が確認されると、市販許可（実地臨床での使用許可）を得ることができます（実験的な薬物候補の同定から20年以上を必要とする場合もあります）。

＊2 盲が差別用語にあたるということで、「二重マスク法」という、コロナ対策のような呼び方もかつては提唱されていました。

（4）製造販売後臨床試験（第Ⅳ相）

市販後も副作用の調査や新たな効能、投与法を確認する試験が行われます。

治験の実施

このように臨床で使用される薬物は厳密な科学的研究を経ています。2020年ごろの新型コロナウイルス感染症（COVID-19）ではすでに認可された薬剤の有効性が議論されました。このように、認可されたのとは別の使用目的を確立することを**ドラッグ・リポジショニング** drug repositioning といいます。すでに臨床使用されている薬物なので、安全性はほぼ担保されています。ただちに臨床研究を開始することができるため、有望な創薬戦略といえるでしょう。実地臨床でいくつかの薬剤が新型コロナに有効なことが報告され、治験Ⅱ相（もしくはⅢ相）が開始されました。なんとなく有効に思えても、特に自然治癒する疾患の治療薬は、厳密な臨床研究で有効性が見出されないこともしばしばです。

治験は実施機関の治験審査委員会で審査され、患者の不利益にならないように行われます。患者にとっては、評価の定まっていない薬物を服用する不利益がありますが、画期的な治療を受けられる場合があり、さらにきめ細かい検査とていねいな診察が受けられる利益があります。

プチcolumn 臨床試験の事故

抑制性T細胞を活性化して免疫疾患を治療する新薬TGN1412（Super-antibody T-cell activation drug）の臨床試験が行われました。サル、ラットの動物実験ではほとんど問題がありませんでしたが、この薬物を投与された健常ボランティア6人全員に急激な炎症反応（cytokine storm）が生じました。動物実験でほとんど問題がなくても、ヒトで重篤な反応が生じる可能性があることを、常に覚悟しなければなりません（*Nature*, 440：855, 2006）。この臨床試験では次々と被験者に投与したことが問題の1つとされています。十分に観察してから次の被験者に投与していれば、被害の拡大を防ぐことができたと考えられます。

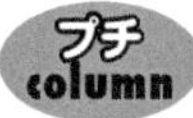

法的に厳密に管理されるようになった臨床研究：特定臨床研究

降圧薬（アンギオテンシン受容体拮抗薬）「ディオバン®」のデータ改ざん事件を起点として、臨床試験の質を向上させるために「臨床研究法」が2018年に施行されました。ヒトを対象とした臨床研究のなかでも、特に（1）製薬企業等から研究資金等の提供を受け、医薬品等を用いる臨床研究と（2）未承認・適用外の医薬品等を用いる臨床研究の2つを特定臨床研究として、その実施が厳密に法的にも管理されることになりました。

コンタクトレンズと心臓ペースメーカー

多くの人が使用しているコンタクトレンズは、2005（平成17）年の改正薬事法によりペースメーカー（心臓に電気刺激を送って不整脈を治療する機器）などと同じレベルの高度管理医療機器に分類されました。ところが、カラーコンタクトレンズ（視力の矯正ではなく、虹彩の色を変えるためだけのレンズ）はその対象ではなくなりました。また、コンタクトレンズの販売業者は許可制ですが、法律上は医師による処方箋は必要ないということになりました。ペースメーカーと同レベルなのに通信販売で購入し、装着できるなんてすごいですね。

POINT 06

1 治験：厚生労働省の認可を得るためのヒトを対象とした臨床試験
2 二重盲検法：薬効には心理的作用も影響するので、医師や患者の主観が入らないように薬効を客観的に判断するために用いられる方法

Stage 07 利益相反

臨床研究の倫理性が問われている

利益相反（りえきそうはん）（COI：conflicts of interest）とは、ある個人（広くはある組織）が2つの立場にあるとき、その個人（組織）の行動が一方には利益を、他方には不利益をもたらすことをいいます。たとえば病院の医師がある製薬企業の役員を兼業している場合、患者に生じた副作用を報告することは、患者にとっては利益になりますが、製薬企業にとっては不利益となります。現在ではある個人が複数の組織と関係していることはまれではなく、各組織の間で利益相反は必発といえます。

利益相反が存在すること自体は問題ではありません。利益相反が生じ得ることを公開することが大切であり、隠蔽（ぺい）することが問題とされています。ある薬物の効果についての臨床試験を行うとき、そのスポンサーがその薬物の製造企業である場合には、その事実を必ず公開しなくてはなりません。逆にいえば、スポンサー自身に不利益な臨床試験の結果は信頼性が高いともいえるでしょう。産学連携などでは、企業の利益と研究者の社会的責任とが相反することが利益相反ということになります（図7）。

抗インフルエンザ薬（オセルタミビル、商品名 タミフル®）による異常行動が問題となりました。もともとまれに生じる精神的有害事象については、動物実験が困難なこともあり、薬物の影響なのか、疾患そのものに随伴するものなのかの判断は非常に難しいのが現状です。タミフルの副作用で問題になったのは、この研究を行っていた研究者がタミフルの販売元から研究費をもらっていたことではなくて、その事実を告知していなかったことです。タミフルに不利益な結果を報告することと、タミフルにより利益を得る企業から支援を受けていたことが相反するということで、利益相反になります。そして、その報告結果は因果関係なし、つまり利益を得る方向の結論だったために、その信憑性が疑われることになりました。その結果が厳正に行われた臨床研究の結果だったとしても、利益相反を明示していなければ、それが後で暴露されたとき、その臨床研究になんらかのバイアスがあると疑われてしまうわけです。利益相反を隠匿していた場合には、なんらかの不正が行われ

図 7 製薬企業 A の薬物 Y を研究者 X が評価する場合

1. 製薬企業 A と研究者 X との間になんら関係がない場合

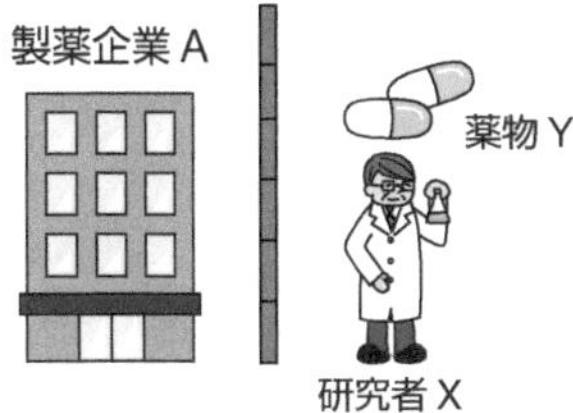

研究者 X は偏りなく薬物 Y を評価することができる。

2. 製薬企業 A より研究者 X が研究助成されている場合

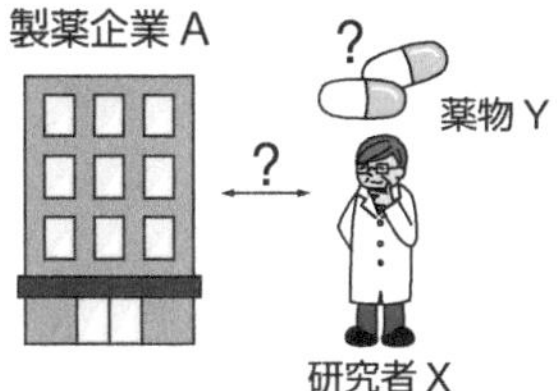

研究者 X が製薬企業 A から研究費をもらっている場合は製薬企業 A に有利になるように薬物 Y を評価するバイアスが生じる。

たと判断されてもいたしかたないと覚悟する必要があるでしょう。

memo

酵母アルブミン

血清蛋白質の 60%を占めるアルブミンは、血液浸透圧の維持や物質の運搬に重要な役割を担っています。肝硬変によるアルブミン産生低下時や重症熱傷、ショック時などにアルブミンの補充を行う必要があります。いままでのアルブミン製剤はヒト血液から分離精製したもので、プリオンなど未知の感染性因子の混入の危険性がありました。遺伝子工学により酵母で作成したヒトアルブミンは、この問題を解決して安定供給できることで期待されていました。ただ、微量の酵母由来物質によるアレルギー反応の危険性が指摘されており、販売承認の直前の段階で、薬剤の品質管理を行う試験データの差し替えが行われていたために製造販売取り下げとなってしまいました（2009［平成 21］年 3 月）。酵母アルブミンの安全性は、生物学的には問題ないと考えられるため、このような不正によって期待の新薬の販売が妨げられたことは非常に残念です（現在は使用可能）。

統計処理

動物実験で条件を厳密に揃えても、実験結果の揺らぎが生じます。そのために、コントロール群と薬物投与群をそれぞれ 3 匹以上（多くの場合は 10 匹程度）として結果を統計的に解析する必要があります。

雑多なヒトを対象とする臨床研究では、評価薬を投与した群と投与しない群の違いは、服薬の有無以外にも数多くの条件の違いが存在します。そのために多数の被験者を集めて**統計処理**することが必要になります。多数の被験者を集めれば、個人個人は異なっていても、同じヒトであるからその集団を遠くから見れば、ほとんど同じと見なせると期待するわけです。その多数の集団の結果を適切に統計学的に解析する必要があります。統計学的解析にもさまざまな手法があり、臨床試験の計画（プロトコル）によって適切な手法を選択する必要があります。詳細は専門書を参考にしてください。ときとして、専門家どうしのあいだであっても、統計処理のしかたについてはさまざまな議論と見解の相違が生じるようです。

column

研究者の不正

以前の研究は、研究者の興味を満たすために行われていました。しかし、研究に膨大な費用がかかるようになり、それに見合うだけの成果が求められるようになりました。研究者が利益と名誉を追求するために、存在していない遺伝子改変マウスを用いた研究、データの画像処理による捏造、コントロール写真の使い回しなど数多くの不正が行われるようになってしまったのです。不正行為防止を学会で講演していた教授の論文が、不正により撤回されたような例もあります。

血圧降下薬のアンギオテンシン受容体阻害薬は、5種類以上の同等薬がさまざまな製薬会社から販売されています。「KYOTO HEART Study」という大規模臨床研究で、ノバルティスファーマ社のバルサルタン（商品名 ディオバン®）が、血圧を下げる作用以外にも、心筋梗塞などの心臓疾患を非投与群よりも半分以下に抑える作用があるということが示されました。発表当初より、あまりに有効性が顕著すぎるという噂が流れていましたが、この論文を根拠としてバルサルタンの販売促進が行われました。ノバルティスファーマ社のMR（medical representative、医薬情報担当者）はこの学術論文を示しながら、同じ降圧作用を発揮するなら、心筋梗塞も同時に防ぐほうがいいでしょうと売り込んだわけです。しかしながら、データの入力に数多くの誤りがあったということで、論文は撤回されました。この論文を発表した研究室には、ノバルティスファーマ社から研究費が提供されていたのです。資金提供を受けていた会社の薬剤のほうがはるかに優れているという論文は、なんらかの利益誘導が疑われます（利益相反、COI）が、それを公表していませんでした。

この論文には、発表当初からバルサルタンの効果が明快すぎる（あまりにすばらしすぎる効果）として疑問が生じていましたが、学会などでその点が指摘されると、原著者らは怒り狂って訴訟するとわめき散らしたそうです。結局、原著者のボスだった教授は辞職しました。

このような臨床研究では、生のデータはほとんど開示されることはありません。データの統計解析の結果だけが示されます。統計学的解析は、ノバルティスファーマ社の社員が他大学非常勤研究員の肩書きで行ったそうですが、ノバルティスファーマ社に所属していることは明言されていませんでした。

研究者の不正行為は臨床研究に限ったことではありません。画期的な「万能細胞」作成法（STAP 細胞）の論文も取り下げとなりました。この論文の方法で万能細胞の作成に成功したという報告は全くありません。科学は論文に基づいてほかの研究者が再現できることが必須です。取り下げられた論文の方法では世界中の多くの研究者が STAP 細胞を作成できないのに、原著者らは、多額の税金を浪費して再現実験を行ったすえに、2014（平成 26）年 12 月に再現できないと報告しました。

また、不正ではないのですが、生物学系研究には少なからず追試できない報告が多いことも問題になっています。技術的に難しいこともあるし、たまたま得られたまれな結果を普遍的な結果と見なしてしまうことがあります。以前の論文に異議を唱える論文がなかなか受理されないこともその原因の 1 つとされています。（撤回論文については https://retractionwatch.com/category/by-country/japan-retractions/ を参照。）

POINT 07

1 利益相反が存在することが問題ではない。隠蔽することが問題である
2 成果主義の弊害で、研究者の不正行為が散見（か頻発）している

Stage 08 EBM

統計的根拠に基づく医療

新たな薬の開発には、まず動物実験でその効果が試されます。

しかし、ヒトとマウスの外観や行動を比べると、似ているところもありますが、明らかに異なっています。現代生物学は、生命に共通のしくみを解明する学問から始まり、近年は何がヒトをヒトたらしめているかの解明に向かっています。たとえば、サルとヒトの遺伝子を比較することによって、ヒトをヒトたらしめている遺伝子の特定を目指しています。さらには、いわゆる**「個人差」の分子メカニズム**の解明が始まっています。

薬効の個人差

同じ薬でも、人によっては効かなかったり、副作用が出たりすることがあります。あらかじめ個人の薬の効き方がわかれば、病気のときにその人に最も適切な薬を選ぶことができます。これが**テーラーメイド医療**[*1]というものです（**図8**）。抗癌薬治療では、代謝遺伝子を調べて有害作用の強度を予測したり、癌細胞の遺伝子を調べて特異的な分子標的薬を選ぶといったコンパニオン診断（薬）が用いられています。

EBM：evidence based medicine

患者の処方計画（どのような薬物をどのように投与するか）は、患者の状態を総合的に考慮し、医師の個人的な経験や文献知識に基づいて行われてきました。それを少しでも科学的根拠に基づいて行おうというのが**EBM**[*2]です。

医師の経験と「勘」に基づく医療よりも科学的根拠に基づいたほうが、質

＊1 生体で実際に機能しているのは、遺伝子ではなく蛋白質です。つまり遺伝子配列の情報は、いわば「過去の情報」ということになります。将来的には、蛋白質の状態をすべて網羅的に把握したうえでのテーラーメイド医療が行われると考えられます。

＊2 EBMの日本語としては「根拠に基づく医療」が当てはめられていますが、極端にいえば、担当医個人の経験も「根拠」です。現状では、狭義にはランダム化比較対照試験の結果に基づく医療です。EBMの対語の1つが「NBM（narrative based medicine）：物語りと対話に基づく医療」であり、患者個人を尊重しようというものです。もっとも患者の話だけでは事は解決しません。2021年現在では、患者の語りに耳を傾けつつも、エビデンスに基づいた科学的医療ということで、patient-narrative and scientific-evidence based medicine でしょうか。

の高い医療を提供することが期待されます。問題はその科学的根拠です。本来の科学的根拠は、目の前の患者さんの細胞レベルでの生物学的状態を解析して分子レベルでの病因を特定することでしょう（単なるゲノム情報に基づかない究極の個別医療です）が、残念ながら、2021 年ではそこまで医学は発達していないので、現在の**エビデンス**は多数の患者さんを対象とした臨床研究の結果です。つまり、多数の患者さんで得られた情報が目の前の患者さんにも最も妥当だとしています。臨床研究にもいろいろな種類がありますが、エビデンスとして最高レベルは**ランダム化比較対照試験**（RCT：randomized controlled trial）とされています（Stage06 参照）。もっともその臨床研究でさまざまな不正（ある製薬会社の意向にそって無理矢理に有益性を示す事例が露呈されています）が明らかになって EBM の有用性が揺らいでいます。さらに EBM は平均的に妥当な治療法を提示するということで、実は、テーラーメイド医療とは真逆の診療決定法です。権威者の妄想に従って行っていた昔の医療よりははるかに科学的ですが、患者さんの個人の病態を分子レベルで解明できるように技術が発展するまでの過渡的な医療でしょう。

図 8　一般的なゲノム情報に基づくテーラーメイド医療

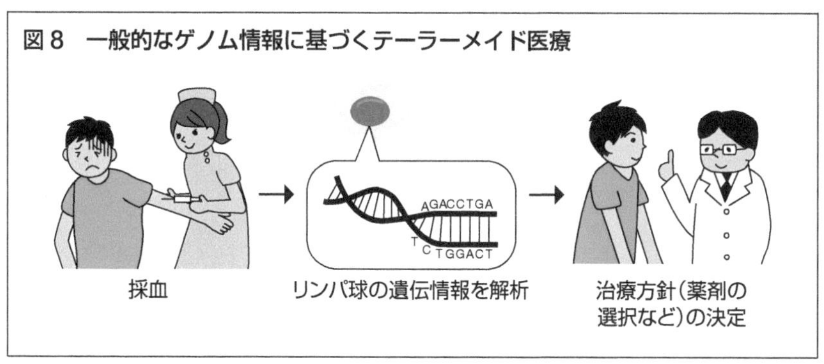

POINT 08

1 テーラーメイド医療はゲノム情報を利用した、個人差の問題を解決する医療
2 EBM は統計学的に最も妥当な指針ではあるが、目の前の症例に最適かどうかは不明である

Stage 09 薬の情報

添付文書の読み方

薬の処方を的確に行い、目的とする薬の効果を得るためには、薬のことをよく知らなくてはいけません。個人で条件が異なること、あるいは、1種類の薬だけではなく、何種類も薬を飲んでいる場合には思いもよらない作用が出現することもあります。主作用が強く出る場合、弱くなる場合もあります。特に、普段は弱い副作用が強く出現する場合が問題となります。極端にいえば、薬を飲む度に未知の実験を行っているようなものなのです。

一般に、薬が販売されるまでには20年近くにわたって、動物実験からヒト（少なくとも1000人以上）を対象とした治験まで、さまざまなテストが行われます。そして、認可が下りて市販されるようになってからも、常に副作用情報は収集されています。よほど運が悪くない限り、その時点での薬の情報をみれば、多くの場合は十分な情報を得ることができるのです。

薬の情報収集

薬の情報が端的に集約されているのが、薬剤に必ず添付されている**添付文書**です。添付文書には薬物の作用機序、適応症、さらに副作用や特に注意する点など、重要な情報が満載です。添付文書は薬剤一覧書籍や製薬会社のホームページなどから、だれでも入手することができます。

添付文書の書式は2017年に大幅に変更されました。たとえば、原則禁忌（これは禁忌と同等に見なされていました）を廃止して、注意事項を具体的に記すようになりました（図9-1）。

添付文書の読み方

以下は添付文書の例（勃起不全改善薬バイアグラ®、Stage74参照）の一部です（図9-2）。数ページに及んで、ことこまかに薬物の情報が掲載されています。これは医療事故が発生した場合の判断基準にもなっています。たとえば、添付文書に1日3回血中濃度を測定するようにと明記されていて、1日

図 9-1　旧記載要領と改正記載要領での添付文書の項目比較

注　矢印は旧記載要領に基づく添付文書から改正記載要領に基づく添付文書への移行先を示しているが、これ以外の項への移行や、削除する例もあり得る。

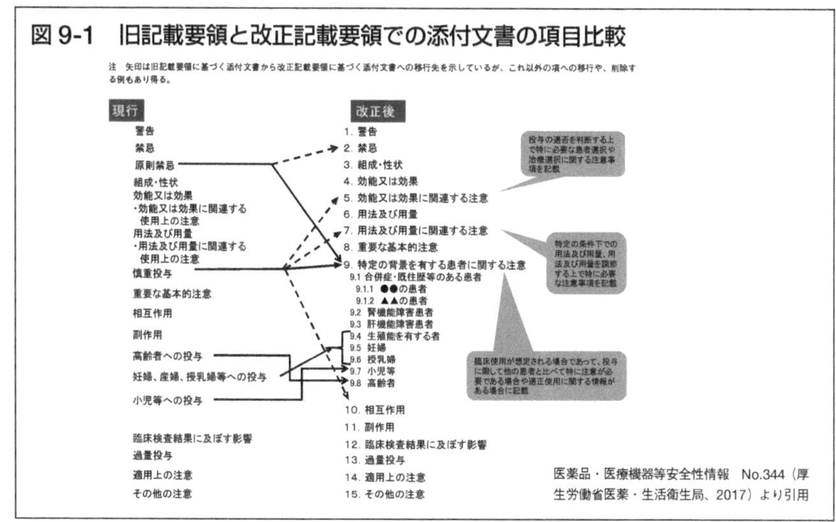

医薬品・医療機器等安全性情報　No.344（厚生労働省医薬・生活衛生局、2017）より引用

1回の測定しか行わないで事故が発生した場合には、測定回数を減らしたことに合理的な理由があっても添付文書遵守違反となります。

それでは、この添付文書の概要を説明しましょう。本書の目的は、添付文書の重要情報を的確に把握することです。

図 9-2　添付文書の例（バイアグラ®）

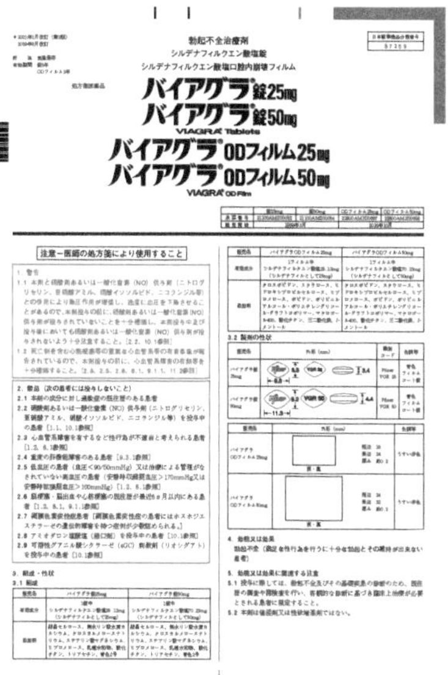

勃起不全治療剤
シルデナフィルクエン酸塩錠
シルデナフィルクエン酸塩口腔内崩壊フィルム
バイアグラ®錠25mg
バイアグラ®錠50mg
VIAGRA® Tablets
バイアグラ®ODフィルム25mg
バイアグラ®ODフィルム50mg
VIAGRA® OD Film
注意－医師の処方箋により使用すること

（ファイザー株式会社）

●一般名と商品名

一般名は医薬品の有効成分の名称で、商品名は製薬会社が販売時に用いる名前です。

【例】　一般名：シルデナフィルクエン酸塩*sildenafil citrate
商品名：バイアグラ® Viagra（ファイザー）

＊塩を形成している薬物の正式な一般名は塩を含んだ名称となっていますが、本書では（通称としても）活性本体の名称を用います（例：シルデナフィル・クエン酸塩→シルデナフィル、フェノバルビタール・ナトリウム→フェノバルビタール）。プロスタグランジンからトロンボキサンを生成するトロンボキサン合成酵素を阻害するオザグレルは、気管支喘息にはオザグレル・塩酸塩水和物（経口薬）、脳血管攣縮抑制にはオザグレル・ナトリウム（注射）というように、塩の違いによって適応が異なっている（作用機序は同じ）ことがあります。

商品名には一般にわかりやすい名前がついています。たとえば、鉄欠乏性貧血治療薬（鉄剤）の硫酸鉄水和物 ferrous sulfate hydrate（一般名）の商品名には以下のようなものがあります。

【例】 スローフィー®（ゆっくり Fe)、テツクール®（鉄作る？）

●警告

服用することは絶対に不可というわけではないものの、十分に注意する必要がある事項を示しています。

●禁忌

してはいけないことを意味します。特別な事情があれば、その益が不利益に勝ると判断して、患者やその家族の同意を得たうえで、あえて禁忌とされる医療を行うことは認められないわけではありません。もっともそれで事故が発生すると、多くの場合は責任を追及されてしまいます。

禁忌や警告の程度もさまざまです。過敏症が出現している場合には、再投与するとより重篤な過敏症が出現する場合があります。肝障害がそれほど重度でなければ、あえて投与することは可能です。

●効能・効果（適応症）

日本の保険制度では、この適応症以外に投与することは健康保険では認められていません。しかし、次々に新しい効能が出てくるので、最近は比較的柔軟な対応がみられるようです。

●用法・用量

経口投与するか、静脈注射するかなど、投与方法とその量を指定します。これから逸脱して使用して、万が一問題が発生した場合には医療ミスとされてしまいます。

●「合併症・既往歴等のある患者」など特定の背景がある患者に投与する際の注意

注意すべき疾患が具体的に記されています。たとえば、シルデナフィルの場合には、「出血性疾患又は消化性潰瘍のある患者：ニトロプルシドナトリウム（NO 供与剤）の血小板凝集抑制作用を増強することが認められている」と記されています。また、腎機能や肝機能が低下している場合には低用量から開始すると明記されています。

●相互作用

併用禁忌薬や併用に注意が必要な薬物などが示されています。バイアグラ®は血管拡張作用があるために、同じような作用のあるニトログリセリン製剤は併用禁忌薬です。一緒に服用すると血圧が著しく低下する危険性があります。

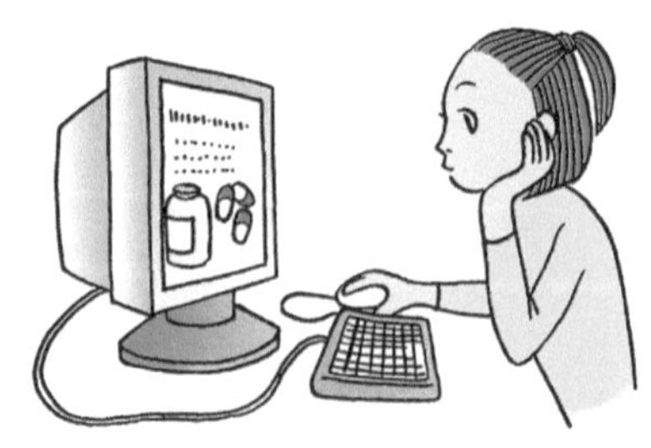

通常の医療では、複数の薬物を併用することが多いため、特に重要な項目です。たとえば2種類の薬を一緒に服用すると、どちらかの薬物の効果が減弱する場合、あ

るいは増強する場合があります。薬物だけでなく、食事やハーブ、サプリメントでも、そのような相互作用は数多く知られています。

●副作用

副作用が羅列されています。ただし、ありとあらゆる有害事象が羅列されているので、どれが重要かを判断する必要があります。また、数種類の薬を併用している場合には、どの薬物が最も副作用の原因として考えられるか、あるいは主作用の兼ね合いを考慮して、どの薬から中止していくかを判断する必要があります。

●そのほか

臨床検査結果に及ぼす影響、過量投与など、臨床で即座に必要な情報が整理されて記載されています。

逆に薬物動態や作用機序など薬理学的な記載は少なくなっています。さらに詳しい情報は製薬企業から「医薬品インタビューフォーム」(インタビューフォーム、略称 IF) として提供されています。こちらは開発過程 (治験の結果等) や作用機序、薬物動態が詳しく記されています。添付文書は 5 ページですが、バイアグラ®の IF は 130 ページにも及びます。バイアグラ®の場合には残念ながら名前の由来は記載されていませんが、その肺高血圧治療薬レバチオ®については

「Revatio」の「Re」は「再び」、「va」は「Pulmonary Vascular (肺血管)」、「tio」は「Dilation (拡張)」の意味である。(レバチオ® IF より)

と明記されています。

●理化学的所見

化学名や分子式、構造式など物理化学的性状が記されています。

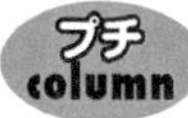

絶対的な添付文書

アセトアミノフェンの添付文書 (2021 年) に禁忌として「アスピリン喘息 (非ステロイド性消炎鎮痛剤による喘息発作の誘発) 又はその既往歴のある患者 [アスピリン喘息の発症にプロスタグランジン合成阻害作用が関与していると考えられる。]」と記されています。これはアスピリンの作用機序の誤った解釈の結果と思われます (アセトアミノフェンのプロスタグランジン合成阻害作用は見出されていません) (Stage42 参照)。しかし、添付文書に記載されている以上、アセトアミノフェンをアスピリン喘息の既往がある患者には投与できません。

POINT 09

1 薬剤を使用するには添付文書を読む必要がある
2 添付文書にはさまざまな有用な情報が含まれている

Chapter 1

チェックポイント

妥当かどうかを議論しよう。

1 動物実験で安全が確認されれば、ヒトでも安全である。

2 ジャンク配列といわれる蛋白質をコードしていない領域のゲノムの機能が注目されるようになってきた。

3 動物でヒトの精神活動に関与する薬物の評価を行うことはできない。

4 ゲノムDNA配列の違いに基づくテーラーメイド医療は大いに期待できる。

5 ランダム化比較対照試験の結果に基づかない医療を行ってはならない。

6 脳機能を解明する生命科学がすべてを解決する。

7 薬物と薬剤は同じ意味である。

8 アスピリンを飲んで出現した胃腸障害は副作用である。

9 薬物に副作用はあってはならない。

10 薬害は薬物を改良すれば防げる。

11 新規の薬物は必ず健常人に投与する必要がある。

12 対照を設定した二重盲検法以外の臨床試験は無意味である。

13 添付文書に書かれていない使用をしてはならない。

14 あるハーブを飲んだらたちまち元気になったので、友人にもすすめた。

Chapter 1

チェックポイント 解説

1. 動物実験で全く問題がなくても驚くべき副作用が出現することがある（→ S.05）。

2. 蛋白質に翻訳されないゲノム領域をジャンク配列という。small RNA などジャンク配列も細胞機能の制御に関与することが明らかになってきた。

3. ヒトの高次精神機能の研究は進歩しつつあるとはいうものの、まだ不明な点が多い。そのためヒトと同じような感情や精神が実験動物（ラットやマウス）にもあるのかは不明である（→ S.05）。

4. 生体は遺伝情報（内因）と環境（外因）それぞれに基づいて活動している。また、全く同じ遺伝情報を持っている個体群（クローンあるいは近交系）を同じ条件で飼育しても、寿命や生体活動にはランダムなノイズによるばらつき（確率論的な揺れ）が生じ、大きな違いをもたらすことがある。したがって、遺伝子配列だけですべてが解決できるというのは楽観的すぎると思われる。すでに遺伝子配列差（多型、SNP：single nucleotide polymorphism、スニップと読む）の臨床検査が行われるようになってきたので、その有用性の評価は間もなくであろう（→ S.08）。

5. 統計学的データは治療戦略の構築には有効であるが、実際の患者への対処には応用が困難である。やはり、そのときの状態に応じた臨機応変な対処が必要である。迷ったときにはエビデンスが有用であり、それで不都合が生じて訴訟されても有罪になるのを防いでくれるだろう（→ S.08）。

6. 脳の機能に関する研究が注目されている。しかし、脳機能が判明したときにどうなるかの議論がほとんどない。脳機能が完全に解明されたら、ヒトの精神状態を自由にあやつれることになる。他人に完全にコントロールされてしまうかもしれない。脳研究がもたらす結果について、考える必要がある。

7. 薬物は物質そのものを指し、薬剤は、薬物＋剤形（水薬、錠剤、粉薬、点滴薬）というような実際に服用される「薬」を指す（→ S.01）。

8. 副作用はもともと目的としていない作用のことで、多くの場合は不利益をもたらす。アスピリン服用時の胃障害は不利益しかもたらさず、典型的な副作用といえる（→ S.03）。

9. 薬物は、細胞やヒトに投与するとさまざま影響を及ぼすことがある。そして、アスピリンのように副作用が主作用となることがある。薬の特質を理解し、患者に最大限の利益をもたらすように使用することが重要である（→ S.03）。

10. その可能性もあるが適切な処方が大切である。あるいは、常に有害作用の可能性があり、利益と不利益のバランスが医療ともいえる（→ S.04）。

11. 患者と医療側の立場が対等とはいえないため、新規の薬物は必ず健常ボランティア（アルバイト）に投与することになる。しかし、古典的抗癌薬のように明らかに強い副作用が存在する場合、倫理的に健常者に投与することができない。そのときは、なんらかの改善が期待できるので、患者に最初に投与されることがある（→ S.06）。

12. 対照を設定した二重盲検法以外の臨床試験は無意味である。しかし、二重盲検化が理想的ではあるが、現実的には不可能なことがある。たとえば外科手術などでは術者を盲検化することはできない。適切な解析により、二重盲検化を行わなくてもある程度の有意義な情報は得られる（→ S.06）。

13. 添付文書も完全ではないし、新しい使用法が見出されることがある。しかし、添付文書に従わないことをして有害事象が発生して訴訟となった場合には、どんなに合理的であると説明しても裁判所は医療ミスと判断する（→ S.09）。

14. 自分と友人が同じように反応するとは限らないので、思いもよらない副作用が出現するかもしれない。あくまで情報の1つとして伝えるにとどめるべきである。

column

日本の治験の問題点

日本国内の治験にはさまざまな問題が指摘されています。たとえば、日本の医療保険は、国民皆医療保険制度であり、治療費は諸外国と比較すると破格の安さで、治験参加による経済的恩恵が少ないために治験患者が集まりにくいこと、治験専任スタッフの不足や勤務医の多忙などがあげられます。そのため、日本の製薬企業でさえ、海外での治験を急増させています。国内での治験の空洞化により、新薬の迅速な使用が不可能となりかねません。製薬企業の衰退や海外流出、治療技術・研究水準の低下をもたらし、悪循環になります。優れた医師が主導して治療にあたれば、患者は悩むことなくある一定の治療効果を得ることができます。しかし、医師の怠慢もありその構図が崩れ、現在では患者の権利ばかりが異様に強調される弊害が生じつつあります。

その結果、医療の萎縮と優れた後継者の育成が困難になっています。教育でも、教師は学生に教えるとともに学生によって育てられます。良い学生から良い教師が育ちます。医療でも、患者は医療を提供されるとともに医療者を教育していることを認識し、可能な範囲で良い医師を育てるよう配慮することも大切でしょう。この観点からすれば、良い薬を育てるのは医療と患者ということになります。

治験参加を強要するものではありません。しかし、自分の疾患を十分に理解して、新しい治療法の情報を得て、それを積極的に評価することは重要なことです。残念ながら、それによって不利益を被ることがあります。しかし、その不利益も将来の社会全体の利益となると考えて、許容する寛容さを備えていきたいものです。

Chapter 2
薬のとり方

　薬物は体の中に入って初めて作用します。点眼薬はそれを投与した眼球に、皮膚軟膏は皮膚そのものに作用します。しかし、経口薬や注射薬の多くは、まず血管内に到達して、それから血流に乗って、体の中のある標的（多くは蛋白質）と結合することによって効果を発揮します。まず、薬の投与法について考えていきましょう。なぜ、薬には注射や飲み薬といった形態（剤形）があるのでしょうか。また、どのように使い分けているのでしょうか。

Stage 10 経口投与経路① 口腔

口は薬の入り口

薬が作用するためには、体の中に取り込まれなければなりません。放射線や紫外線は取り込まれなくても体に作用します。放射線が癌治療に使用されていることからも体に作用していることは明らかですね。しかし、一般的に化学物質である薬は、体の外では全く作用しません。まず、一般的な薬の投与法である**経口投与**を考えていきましょう（図10）。

図10 経口投与

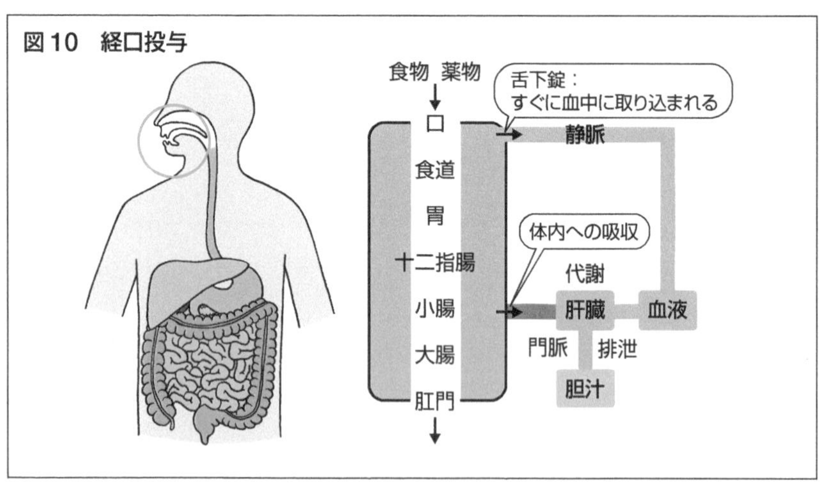

口の役割

口は、食物を粥状にして飲み込みやすくし、消化酵素を含む唾液と混ぜ合わせて、食道を通過しやすくします。口や食道の機能に問題がある場合には、胃に穴をあけて直接食物を注入すれば、生命を維持できます。しかし、舌で感じる味は、脳への刺激となり楽しくしてくれます。漢方などでは、苦みや辛みによって体の状態を変えて治療効果を期待する場合があります。「良薬は口に苦し」というように、「苦い薬は効く」という心理的効果も重要です。

口で咀嚼（そしゃく）された食物は、食道、胃、十二指腸、小腸、大腸と順に送り込まれて、最後は肛門から便として排泄されます。同じように経口薬も口から順に送り込まれ、**肝臓を経由**します（Stage12 参照）。その際、肝臓を素通りする薬物もあれば、代謝されて活性化される薬物や不活性化される薬物があります。

memo

シェーグレン症候群（Sjögren syndrome）

唾液や涙の分泌が極度に低下する症候群です。本来は、ばい菌などの外敵をやっつけてくれる免疫系が、唾液や涙を分泌する細胞を間違ってやっつけてしまうことが原因とされる病気です。眼球表面が乾燥するので、角膜が障害されます。また、口の中が乾くため、水なしでは物が食べられなくなり、虫歯ができやすくなってしまいます。「つば」は重要な役割を担っていることがわかります。

カプセル剤

硬カプセル剤と軟カプセル剤の 2 種類があります。いずれもゼラチンなど皮膜のカプセルに粉末や顆粒の薬剤を充填したものです。硬カプセル剤はその名のとおりしっかりした形状で、胃を通過して腸で融解するなど放出制御が可能です。そのためカプセルを外して内容物だけを服用してはなりません。利点は、不快な味や香りを遮断できることです。軟カプセル錠はゼラチンにグリセリンなどを添加して弾力性を持たせています。油状（液体）の薬剤が充填され、坐薬などに用いられます。過乾燥や湿気によりカプセルが傷みやすいので、保存には注意する必要があります。

口腔内崩壊錠

多くの経口薬は水で服用されます。骨粗鬆症治療薬のビスホスホネート（リセドロン酸ナトリウム水和物）などでは、食道への刺激を避けるために、コップ 1 杯（180 mL）とともに服用し、服用後 30 分は横にならないようにと指示されています。高齢になると唾液の分泌低下などにより嚥下機能が低下して、しばしば、経口剤の摂取が困難になります。その対策として、口の中でわずかの唾液によって溶ける薬剤（口腔内崩壊錠、orally dissolving tablet：ODT）が開発されています。通常の錠剤よりも、壊れやすい、吸湿性が高い、味が悪いといった欠点もあります。腎不全などにより、水分制限されている場合には有益です。

舌下錠

多くの薬物は、腸で吸収されるように唾液や胃液の影響を受けにくくするためカプセル剤や錠剤となっています。しかし、**舌下錠**という薬剤は、口の中で薬がしみ出て、口の中の粘膜から**そのまま静脈に吸収される**ようにできています。そのため、服用後1～2分で高い血中濃度が得られます。口を経由しますが「経口投与」とは別のものになります（舌下投与）。**舌下錠は、肝臓で処理されない**ため、早く効かせたい場合に用いられます。

memo

代表的な舌下投与　ニフェジピンとニトログリセリン

ニフェジピンは血管を拡張し、弛緩させて血圧を低下させる薬物です。通常は、カプセル剤をかまずに飲んで、腸で溶けてゆっくり吸収させますが、発作時などはすばやく吸収させるため口の中でカプセル剤を砕いて舌下投与（正確には口腔粘膜）する療法がありました（2000年ごろに過度の血圧低下の危険性のために中止勧告）。逆に、経口剤として処方されているカプセル剤を誤ってかみ砕くと、急速に作用が出現して血圧が急低下する場合があります。同じ薬物でも投与法によって作用が大きく変わる一例です。

ニトログリセリンは心臓の筋肉に酸素や栄養を送り込んでいる冠血管に直接作用し、血管を拡張して、心筋の血流を上昇させる薬物です。狭心症（血流が低下して酸素不足になった状態で、心筋の機能不全は生じているが回復可能な状態）や心筋梗塞（血流低下による心筋のダメージが強く、回復できないまでに障害されている状態。心筋細胞の壊死）に用いられます。バイアグラ®と併用すると、ニトログリセリンの作用が強く出すぎて血管が拡張しすぎて、血圧が低下してしまいます。もし飲み込んでしまっても、腸管から吸収されますが、肝臓で速やかに不活性化されます。

column

経口ペプチド薬

グルカゴン様ペプチド-1（GLP-1）受容体作動薬セマグルチドの経口薬（2020年6月29日承認）

ペプチドは、基本的には消化酵素で分解されるために、経口投与は不可能と思われます。しかし、添加物を工夫することによってGLP-1の経口薬が登場しました。この薬剤は、吸収促進剤であるサルカプロザートナトリウム（SNAC、**図1**）が添加されており、そのpH緩衝作用、重合体解離作用、膜透過性向上作用などにより、胃粘膜からペプチドの吸収を促進します。

セマグルチドは主に吸収される胃内で崩壊します（**図2**）。空腹の状態でコップ約半分（約120 mL）の水とともに服用し、服用時および服用後少なくとも30分は、飲食およびほかの薬剤の経口摂取を避けるように指示されています。

図1　SNACの構造

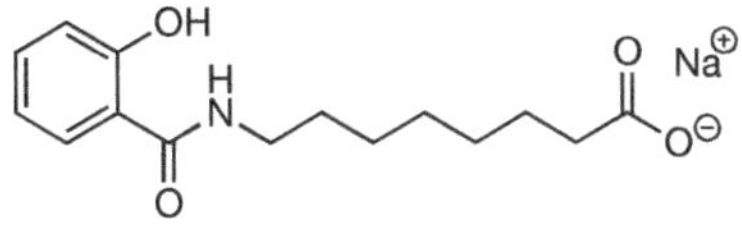

SNAC

図2　セマグルチドが胃から吸収される過程

1 錠剤からセマグルチドとSNACが放出される

3 重合しているセマグルチドのモノマー化をSNACが促進

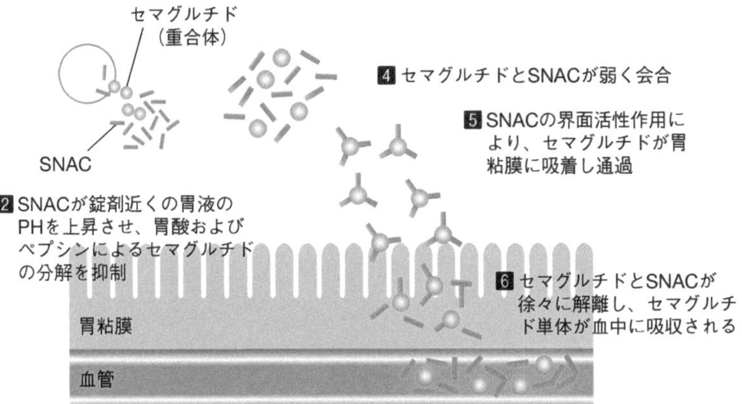

日経メディカル Online 2019 年 8 月 22 日掲載『経口 GLP-1 薬は糖尿病治療に革命を起こすか』
https://medical.nikkeibp.co.jp/leaf/mem/pub/report/201908/561968_2.html より一部改変

経口デスモプレシン製剤（巨大分子の経口薬）

蛋白質やペプチドといった薬物は、消化されてしまうので、通常は経口投与は不可能です。デスモプレシンもペプチドなので経口は不可のはずですが、経口剤も開発されています（デスモプレシン口腔内崩壊錠、ミニリンメルト®OD錠。）これは点鼻薬の 10 ～ 20 倍を口腔内崩壊錠として投与することにより、口腔や食道粘膜から吸収されて作用します。

経口インスリン薬

デスモプレシンよりはるかに巨大な蛋白質のインスリンについても経口剤が開発されています。インスリンをカプセル剤に充填することによって、消化が盛んな胃や十二指腸を無傷で通過させ、吸収が盛んな小腸で放出されます。溶解性の「針」が同時に放出されてインスリンを機械的に吸収させたり、吸収を促進する因子が用いられます。問題は、吸収量がどうしても不安定になることで、正確な投与量が必要なインスリンについては、しばらくは皮下注射が主流と思われます。

POINT 10

1 経口薬は口から入り、吸収されたのち、肝臓を経由する薬物

2 舌下錠は服用後すぐに血中に取り込まれるので、即効性が期待できる

Stage 11 経口投与経路② 小腸から肝臓

経口薬物の吸収・代謝

食物は、胃で**胃酸**ともいわれる強い酸（塩酸）で処理された後、十二指腸で肝臓からの胆汁と膵臓からの膵液とが混ざって中和されます。膵液には蛋白質や脂質を分解するさまざまな酵素が含まれていて、ここで食物はさらに細かく分解されます。

細かく分解された食物や薬物は、主に小腸で吸収されます。小腸での分解は、吸収の場である粘膜で局所的に行われます。小腸で吸収された物質は、血液に乗って体を巡りますが、小腸からの静脈血はそのまま心臓に戻るのではなく、**小腸の静脈は門脈となって肝臓に送り込まれます**。そして、肝臓で薬物はさまざまな代謝を受けます。

舌下錠など口腔内の粘膜から吸収される薬物（Stage10 参照）の場合は、そのまま静脈血に乗り心臓に到達し、動脈血となって全身を巡ります（図 11-1）。

図 11-1 薬物の体の中での動き（薬物動態）

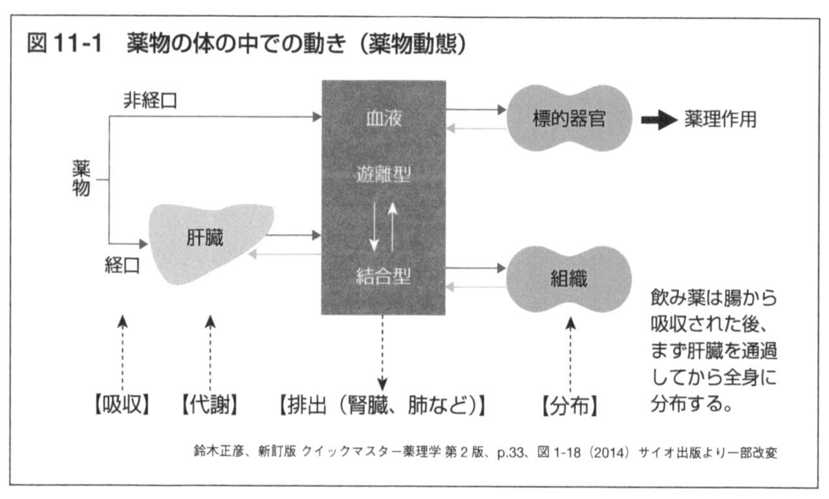

鈴木正彦、新訂版 クイックマスター薬理学 第 2 版、p.33、図 1-18（2014）サイオ出版より一部改変

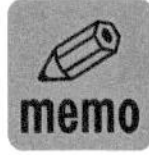

門脈

「動脈→毛細血管→静脈（門脈）→毛細血管→静脈」というように、毛細血管網（内皮細胞のみから作られる血管）の間を連結する血管を門脈といいます。肝門脈と下垂体門脈があります。肝門脈は、次のようになります。

「上腸間膜動脈→腸（毛細血管）→下腸間膜静脈→門脈→肝臓（毛細血管）→肝静脈→大静脈」

経口投与のポイント　肝臓での処理

経口投与の大切なポイントは、吸収されてから**肝臓を通過する**ことです。肝臓はさまざまなはたらきを担っており、薬物を代謝するのもその1つです。経口投与された薬物は、肝臓で代謝されて活性を失う（不活性化される）ものもあれば、活性を持つようになる（活性化される）ものもあります。もちろん、肝臓を素通りするものもあります。このように、経口で腸から吸収された薬物が肝臓で最初に処理されることを**初回通過効果**といいます（図11-2）。

肝臓で活性化される薬物の場合には、肝臓の機能が低下するとその活性化反応がうまく進行しないために効果が弱くなる場合があります。一方、肝臓で活性を失う薬物の場合は、肝臓機能が低下すると薬の作用がいつまでも続いたり、逆に強く出すぎることがあります。なお、経口投与に限らず、多くの薬は肝臓で処理されて体外に捨てられます。

図11-2　初回通過効果

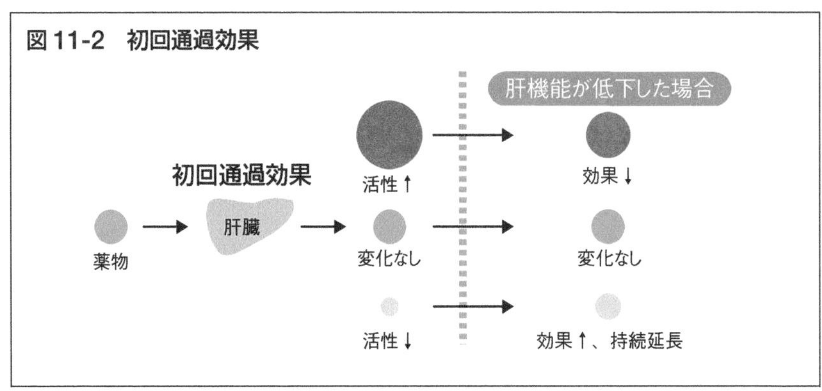

POINT 11

◆多くの薬物は、肝臓で処理されて体外に排出される。
薬物が吸収された後（経口投与）、肝臓で最初に処理されることを初回通過効果という

Stage 12 経口投与経路③ 腸肝循環

薬物と腸の関係

薬物は腸管より体内へ吸収されて門脈を経て肝臓に至り、肝細胞に取り込まれて代謝されます。血流に乗った一部は、肝静脈から心臓を経て全身を巡りますが、残りは胆汁中に排泄されます。胆汁に排泄された代謝薬物は、再び腸管で吸収され肝臓に戻ることがあります。このような循環を**腸肝循環**といいます。

腸肝循環薬物の特徴

薬物の除去には、肝臓が大きな役割を果たしています。薬物が腸肝循環すると、薬物が腸管で再び吸収されて肝臓に戻ってしまいます（**図 12**）。そのため、なかなか体外に排出されず、一度飲むといつまでもその作用が持続する（＝**半減期**が長い）ことになります。

レフルノミドという関節リウマチの薬は、腸肝循環する薬物であり、その半減期は 2 週間と長いです。この薬物の血中濃度を下げるには、ただ投与を中止するだけではなく、腸から再吸収されないようにレフルノミドを吸着す

図 12　腸肝循環の例（胆汁酸）

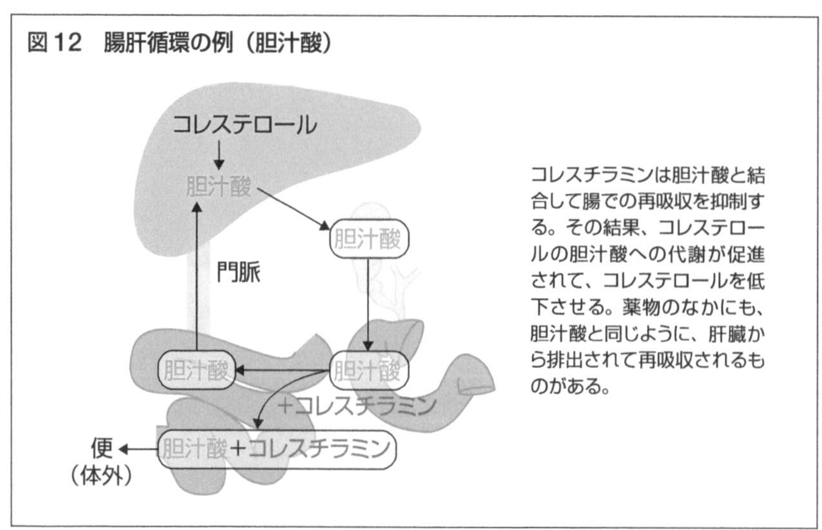

コレスチラミンは胆汁酸と結合して腸での再吸収を抑制する。その結果、コレステロールの胆汁酸への代謝が促進されて、コレステロールを低下させる。薬物のなかにも、胆汁酸と同じように、肝臓から排出されて再吸収されるものがある。

る樹脂のようなものを新たに服用して、腸肝循環を断ち切る必要があります。

吸収されない薬物

飲んでも全く体内に吸収されない薬もあります。細菌をやっつける抗菌薬にも、経口投与では全く吸収されないものがあります。通常、そのような抗菌薬は、静脈注射によって投与されます。しかし、腸内に感染が限られている場合には、体内に吸収されなくても腸でさえ効けばよいので経口投与されます。

たとえば、**MRSA**（メチシリン耐性黄色ブドウ球菌、多剤耐性黄色ブドウ球菌）の特効薬として使用されている**バンコマイシン**は経口投与では吸収されませんが、MRSAや**クロストリジウム**による腸炎では経口投与されます。

大腸への作用

大腸では、主にナトリウムや水が吸収されます。大腸には、大腸菌などのさまざまな細菌が存在しています。それらは、食物残渣の分解を助け、ヒトが必要とするビタミンKを供給し、病原性の強いよそ者の細菌の侵入を防ぐなど、ヒトと「持ちつ持たれつの関係」を保っています。

便秘の治療薬には、大腸を刺激して運動を高めるものもありますが、食物繊維類似の薬物は、吸収されることや大腸へ直接作用することはありません。水分を吸って膨潤し、それが刺激となるとともに軟便化して効果をもたらすのです。

memo

日和見（ひよりみ）感染と菌交代症

抗癌薬による治療などによって免疫力が著しく低下してしまった場合、普段は大腸の中でおとなしくしている大腸菌が体中に入り込んできます（**日和見感染**）。また、抗菌薬で大腸の細菌をやっつけてしまうと、それまで大腸菌によって押さえつけられていたカビ（抗菌薬が効かない）が猛然と増え始めて、体に害を及ぼすことがあります（**菌交代症**）。もともと体力が弱っているうえ、薬もなかなか効かないために、治療は難しくなってしまいます（stage36参照）。

POINT 12

◆胆汁に排出された薬物が腸管から再吸収されることがあり、これを腸肝循環という。一般に、腸肝循環する薬物は作用時間（半減期）が長い

Stage 13 静脈投与／動脈投与

静注は直接かつ確実な薬物投与法

薬は、その時点で問題のある組織のみに投与したほうが、余計なところに影響を及ぼさず好都合です。皮膚表面の傷に薬物を投与する場合、多少は全身にも吸収されますが、ほとんど傷口のところだけで作用します。しかし、多くの病気は、ある臓器だけがやられていることは少なく、特に感染症の場合には、全身にばい菌が散らばっています。また、腎臓だけに投与するといっても腎臓に針を刺すには危険を伴います。そこで、多くの薬物はまず血液中に吸収され、全身を巡って目的のところに作用することが望まれます。そのためには、直接薬物を血液に入れればよいのです。**直接かつ確実に血液中に薬物を入れる方法**として**静脈投与（静脈注射：静注）**が有効とされています。

静脈投与

経口投与の場合、薬物は肝臓を経由し、肝臓で一部が処理されます。静脈投与の場合、基本的にはそのまま作用するはずですが、全身に循環する前に肺を通過します。

◆静脈投与の問題点

プロスタグランジンは静脈投与すると代謝されてしまいます。また、静脈投与の問題点として、投与する薬液が血液や血管に悪影響を及ぼす場合があります。たとえば、血管に刺激がある薬液では、血管炎となってしまい、その静脈が詰まってしまいます。血管に影響がなくても、赤血球を障害し、そこで赤血球が壊れると溶血が生じてしまいます。また、ヘモグロビンが漏れ出ると血管炎の原因となり、血液凝固が開始され血栓ができてしまうことがあります。そのため薬液は、基本的には生理的食塩水*と同じぐらいの濃度（浸透圧）でなければなりません。濃い薬液を入れてもいけないし、薄めて大量に投与すると水や塩分が多くなりすぎて腎臓や心臓に負担がかかってしまいます。

＊1Ｌの生理的食塩水には９ｇの塩化ナトリウムが含まれており、1Ｌを輸液するだけで、およそ１日分の塩分を投与してしまうことになります。

◆吸収率算定の基本

ほとんどの場合、薬物濃度は「血液中の薬物濃度」を指します。その観点からすれば静脈投与は、最も直接的な薬物投与経路となります。したがって、静脈投与は**吸収率算定の基本**となる投与方法です。静脈投与した場合の血中濃度を 100 として、同じ量を経口投与したときの濃度がどれくらいになるのかが吸収率ということになります。

◆中心静脈カテーテル法

薬物によっては局所的な静脈障害を引き起こすことがあります。静脈障害を減らすために、カテーテル（血液が凝固しにくい材質でできた細い管）を腕や足の静脈から挿入して、その先端を大静脈まで入れる方法があります（中心静脈カテーテル法）。

中心静脈は解剖学用語ではありませんが、心臓の近傍にある上大静脈と下大静脈を指します。中心静脈は非常に血流が多く、多少濃い薬物を入れてもすぐに薄まり、ほとんど問題なく投与することができます。カテーテルを首、上胸部、肘、足の静脈から心臓の側の大静脈まで押し込んでいきます。中心静脈カテーテルを用いて、濃い栄養液を投与することにより、静脈栄養のみで生命を維持することが可能になりました（**中心静脈栄養法 IVH**：intravenous hyperal imentation、別名：**完全静脈栄養法** TPN：total parenteral nutrition、**図 13**）。もっともこの場合には、投与する栄養をすべて医師が管理しなくてはなりません。また、その患者の動態によって輸液量や栄養量を適切に調節しないと、バランスが崩れて死に至ることもあります。

カテーテルの挿入手技もキットの開発により進歩はしていますが、それでも肺を傷害することがあります。足からカテーテルを入れれば肺を傷つけることはありませんが、挿入部が不潔になりやすく、カテーテルが長くなることも問題になります。首から入れる場合は、入れた後の患者の行動を制約してしまいます。上胸部から入れる場合は、患者はカテーテルを留置したまま活動できますが、入れるときに肺を傷つけやすいことが問題です。

中心静脈は、栄養や薬物を入れる経路として理想的です。さらに、そのカテーテルの圧力を測定することによって心臓の機能を把握することもできます。しかし、いったん、そこから感染が起こったら全身に細菌がばらまかれてしまいます（次の Level Up 参照）。当然ですが、投与する薬液を慎重に管理しなくてはいけません。カテーテルを刺すときに患者を傷つける可能性も

図 13　中心静脈栄養法

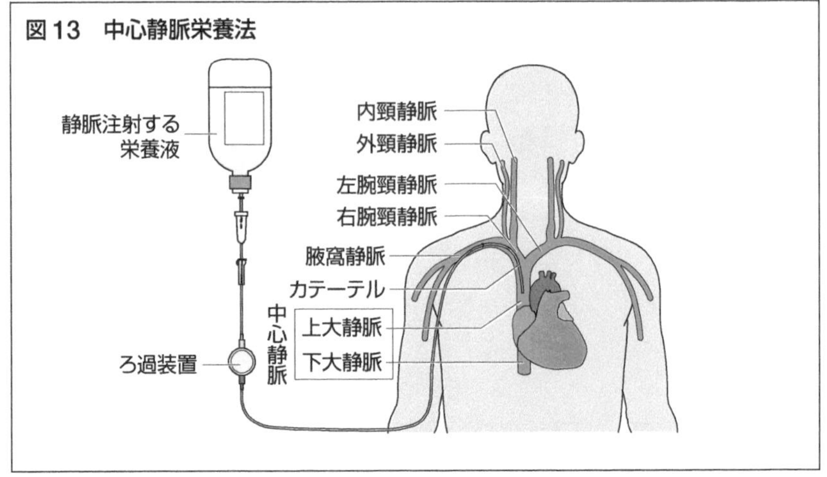

あり、有益ですが危険を伴う医療の端的な例です。

動脈投与

動脈から注入された薬物は、動脈が接続している組織に直接到達します。そのため、たとえば、癌組織につながっている動脈に薬物を投与すれば、その薬物はまず癌組織に作用し、全身的な副作用を軽減することができます。しかしながら、全身投与という観点からすれば、注射部位に血液が固まり（血栓）、それが流れ出したり、空気による泡が注入されると、組織の動脈を詰まらせて（**塞栓**）循環障害を起こす危険性があります。また、静脈を刺した場合には指で5分も押さえていれば止血できますが（そのとき、皮下注射や筋肉注射と間違えて揉まないように）、動脈の場合には、他人によって十分に圧迫止血する必要があります。全身投与には動脈注射は基本的には使われません。肺の機能を調べるために（酸素濃度測定）、動脈血の採取は行われます。

POINT 13

1 静脈投与は、速やかに薬物を全身に行き渡らせることができる薬物投与方法である
2 動脈投与は、基本的に全身投与には使われない

Level Up

薬物投与による感染

経口投与の場合、組織を傷つけることはないので、感染を特に注意する必要はありません（薬物の作用で、消化管での感染や全身性の感染が起こりやすくなる可能性はあります）。筋肉注射や皮下注射の場合には、当然ながら薬液や投与手技を清潔にして行わなければ感染の危険性が高くなります。しかし、運悪く感染が生じたとしても、少なくとも感染初期の段階では注射部位に限定的です。一方、静脈注射で感染が起こる場合には、細菌が体中にばらまかれることになるため、ただちに全身的な感染となります。その対策は、薬液が細菌に汚染されるのを防ぐことです。薬液の汚染がいちばん起こりやすいのは病棟での混和のときです。多人数の出入りがあるところで、次から次へと瓶に薬物を混和していたのでは、細菌混入のチャンスが増大してしまいます。そのために、さまざまな出来合い（**プリメイド**）の注射液、あるいは注射器に充填済みのものが販売されています。また、薬液を混和する場合も、特別な無菌操作台で**病棟薬剤師**が行うことが推奨されています。多忙な看護師に代わり、薬の専門知識を持つ病棟薬剤師の充実が求められています。

薬液や注射による細菌の混入を防ぐのは、比較的容易です。単回の静脈注射で感染が生じることはまずないでしょうし、そんなことが起こったら医療過誤ということになります。問題は、中心静脈カテーテルなど長期に静注経路を留置する場合です。毎回注射するよりは、カテーテルを一定期間留置して、そこから薬液を注入したほうが、患者の痛みも少なく、医療側も手間が省けますが、外界と体内が無防備に接触することになり、感染の危険性は著しく高いものとなります。患者の抵抗力が低下した場合には必発ともいえましょう。細菌の混入を防ぐには、できる限り清潔にすること、器具を改良して外界との接触を避けることが重要です。薬液を混和後、放置するのはもってのほかです。そして、感染の徴候を見落とさないようにし、その危険性があった場合にはただちにカテーテルを抜去して、自然の状態に戻すようにすることです。

Stage 14 注射

各注射方法の特徴

皮下注射

皮下注射は、皮膚の下の**皮下組織**（図 14）に注射する方法です。皮膚をつまむようにして針を寝かせて刺すことによって、深部の筋肉などを傷つけることなく薬物を投与することができます。

皮下注射の利点は、皮下組織は特別な機能を担っているわけではなく、クッションのようなものであることです。そのため、薬物が皮下組織にダメージを与えても堅くなるくらいで、大きな機能障害にはなりません。また、注射可能なところは非常に広く、ある場所の皮下に注射できなくなっても、別の場所が使えます。繰り返しの皮下注による障害を避けるために、1 回ごとに注射部位を変えることも推奨されます。インスリンやワクチンの注射などに広く用いられています。皮下注射の欠点は、皮下組織は血流がそれほど多くないので、吸収率があまりよくないことです。

皮下注射用の薬液が血管に入ると、赤血球が破裂したり、血液が凝固したり、あるいは急速に効果が出現する危険性があります。一方、静脈注射用の薬液は、皮下に漏れると大きな障害をもたらすことがあります。薬液は静脈に投与されるとどんどん薄くなりますが、皮下では比較的長時間とどまるため皮下の細胞が障害されてしまうのです。皮下注射薬のなかには、薬物がゆっくりと吸収されるため、投与間隔が 1 ヵ月に 1 度で済むものもあります。

図 14　皮膚組織の構造

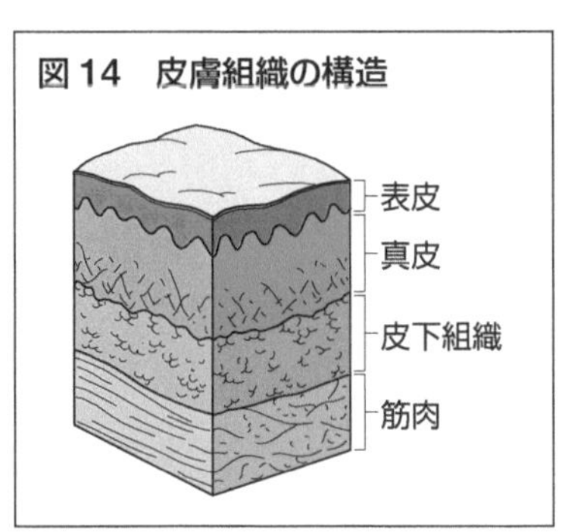

皮内注射

表皮の薄皮のところに、針を皮膚とほとんど平行にして刺し、水疱を作るように注射する方法です。薬物の投与というよりは、**ツベルクリン反応**など、皮膚の反応性を調べるために使われます。

筋肉注射

筋肉は体中の至るところにあり、しかも**血流量が豊富**です。そのため、注射部位として多用された時期がありました。しかし、筋肉はいうまでもなく運動器官です。皮膚とは異なり、ある筋肉が障害されると、それに関連した運動ができなくなってしまいます。数回、あるいは数ヵ月に1回程度ならば大きな問題は生じませんが、定期的な頻回注射は避けるべきです。

memo

大腿四頭筋拘縮症（だいたいしとうきんこうしゅくしょう）

筋肉が豊富で注射しやすい場所として、乳幼児期（多くは1歳以下）では、臀部（尻）に抗菌薬や解熱剤の筋肉注射を行うことが多く、その注射により筋線維が障害された状態を大腿四頭筋拘縮症といいます。1973（昭和48）年に山梨県で多発しましたが、現在ではほとんどなくなりました。

薬物の「主作用と副作用」と同じように、医療行為には必ず体に良い影響と悪い影響があり、そのバランスが肝要です。注射をすれば見かけ上の症状は早く治まりますが、その注射によって大きな障害が起こってしまうこともあります。抗炎症薬やステロイドを注射すれば、症状は速やかに改善しますが、原因が残っていると速やかに再発します。不快な症状を抑えることはもちろん大切ですが、その原因を治療することが望まれます。この筋注による有害事象のために、海外では筋注されている薬剤でも、日本では比較的に皮下注が好まれています。2021年の新型コロナウイルスワクチン（抗原ではなく、抗原をコードしたmRNA）は筋注が指定されています。

筋注や皮下注の後に揉むべきか

静注の後に揉むと出血が長引くので揉んではいけません。筋注や皮下注の後には吸収を促進し痛みを軽減するために揉むことが推奨されていましたが、組織損傷を避けるために基本的には揉まないほうがよいとなっています。皮下注は揉まない、筋注は揉む、注射薬によるという意見もあります。刺した直後に軽くシリンジを引いて逆流（逆血）がないこと（血管注入ではないこと）の確認も必要ないという意見が大勢となってきました。

POINT 14

◆皮下・皮内・筋肉注射にはそれぞれ利点と欠点があり、用途に応じて使い分けられている投薬方法である

Stage 15 いろいろな投与経路

貼付薬、坐薬、点鼻薬

注射や経口投与のほかにも、用途にあわせて薬物を投与する方法があります。

貼付薬（経皮投与）

皮膚疾患を治療するための軟膏などは皮膚局所の病変に直接作用するものですが、全身投与のための貼付薬（経皮投与）があります。薬物は皮膚から血管に吸収されて全身に作用します。胃腸障害がなく、量の調節をしやすいのが長所です。薬物投与にはテープを貼るだけでよく、量を増やしたいときは、さらにテープを貼り、多すぎたらはがします。しかし、効果発現までに時間がかかることが短所です。ニトログリセリン系の血管拡張薬の塗り薬や痛み止めのテープが開発されています。抗認知症薬のリバスチグミンの貼付薬はきちんと食事をとりにくい認知症患者のコンプライアンス（p.71 column参照）向上が期待されます。

直腸投与（通称：ズポ suppository）

経口投与できない解熱剤などを投与する方法で、坐薬の投与方法です。胃腸障害を防げますが、局所障害に注意が必要です。大部分は肝臓を経由せず、経口投与できない場合でも安全に投与することができます。

点鼻薬

鼻づまり治療薬（血管を収縮させるαアドレナリン受容体作動薬など）は鼻腔に直接作用しますが、鼻粘膜から吸収させて全身に作用させることもできます。嗅神経は脳神経のなかでも特に脳と密接に関係しているため、点鼻では血液脳関門をある程度回避して直接脳に作用するともいわれています（抗利尿ホルモン点鼻薬、デスモプレシン、Stage69参照）。映画などで時々出てくる麻薬を鼻で吸うのも点鼻投与です。

脊椎内注射（通称：髄注）

血液脳関門があるために薬剤が到達しにくい脊椎に直接投与する方法で、くも膜下腔に薬物を注入します（**図 15-1**）。脳内の圧力が高まっている場合には、脊髄液が漏れ、脳が外に飛び出るヘルニアが生じてしまいます。また、薬物によっては髄膜炎などが生じることもあります。

脊髄性筋萎縮症（spinal muscular atrophy：SMA）のアンチセンスオリゴ治療薬ヌシネルセンは 4 ヵ月ごとに髄注されます。

図 15-1　髄注

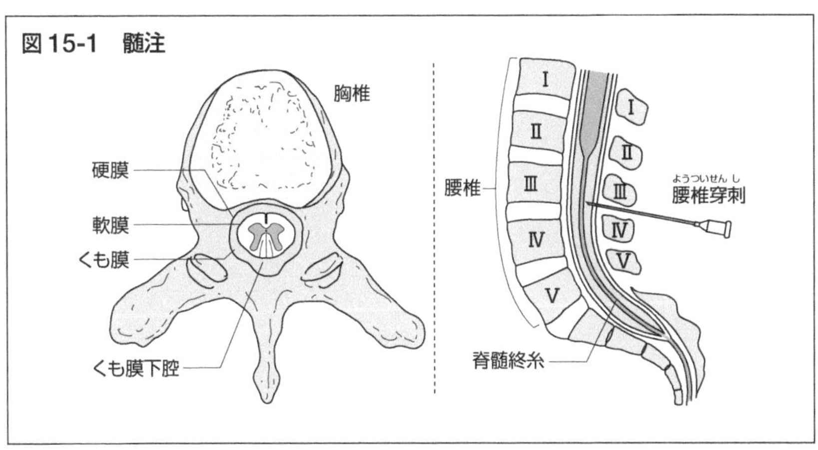

腹腔内投与

腹腔とは、おなかの中の腸管などがぶら下がっている空間です（**図 15-2**）。ここには腹膜という薄い膜でできた風船が、ほとんど押しつぶされた状態で存在しています。**腹腔鏡検査**や手術では、この袋の中にガスを入れて空間を押し広げて、そこに管を入れて肝臓の表面を観察したり、胆嚢を摘出したりしています。

腹腔に薬液を注入すれば、血管確保のような難しい操作を必要とせず、容易に薬物を注入することができ、腸管を損傷することもほとんどありません。ラットやマウスなどに薬物を投与する場合に多く使われます。臨床的には、腹膜腔に 1 L から 2 L 程度の液を注入して**血液透析**を行う**腹膜透析**があります。血液透析とは異なり、束縛されることなく自宅でもできますが、感染や腹膜を損傷（線維芽細胞が増殖して堅くなって効率が低下する）してしまう問題があります。ちなみに、腹水とは、腹腔に水がたまった病的状態（肝硬変や癌の転移による）のことです。

図 15-2　腹腔

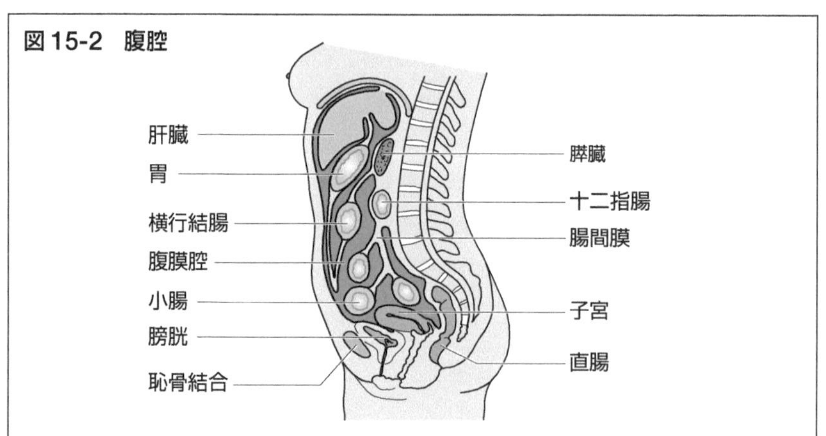

column

吸入製剤

吸入は、薬物を吸い込んで肺に投与する方法です。喘息発作時の気管拡張薬は、肺に局所作用させることが目的ですが、肺から全身性に作用させるために投与することもあります。吸入麻酔薬は、当然ながら肺ではなく脳へ作用します。インスリンも吸入製剤（インスリン吸入パウダー）が開発されています。注射よりもなんとなくコンプライアンス（p.71 column 参照）がよさそうですが、かぜや慢性呼吸器疾患の合併により吸収率が変動すること、吸入器が大きく扱いにくかったこと、ほとんど痛くない注射器の進歩により、期待されるほど普及せずに 2006（平成 18）年に米国で販売開始されるも 1 年で販売中止となってしまいました。2014（平成 26）年に、より小型の吸入器で新しいインスリン吸入製剤が米国で承認されましたが、その評価はどうなるでしょうか。2021 年でもまだ開発段階です。

POINT 15

◆皮膚、直腸、腹腔などから直接薬剤を送り込む方法がある

Stage 16 薬の血中濃度と投与経路の決定

薬が血中に吸収されるまでの時間

体全体で機能している薬の量（効果）の指標とされているのは、静脈中での濃度です（Stage13 参照）。薬の血中濃度は、静脈注射の場合には、薬物投与後ほぼ瞬時に最高値に達し、それから徐々に低下していきます。ほかの経路の場合には、投与してから血管に吸収されるまでの**吸収相**という段階があるために、ピークに達するまでに時間がかかります。この時間が短いほど吸収が早いということになり、その順番は、筋肉注射、皮下注射、経口投与となります（図 16）。

図 16　投与経路と血中濃度の時間経過

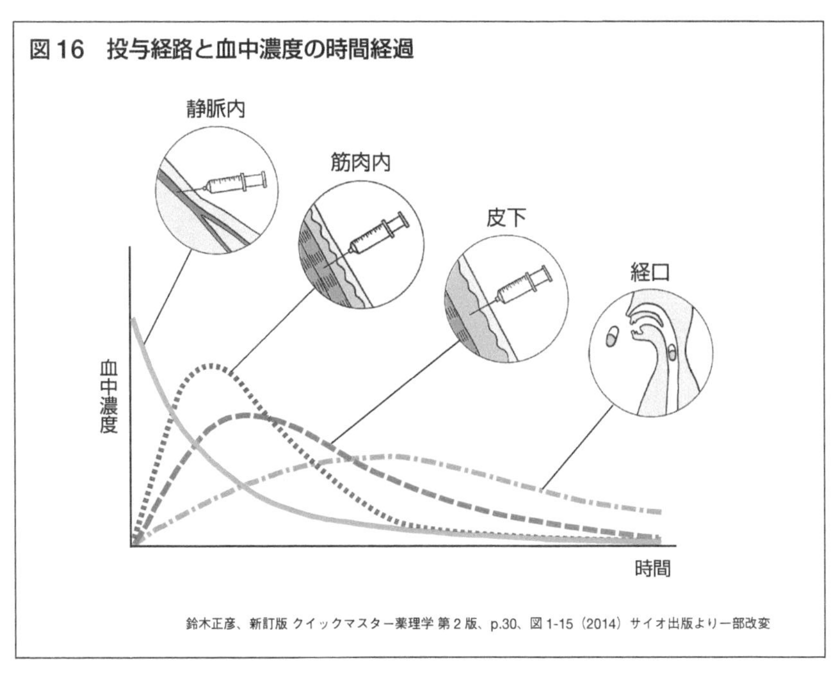

鈴木正彦、新訂版 クイックマスター薬理学 第 2 版、p.30、図 1-15（2014）サイオ出版より一部改変

投与経路の決定

経口投与以外の投与経路では、薬物は肝臓を通過する前に血液中に入るため、肝臓で処理されることなく作用します（血中を循環している間に、ある一定の割合で肝臓で処理されます）。しかし、経口投与の場合には、まず肝臓を経由してから血液中に入るため、一部の薬は大きく性質が変わることがあります。

注射以外の口腔内投与、直腸投与、経皮投与など、血管にしみこませる投与法は、時間がかかる一方、組織を傷つけないことや投与量を調節しやすいという利点があります。ニトログリセリンテープの場合には、心臓の側に貼ることによって、目的とする臓器（心臓）に比較的特異的に薬の濃度を高めることが可能です。

安全な経口投与、吸収効率のよい静脈注射

薬をどのような経路で投与するかは重要な問題であり、ケースバイケースです。あらゆる投与方法が可能ならば、安全な順に経口投与、皮下注射、静脈注射となります（筋肉注射は筋肉障害の危険性があります）。そのため、患者に経口投与できるのであれば、多くの場合は、経口投与が選ばれます。しかし、吸収効率や吸収速度が高く、また持続的に投与できるのは静脈注射であり、経口投与ができる場合でも重症度によっては静脈注射が選ばれます。

経口投与は注射よりも安全？

普段、安易にかぜ薬や胃腸薬などを飲んでいますが、これまで説明してきたように、経口投与では薬物が非常に複雑な経路を経て体内に吸収されます。そして、体内に吸収されるまでに、薬は胃液や腸液によってさまざまな影響を受けるとともに、胃や腸、その中に暮らす細菌にも大きな影響を与えています。吸収は穏やかですが、飲んでしまった薬を回収するのはほとんど不可能です（胃洗浄というのは基本的には気休めです）。経口投与は注射よりもすべて安全な服用法ということではありません。

POINT 16

1 静脈中の薬物の濃度が薬効（体で機能している薬の量）の指標となる
2 薬の投与経路の決定は患者の状態によりケースバイケースである

Chapter 2

チェックポイント

妥当かどうかを議論しよう。

1 舌下錠は経口薬の一種である。

2 腸から吸収された栄養素はそのまま体中を循環する。

3 大腸菌は悪である。

4 皮下注射は比較的安全である。

5 筋肉注射は比較的安全である。

6 血管確保の必要がなくて吸収が早い筋肉注射を積極的に使用すべきである。

7 腹膜透析は人工透析よりもはるかに優れている。

8 静注が薬物投与の基本経路である。

9 動脈投与が最善の投与経路である。

10 中心静脈はそれぞれの組織の中心にある静脈のことである。

11 脳圧が高いときには髄注を行って減圧する必要がある。

12 インスリンを吸入によって肺から投与することができる。

13 塗り薬や点眼薬では全身性効果を考える必要はない。

14 初回通過効果で活性化される薬物がある。

チェックポイント 解説

1. 舌下錠は口腔内の粘膜の血管に吸収される。そして、経口薬の特徴である全身循環の前に肝臓（門脈）で処理される初回通過効果（→ S.11）を受けない。したがって、口を経由するが「経口投与」とは全く別である。ニトログリセリンは肝臓で処理されてしまうので、飲み込んでしまうと全く効果が得られない（→ S.10）。

2. 腸からの静脈血のほとんどは門脈に入り肝臓を経由する（初回通過効果）（→ S.11）。

3. 常在菌はテリトリーを形成して真菌など有害な微生物の繁殖を防ぎ、消化にも関与している。日和見感染をもたらすこともあるが、基本的には共存共栄している（→ S.12）。

4. 硬結（線維組織が増加して堅くなること）が生じることはあるが、機能障害は比較的少ない（→ S.14）。

5. 筋肉が障害されることがある。（→ S.14）。

6. 皮下注射か筋肉注射かは議論がある。日本では大腿四頭筋拘縮症（→ S.14）の“トラウマ”があり、筋肉注射は避けられる傾向がある。が、筋肉注射のほうが安全で痛みが少ないという説がある。新型コロナの mRNA ワクチンは筋肉注射で治験が行われており、逆血も確認せずに針を深く差す手法が推奨されている。

7. 透析中にベッドに横たわる必要がない点では優れているが、腹膜の障害や透析効率など欠点もある（→ S.15）。

8. 外から投与した薬物はまず血中に移行して、それから薬効を発揮する。したがって、血中に直接投与する静注が基本的かつ効率的な投与経路（→ S.13）。

9. 動脈血栓など危険を伴うので現実的ではない。腫瘍の栄養動脈に投与することによって、腫瘍に直接的にかつ比較的限定的に薬物を作用させる場合に用いられる（→ S.13）。

10. 一般的に中心静脈といえば、心臓近傍の上下大静脈のことである。そこへカテーテルを入れて高カロリーの輸液が可能になった。（→ S.13）。

11. 脳幹が大孔から脊柱管へ飛び出る脳ヘルニアを誘発する危険性があり、禁忌である（→ S.15）。

12. 普通、薬物を、息を吸うときに一緒に吸い込む吸入は、肺に薬物を作用させることが目的である。たとえば、気管支喘息では気管を拡張し炎症を抑える薬物が吸入される。しかし、皮膚からの全身投与と同様、吸入を全身投与の経路として用いることも可能。欠点は投与量を正確にコントロールできない（例：かぜをひくとあまり吸い込めなくなる）ことや肺に直接的な影響が生じることなど（→ p.48 column）。

13. 塗り薬や貼り薬は全身投与経路としても使用される。点眼薬でも脈拍の変動がみられることがある（→ S.15）。

14. 抗癌薬のテガフールは肝臓や組織で代謝されて活性型の 5-FU となる（→ S.11）。

Chapter 3
体の中の薬

《薬物動態》

投与された薬物が吸収（absorption）されて血液中に入り、生体内に分布（distribution）し、標的に作用（薬効発揮）し、代謝（metabolism）され、排出（excretion）されて生体内から消失する過程、頭文字を合わせてADME（投与された生体の薬物への作用）が薬物動態 pharmacokinetics（PK）です。逆に薬物の生体への作用、いわゆる薬効を薬力学（PD：pharmacodynamics）といいます。薬物投与時はPK/PDを勘案します。本章では、薬物動態を考えていきましょう。

Stage 17 血液中の薬物

血中蛋白質と薬物の作用

点眼薬や皮膚疾患への局所投与を除いて、一般的に薬物はまず血液中に入り、全身を巡りながら標的の組織に作用します。血液は薬物の輸送路であるとともに貯蔵庫にもなっています。

血液は薬物の輸送路

血液は、赤血球、白血球、血小板などからなる細胞成分（40%）と血漿（しょう）と呼ばれる非細胞成分（60%）からなります（**図 17-1**）*。血漿には血液凝固蛋白質（フィブリノーゲン）が含まれているので、採血すると凝固します（血餅）。その上澄みが血清になります。血清にはさまざまな蛋白質が溶けています（**表 17**）。いちばん多い蛋白質は**アルブミン**です。アルブミンはそこに存在することが重要であり、遺伝的にアルブミンがないヒトは、軽い浮腫や低血圧となりますが、別の血液蛋白質である**グロブリン**などが増加するため大きな異常はありません。また、血清には外敵や毒素と結合する免疫グロブリンが含まれています。蛇にかまれたとき、その毒を中和するために使われます。

図 17-1　血液

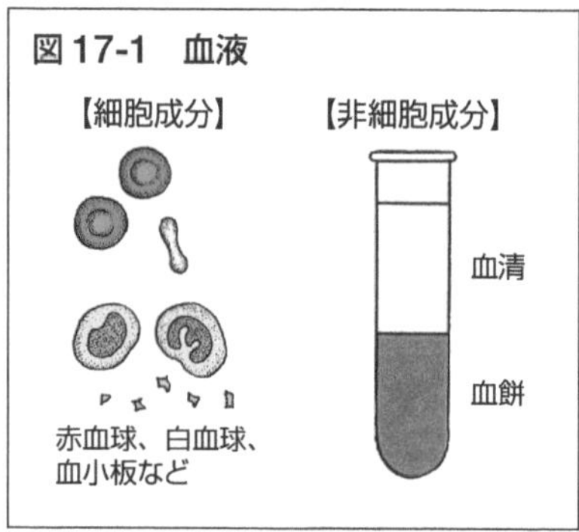

表 17　血清中の蛋白質とその役割

アルブミン	結合担体蛋白質 浸透圧調節因子
グロブリン	抗体
血液凝固因子	出血を防ぐために凝固する 血友病では機能異常
アポリポ蛋白質 サイロキシン結合グロブリン	脂質輸送 甲状腺ホルモン

＊厳密に血液の中の薬物の濃度を考えると、全血液（細胞＋血漿）中の濃度、血漿中濃度、血清濃度が存在します。一般的には測定しやすい血清濃度を血中濃度と考えていますが、シクロスポリンのように赤血球により分布しやすい薬物もあるので、ときとして注意が必要です。本書ではあいまいですが血中濃度に統一しています。

血液の pH は、ほぼ一定（pH7.4）に保たれています。したがって、血液中で、pH の変化による薬物の電荷の変化はほとんど生じません。しかし、組織では炎症が生じた場合などには pH が低下します（次の Level Up 参照）。

血中蛋白質と結合する薬物

薬物は、血液中ではほとんどの場合、血液中の蛋白質と結合しています。蛋白質と結合した薬物（**結合型薬物**）は血管内にとどまるので、目的の組織へ移行することができるのは蛋白質と結合せずに遊離している薬物（**遊離型薬物**）だけとなります（図 17-2）。そのため、血中蛋白質の濃度によって薬物の作用が大きく変化します。血中蛋白質の濃度が高い場合には、ほとんどの薬物は蛋白質と結合してしまい、作用することができません。しかし、血中蛋白質の濃度が低下すると遊離型薬物が増え、作用が強く出ることになります。これは、栄養不良や高齢者で血中蛋白質の濃度が低下している人に通常量の薬物を投与すると、作用が強く出すぎる可能性があることを示しています。

蛋白質の結合に関連した薬物相互作用

血中蛋白質との結合の関係で薬物相互作用が出現することがあります。ワルファリンという血液凝固作用を抑制する薬は、血中蛋白質と結合しています。ここで抗菌薬のサルファ剤を飲むと、サルファ剤のほうが強く血中蛋白質と結合するために、ワルファリンを血中蛋白質からたたき出します。すると、

図 17-2　血液の中の薬物

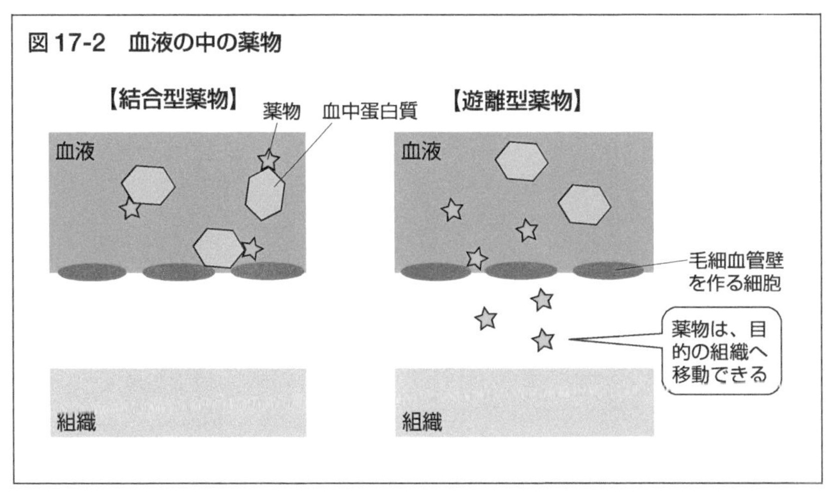

全体のワルファリン血中濃度は変化することなく、遊離ワルファリン（いわば活性型）の濃度が著しく上昇することになります（**図17-3**）。その結果、ワルファリンが過量となり、血液凝固が抑制されすぎて出血してしまう危険性があります。

新生児や未熟児では、サルファ剤は血中蛋白質と結合しているビリルビンをたたき出します。蛋白質と結合したビリルビン（Stage23参照）は、脳の中に入ることはありませんが、遊離ビリルビンは脳の中に入り、脳が黄疸になってしまいます。

図17-3　サルファ剤とワルファリン

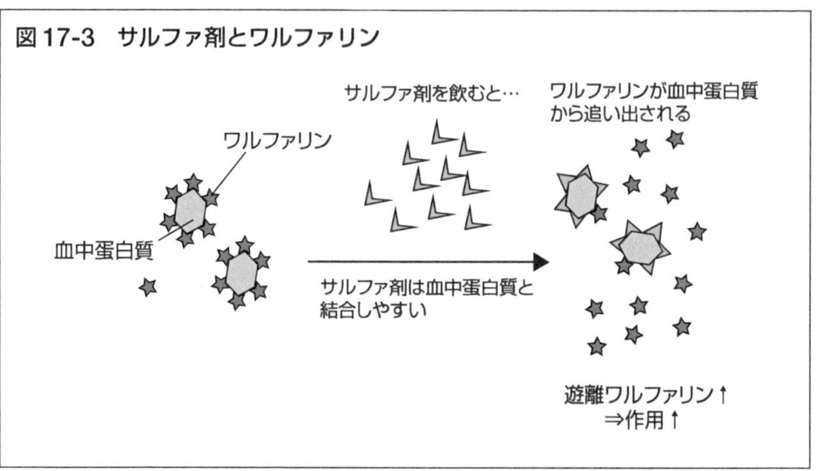

memo ワルファリンの効果を増強するブコローム

ワルファリンの血液凝固を抑制する作用を増強するために、ブコロームという抗炎症薬が経験的に用いられています。ブコロームはワルファリンと血中蛋白質との結合を阻害して、血中遊離ワルファリン濃度を高め、ワルファリンの効果を増強します。ワルファリンを不活性化するCYP（Stage22参照）を阻害するという説もあります。

POINT 17

1 薬物は、血中蛋白質（結合蛋白質）に結合している場合が多い
2 血中蛋白質の濃度によって、薬物の作用が大きく変化する
3 目的の組織に到達できるのは遊離型薬物のみ

Level Up

水と薬物

薬物は血液に溶けて作用します。血液は細胞成分と非細胞成分に分けられ、非細胞成分は蛋白質の水溶液です。そこで、水の性質についておさらいしましょう。

ユニークな水の性質

生命は太古の海から誕生したといわれています。ヒトは陸上で生活していますが、体内のさまざまな化学反応である生命活動は、すべて水中で行われています。血液は、水中に蛋白質や細胞が浮いているようなものです。

細胞と外界を区別しているのは、細胞膜という油の膜です。細胞膜をはさんでその内部では、外部から取り入れた栄養素から活動に必要なエネルギーや自分の体を作り出す活動が行われています。

ごくありきたりの液体と思われる水ですが、その物理化学的性質はなかなかユニークです。水分子全体としては中性ですが、酸素原子が水素原子の電子を引っ張り込むために、酸素のところが少しマイナス、水素のところが少しプラスというように極性が生じています。その極性のために、分子どうしがスクラムを組み、同じような分子量のほかの液体と比べ、非常に蒸発しにくいのです（**表**）。グリセリンのように粘度が高いわけではなく、さらに、蒸発しにくいために、生命は水中で安定した反

表　液体の比較

	分子量	1 mLの重さ（g）	沸点（℃）	融点（℃）
水	18	1.0	100	0
アセトン	58	0.8	57	–95
エタノール	46	0.8	78	–115
クロロホルム	119	1.5	61	–64
グリセリン	92	1.3	290	18

応を行うことができます。

多くの場合、極性があるものは水と親和性が高く、極性のない疎水性のものは脂質と親和性が高くなります（溶けやすい）。脂質自身も極性を持たず、水とは混ざりにくい液体ということになります。

水素イオン濃度と生体の関係

水の水素イオン濃度の–log が pH です。純水は 7 で中性、酸性の場合には 7 未満に、塩基性（アルカリ性）の場合には 7 以上となります。塩酸はその名のとおり酸で、水素イオンを豊富に含み、水酸化ナトリウムはその水酸基（OH）で水素イオンを除去するために、溶液の水素イオンの濃度が低下する、つまり塩基性（アルカリ性）です。

生体に含まれる酸の多くは、カルボキシル基（COOH）を持った弱酸です。環境の pH が低下する（水素イオン濃度が上昇する）と、カルボキシル基に水素イオンが結合してしまい電荷を失います。また、塩基性に傾くと水素イオンを放出し、負の電荷を持つようになります。生体の塩基の多くはアミノ基を持った弱塩基です。この場合はカルボキシル基と逆に、pH が低下して水素イオンが付加すると正の電荷を持つようになり、pH が上昇して水素イオンが外れると電荷を失います。

このように、生体物質は周りの水の pH によって大きく性質が変わります。そのため、細胞内の pH や高等動物の血液の pH は、厳密に中性付近に制御されているのです。

電荷を持った物質は細胞膜を通過しにくい

pH は、体内の薬の動きを考えるときにも重要です。電荷を失ったものは基本的に脂質の細胞膜を通過しやすいのですが、電荷（プラスでもマイナスでも）を持っている物質は、水と親和性が高く、脂質の膜を通過しにくいと考えられます。すると、たとえば尿への排泄を考えると、弱酸性の薬物は尿が酸性になると、電荷を失うために尿から細胞内に再び回収されます。しかし、アルカリ性の尿ではマイナスの電荷を持つために、一度尿に捨てられたものは回収されなくなり、結果として尿中への排泄が増加することになります（**図 1**）。高尿酸血症（痛風）では酸性の尿酸の尿中への排出を促進するために（尿細管での再吸収を抑制するために)、尿中で尿酸に電荷を持たせます。そのため、尿のアルカリ化薬(クエン酸カリウム／クエン酸ナトリウム配合剤、ウラリット®)が用いられます。

また、弱塩基性薬物は血中では非イオン型となり組織へ移行しやすくなります。そして、炎症組織では酸性のためイオン型となり、血中に戻りにくくなります。そのため、弱塩基性薬物は比較的効率的に炎症組織に分布して作用すると期待できます(**図2**)。

図1　酸性尿、アルカリ性尿と薬物の排泄

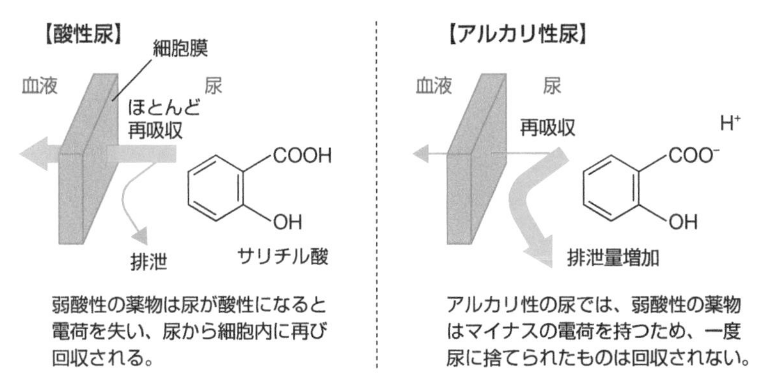

図2　炎症と弱塩基性薬物の移行

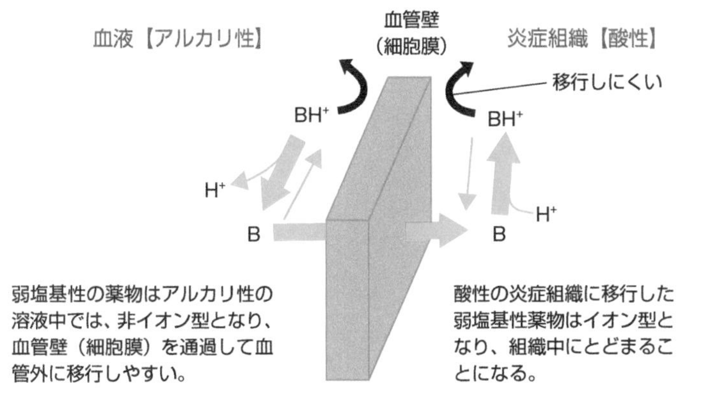

Stage 18 さまざまな薬物相互作用

食事や併用薬物による影響

薬物を併用した場合には、予測不可能な相互作用が出現することがあります（Stage22も参照）。また、薬物だけではなく、食事やいわゆるサプリメントも薬効に影響を及ぼすことがあります（図18および表18）。

期待通りの効果が得られないときに確認すること

●診断が間違っていないか？

疾患が異なれば薬物も異なるわけで、誤った薬物を服用していては効果が得られないばかりか、副作用のみが出現することがあります。

●きちんと飲んでいるか？　飲み方が間違っていないか？

静脈注射など病院で投与する場合には確実に患者に投与されます。しかし、外来患者で経口投与の場合には患者が服用していない場合も考えられます。また、上述のように食事によっては吸収が非常に低下する場合があります。

図18　薬効に影響する食物

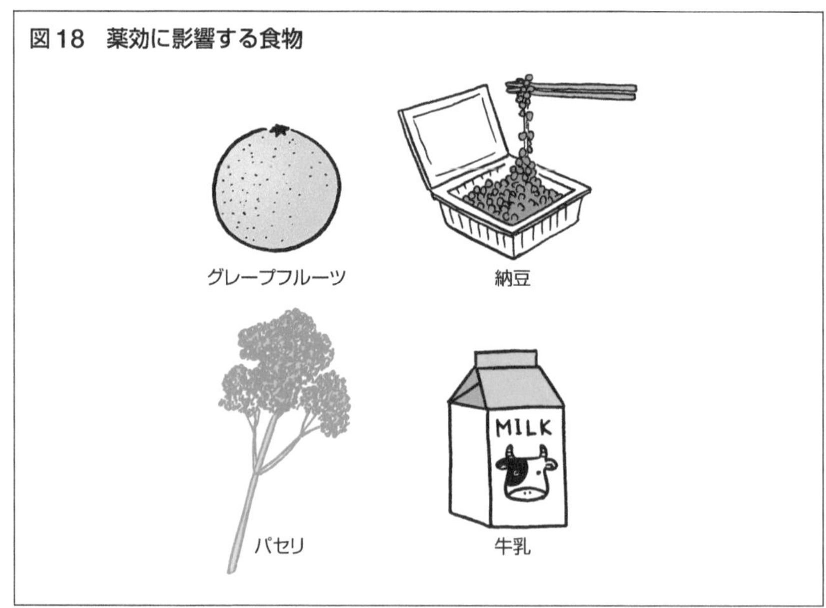

表 18 食事と薬物の相互作用

グレープフルーツ[*1] フラノクマリンが肝臓の薬物代謝酵素（CYP、Stage22 参照）を阻害する。この酵素で代謝される併用薬物の濃度が上昇する	・Ca ブロッカー（Ca 拮抗薬）：ニフェジピン、ベラパミル ・睡眠薬：トリアゾラム、ミダゾラム ・抗うつ薬：イミプラミン、アミトリプチリン ・抗てんかん薬：カルバマゼピン、ゾニサミド ・抗高脂血症薬：シンバスタチン ・抗菌薬：エリスロマイシン、ジョサマイシン ・免疫抑制薬：シクロスポリン、タクロリムス ・ホルモン薬：テストステロン、タモキシフェン
セント・ジョーンズ・ワート（西洋弟切草） うつ病に効くとされるハーブ。薬物代謝酵素の発現を誘導するらしい。代謝が促進され、併用薬物の濃度が低下する	・抗 HIV 薬：インジナビル、リトナビル ・抗凝固薬：ワルファリン ・強心薬：ジゴキシン、ジギトキシン ・免疫抑制薬：シクロスポリン、タクロリムス ・経口避妊薬：エチニルエストラジオール[*2] ・気管支拡張薬：テオフィリン、アミノフィリン ・抗てんかん薬：カルバマゼピン、フェニトイン ・抗不整脈薬：リドカイン、アミオダロン
納豆、パセリ、シュンギク、ほうれん草 ワルファリンはビタミン K 拮抗薬。納豆などはビタミン K を大量に含むため、ワルファリンのはたらきが阻害される	・抗凝固薬：ワルファリン
牛乳［抑制］ カルシウムが吸収を阻害する	・抗菌薬：ニューキノロン、テトラサイクリン
牛乳［促進］ 脂質を含んでいるので、脂溶性薬物の吸収を促進することがある	・水虫薬：グリセオフルビン[*3] （約 3 倍吸収が上昇するという報告がある）
アルミニウム、マグネシウムを含む胃薬 結合して吸収を阻害する	・抗菌薬：ニューキノロン

＊1 グレープフルーツは有名だが、その影響には個人差や薬物による違いがある。著者自身を対象とした例数 1 で降圧薬の Ca ブロッカーの例では、グレープフルーツジュースをがぶ飲みしても変わったことはなかった。これは、一般使用されている薬物の安全域が広く、多少、服用量が多くなっても危険性が低いためである。もっとも一概にはいえず、ほかの人の場合には、効果が強くなり低血圧にならないとはいいきれない。

＊2 経口避妊薬を服用している女性が、ハーブとしてセント・ジョーンズ・ワートを飲むと、避妊に失敗する危険性がある。

＊3 グリセオフルビンは古典的な飲む水虫の薬である。最近ではあまり使われていない。

POINT 18

◆併用薬物や食事が薬効に影響を及ぼすことがある

Stage 19 薬物の血中濃度の変化

薬効は血中濃度で予想される

薬物の多くは、小腸で吸収され血液に入り全身を巡ります。また、静脈注射では直接血管に投与されます。ここで、薬物を投与した後の血中濃度の変化を詳しく考えてみましょう。

図 19-1 投与後の血中濃度の変化

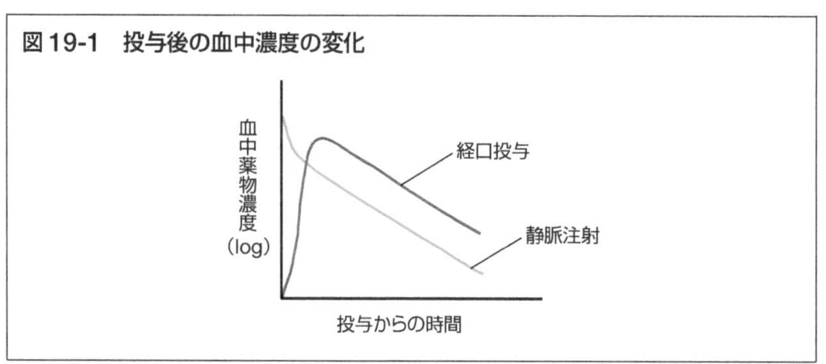

静脈注射と経口投与では、血中濃度は**図 19-1** のように変化します。静脈注射の場合、血中濃度を対数目盛りで示すと、短い**分布相**の後、ほぼ直線的な消失相に移行します。経口投与の場合には**吸収相**（流入相）で頂点に達した後、直線的な排泄相へ移行します。分布相および吸収相の後は、ほぼ相同な濃度変化を示します。このような血中濃度の変化を示すのは、排泄率が濃度に依存している場合であり（濃度に比例して、濃度が高いほど多くが排泄される）、多くの薬物に当てはまります。

図 19-2 コンパートメントモデル

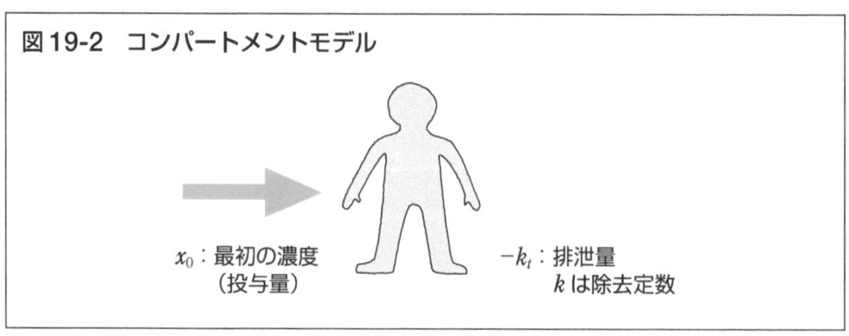

この数式モデルを考えてみましょう。

体を1つのコンパートメント（分画）として考えます（**図19-2**）。そこから排泄される（分解される／外に捨てられる）量は、そのときの濃度xに比例するとします。

$$\text{捨てられる量} = kx \qquad (k\text{：除去定数})$$

これが単位時間あたりの減少量となるから、

$$dx/dt = -kx$$

という微分方程式が考えられます。これを解くと、

$$x = x_0\, e^{-kt}$$

となります。x_0は最初の濃度です（経口投与の場合はピーク値となります）。

このコンパートメントは血液だけを想定したものですが、さらに臓器を別のコンパートメントと考え、そこでの薬物のやりとりを加えることにより、より複雑なコンパートメントモデルを考えることができます（現実には上述の単一コンパートメントモデルで十分でしょう）。

薬効の持続時間の目安＝半減期

半減期とは、ある濃度からその半分の濃度になるまでの時間を示します。半減期（$T_{1/2}$）が長いということは、薬物の濃度が下がりにくい、つまり、いったん飲むと作用時間が長いということを意味します。そのため、たとえば、半減期の長い薬物は1日1回飲めば十分です。一方、半減期の短い薬物は何回も飲まなければなりません。この半減期を単一コンパートメントモデルで求めると、その時点の濃度や時間によらず一定となります。つまり、ある時間から半減期分の時間が経過すれば、濃度は半分に下がります。現実にはモデルからのずれがあるので、最高濃度から半分になるまでの時間を半減期とする場合がほとんどですが、**薬物の効果が持続する時間の目安**として利用されています。

POINT 19

1 薬効は血中濃度で予想される（単純に高濃度なほど薬効も上昇する）

2 半減期が長い薬物 → 長時間にわたって作用する
　半減期が短い薬物 → 作用時間が短い

Stage 20 薬物の吸収 AUC

体内に取り込まれた薬の総量

AUCとはarea under the concentration curveの略語です。その意味は、**血中に吸収された薬物の総量**です。血中濃度の時間曲線を時間で積分した量、つまり血中曲線の下の面積です（図20-1）。

AUCを比較することによって、投与してから最高値に達するまでの時間（T_{max}）が長かろうと短かろうと、あるいは濃度の最高値（C_{max}）が高かろうと低かろうと、血中に吸収されて薬効を発揮することを期待できる**薬物の総量を比較することができます**。図20-1では、AにくらべてCのC_{max}は低いですがAUCはほぼ同じ（薬効は同等なことが期待されます）、BはC_{max}もAUCも低下しています（薬効も低くなっていると想像されます）。反復して投与する場合には、少しずつ濃度の最低値が増加していき（図20-2Ⓐ）、やがて定常状態になります（図20-2Ⓑ）。

食事が経口薬物の吸収率に及ぼす影響

食事によって、経口薬物の吸収率が影響を受けることがあります。

図20-3を見てください。

薬物X：T_{max}もC_{max}も食事によってそれぞれ延長、低下します。しかし、吸収された薬物量を示す面積（AUC）はほとんど変わりません。

→食事によって吸収速度は低下するが、吸収率は変化しない。

薬物Y：T_{max}はほとんど変化しませんが、C_{max}、AUCともに著しく低下しています。

→食事によって吸収率が低下する。

薬物の多くは、食事と一緒に、あるいは食後すぐに服用すると、吸収率の低下により薬効が低下する場合があります。

図 20-1　AUC

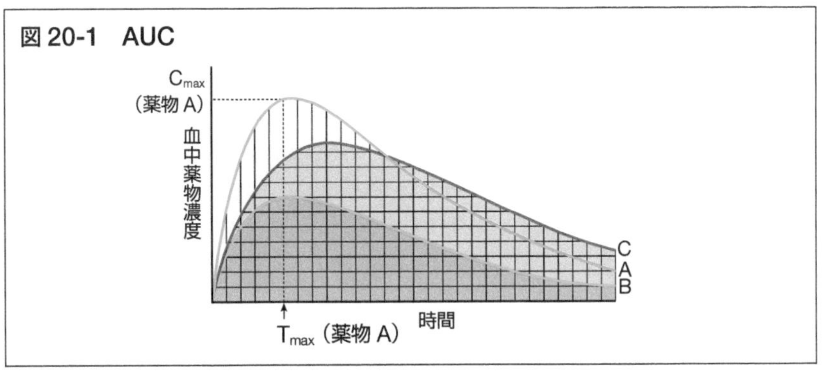

図 20-2　頻回投与時の AUC

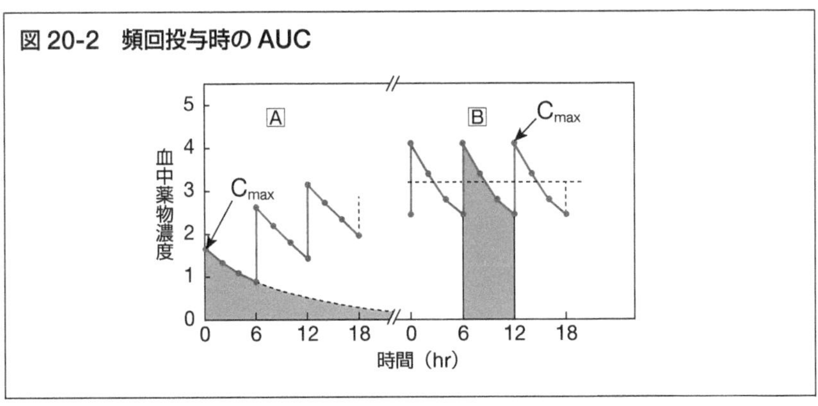

図 20-3　経口投与後の血中薬物濃度の変化

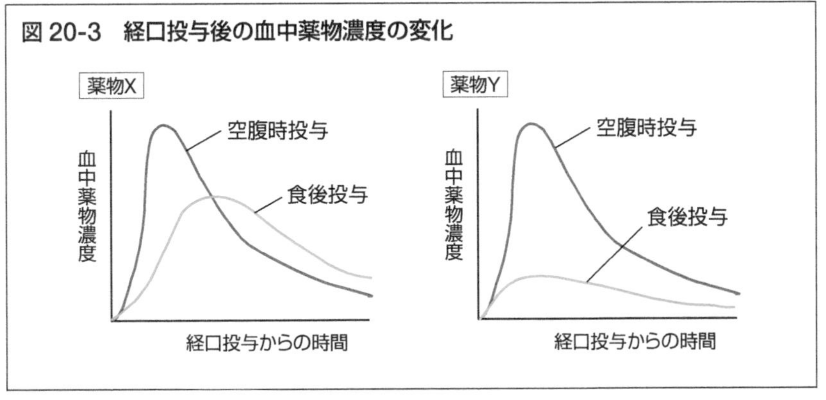

POINT 20

1 C_{max}：薬物の最高血中濃度
　T_{max}：薬物の最高血中濃度に達するまでの時間
2 食事によって、薬効が影響を受けることがある

Stage 21 薬物の排出

除去されやすさも薬の条件

骨や脂肪に蓄積して長期間にわたり体内にとどまる物質もありますが、臨床に使用される薬物のほとんどは、速やかに体から除去されます。除去されない、あるいは除去されにくい薬物は、万が一、過剰投与した場合、処置が非常に困難となるために、多くの場合は開発の段階で破棄されます。

クリアランス（CL）とは

薬効の指標として血中濃度（Stage19 参照）が用いられていますが、その**血中からの薬物除去の指標**として**クリアランス**という単位があります。クリアランスは、ある時間あたりにその薬物が完全に除去される血液の容積であり、単位は（体積／時間）となります。

たとえば血液量を 5 L として、いま血中濃度 2 mg/mL だった薬物が 5 分後に 1 mg/mL になったとしましょう。これは 5 分間で、5 L のうちの半分の薬物が除去されたことになります。したがってクリアランスは“おおよそ” 2.5 L/5 min（0.5 L/min）ということになります。

◆クリアランスのコンパートメントモデルによる計算

上記の場合、クリアランスが“おおよそ”「0.5 L/min」としかいえないのは、5 分間に血中濃度も経時的に低下しているためです。もう少し厳密には、コンパートメントモデル（Stage19 参照）の

$$\text{半減期} = \ln 2/k \qquad (\ln = \log_e)$$

を利用する必要があります。k は単位時間あたりに排出される定数なので

$$\mathrm{CL} = k \times \text{血液体積}$$

となります。したがってこの例では

$$\mathrm{CL} = 5\ \mathrm{L} \times \ln 2/5\ \mathrm{min}\text{、約 } 0.7\ \mathrm{L/min}$$

となります。

つまり、血中濃度が刻一刻と低下している場合、同じ薬物量を排出するためには、時間が経つにつれてより大きい容積の血液から薬物を除去する必要

があります。

クリアランスの概念が便利なのは、複数の薬物の処理系統がある場合、全体のクリアランスはそれぞれのクリアランスの和になることです。多くの薬物は、肝臓と腎臓で処理されて排出されます。その場合、体全体のクリアランスは肝臓でのクリアランスと腎臓でのクリアランスの和になります。

CL 全身＝CL 腎＋CL 肝

また、定期的に薬物を服用して血中濃度が一定になった場合には、「血中濃度×クリアランス」の薬物が排出される（体から消失する）ことになります。

それでは実際に、CL 腎と CL 肝の値から 1 日の薬物の維持量（ある濃度を維持するために必要な投与量）を求めてみましょう。

例題：薬物 X は腎臓と肝臓で排出される。腎臓でのクリアランスは 12 L/hr、肝臓でのクリアランスは 6 L/hr である。血中濃度 1 μg/mL に維持されている患者 A（腎クリアランスは 50%低下している）における薬物 X の 1 日の維持量を推測せよ。

1. 薬物 X は腎臓と肝臓で排出されるので、この場合、体全体のクリアランスを求める。
   CL 全身＝CL 腎＋CL 肝　　12＋6＝18 L/hr
2. 上記は正常な腎機能と肝機能が維持されている場合である。患者 A では腎機能が低下し、腎クリアランスが 50%に低下していた。この場合、薬物 X の腎臓でのクリアランスを求める。
   CL 腎＝12×0.5　　6 L/hr
3. この患者 A での薬物 X の体全体のクリアランスを求める。
   6＋6＝12　　12 L/hr
4. この腎機能が低下している患者 A で薬物 X の血中濃度を 1μg/mL に維持したい。その場合、1 時間で体外に排出される薬物量を求める。
   1 μg/mL＝1 mg/L　　1 mg/L×12 L/hr＝12 mg/hr
5. 維持量はおおよそ排出される薬物量と同等と考えられる。患者 A の 1 日あたりの薬物 X の維持量を求める。
   12 mg/hr×24 hr＝288 mg/day

POINT 21

◆クリアランスは血中からの薬物の除去の指標（薬物が除去される血液の容積 / 時間）

Stage 22　薬物代謝酵素

チトクロム P450 のはたらき

多くの薬物は、体内でさまざまな化学的変化を受けます。変化に注目する場合は代謝といい、ばらばらにされて活性を失う場合には分解といいます。代謝産物の活性が上昇する場合、有害作用をもたらすことがあります。**薬物は主に肝臓で代謝されます。**

基本的に肝臓では、脂溶性の高い薬物を水溶性（イオン化や水酸基を結合する）に変えて、胆汁や腎臓から排出しやすくしています。

薬物代謝酵素　CYP

薬物代謝（Stage23 参照）で中心的な役割をしているのが、**チトクロム P450 酵素系**（**CYP**、シップと読む）という酸化酵素群です。CYP にはいくつかのサブタイプがあり、それぞれ代謝する薬物が異なっています。多くの薬物は CYP によって不活性化されますが、活性化される薬物もあります。また逆に、CYP を抑制する薬物（表 22-1）、CYP の産生を高めて（誘導して）薬物の代謝を促進する薬物があります。2 種類以上の薬物を併用した場合の代表的な相互作用は、この CYP を介するものです（表 18 参照）。

◆ CYP を抑制する薬物〜マクロライド系抗菌薬など（表 22-1）

CYP のはたらきを阻害する薬物を長期に服用すると、CYP の活性が低下します。そこへ同じく CYP で分解される別の薬物を投与すると、その薬物はなかなか分解されなくなります。すると半減期や C_{max} が上昇し、中毒症状が出現することもあります。

表 22-1　CYP を抑制、阻害する薬物

胃潰瘍治療薬	オメプラゾール、シメチジン（ラニチジンなどは少ない）
抗菌薬／抗真菌薬	マクロライド系、アゾール系、サルファ剤
気管支喘息治療薬	テオフィリン
Ca ブロッカー	ジルチアゼム（ヘルベッサー®）

テルフェナジン（抗ヒスタミン薬、販売中止）は鼻水を止めるために一般的に使用された抗アレルギー薬です。かぜ様の症状ということで抗菌薬のエリスロマイシンと一緒に服用することは、ありそうな処方です。ところが、エリスロマイシンは肝チトクロム P450 3A と複合体を形成するため、テルフェナジンの代謝が抑制されます。その結果、テルフェナジンの血中濃度が上昇し、心室性不整脈が発生する危険性があり、ときとして致死的となります（高濃度のテルフェナジンはKチャネル遮断作用があります）。

memo
ほかの薬物の薬効を増加させるために併用される薬物

ロピナビルもリトナビルも、ヒト免疫不全ウイルス（HIV）のプロテアーゼを阻害する抗HIV薬です。同じような薬効の薬物を併用することはあまりありませんが、ロピナビル・リトナビル合剤が頻用されています。この場合、リトナビルは抗ウイルス作用というよりは、CYPを阻害して、ロピナビルの代謝（不活性化）を遅延させるために用いられています。ロピナビル単独では1日3回以上服用する必要がありますが、リトナビルとの併用により、1日2回の服用で済むようになります。

◆ CYPを誘導する薬物〜リファンピシンなど（表22-2）

CYPを誘導する薬物を服用したときは、CYPによって分解される薬物を併用しても、その薬物がどんどん代謝されているために効果が得られないことになります。

結核に使われるリファンピシン（抗菌薬）は、肝チトクロム P450 を誘導します。真菌感染がみられたリファンピシン服用中の結核患者に対して、イトラコナゾール（抗真菌薬）を投与したところ、P450の活性上昇により、イトラコナゾールが分解され全く効果がみられませんでした。これに対し、リファンピシンの投与を中止することによって真菌感染症を治癒させることができました。

表22-2　CYPを誘導する薬物

抗てんかん薬	フェノバルビタール、カルバマゼピン、フェニトイン
抗結核薬	リファンピシン

◆ CYPによって活性化される薬物

抗血小板薬（脳梗塞、心筋梗塞予防薬）のクロピドグレルが抗血小板作用を発揮するためには、CYPにより活性代謝物に変換される必要があります。

クロピドグレルとCYP阻害作用のある薬物（たとえば、プロトンポンプ阻害薬オメプラゾール）を併用すると、クロピドグレルが十分に活性化されず、梗塞を誘発する可能性があります。抗血小板作用による上部消化管出血の予防のために、プロトンポンプ阻害薬を併用する場合には注意を要します（現在のところは併用禁忌とはされていません）。

memo

テオフィリンとタバコ

テオフィリンは、気管支拡張作用と肥満細胞からの化学伝達物質の遊離を抑制する作用があり、気管支喘息に汎用される薬物です。しかし、血中濃度が安全域よりも高くなると、精神神経症状（頭痛、不眠、不安、興奮、意識障害）、心・血管症状（頻脈、血圧低下）などが生じます。テオフィリンは主としてCYPによって分解されて、体から除去されます。

タバコは、肝チトクロムP450を誘導します（タバコの煙に含まれるベンツピレン、ベンツフルオレンなどの多環式芳香族炭化水素によるとされます）。そのため、喫煙者では日頃のCYP活性が高く、テオフィリンの効果が減弱します。増量した処方のまま禁煙すると、逆にテオフィリンが過量となることがあります。

POINT 22

1 肝臓では、脂溶性の薬物を水溶性に変化させて排出しやすくしている
2 CYPは、薬物代謝の代表的な酵素である

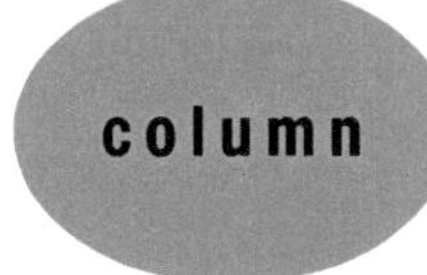

コンプライアンス compliance（服薬遵守）／アドヘレンス adherence

コンプライアンス（(命令・要求などに) 従うこと、(特に追従的な) 素直さ、卑屈、協力、服従）とは「患者さんが医師の指示どおりに、きちんと薬を飲むこと」、一方、ノンコンプライアンス noncompliance とは、「患者さんが医師の指示どおりには薬を飲んでいないこと」です。

たとえば、慢性疾患で長期に服用することが必要な治療薬の場合は、コンプライアンスが重要となります。一方、かぜのときの解熱鎮痛薬などは、症状が治ってしまえば、処方されたとおりにきちんと飲む必要はなくなります。この場合にはむしろ、患者自身が判断して中止することが重要です。PIT（patient initiated therapy）（初期症状に基づき患者判断で服用開始する治療方法）も提唱されています。

医療行為を十分に説明して理解を得て同意を得るインフォームド・コンセント informed consent と同様に、努力目標として、通常は代理（保護者等）の承諾で可とする小児医療でも、小児が理解できるなら同様の同意を得るインフォームド・アセント informed assent ということが提唱されています。

コンプライアンスをよくするためには、患者さんにその薬を飲む必要性や重要性を理解させることが重要です。さらに、飲み忘れないための工夫が必要となります。また、仕事などの関係で指示どおりに飲めない場合は、多少指示どおりでなくても、服用時間を飲める時間に変えることも考えなければいけません。たとえば、抗菌薬を6時間おきに飲みなさいと処方したところ、夜中に起きるのが辛くて飲めないとの訴えには、服用時間を毎食後と寝る前とにするなどです。

コンプライアンスは患者が医師の命令に従うというイメージのため、アドヘレンス adherence（密着、執着、固執、忠実、支持、精神的なねばり強さ）という、患者と医師が対等に協調するという含みの言葉も提唱されて、この言葉を使うことが推奨されています。用語の変更だけで医療／患者関係が良好になるのならすばらしいですが。患者様も治療や医学の発展に協力する「義務」があることをそろそろ強調してもよろしいかと思います。最高の医療を受ける権利には義務も伴います。権利だけで済むならおいしすぎます。

Stage 23 薬物代謝（抱合）

薬を排出しやすくする反応

一般に、水溶性の薬物は容易に尿中に排出されますが、脂溶性の薬物は再吸収されやすいため、排泄されにくいです。そのため、肝臓では薬物を酸化還元、あるいは**抱合**することによって、腎臓等で排泄されやすいようにしています。

抱合は物質の水溶性を高めるしくみ

抱合の反応では、一般に水溶性の代謝物が生成され、胆汁または尿中に排泄されます。いくつかの反応様式がありますが、**グルクロン酸**というカルボキシル基（COOH）とヒドロキシル基（水酸基、OH）を持った極性の強い基を結合することによって、薬物の水溶性を高める反応が代表的です。

薬物は酸化や還元反応の**第一相**を経て、**第二相**の抱合を受けることになります。直接抱合される薬物もあれば、第一相反応で十分に水溶性が高くなり、そのまま排泄される薬物もあります。あるいは、第一相なしで抱合される場合もあります（図 23-1）。

抱合された薬物は、ほとんどの場合は不活性ですが（腸の中で抱合が外されて活性がよみがえる場合もあります）、第一相の酸化体や還元体が活性や有

図 23-1 薬物代謝

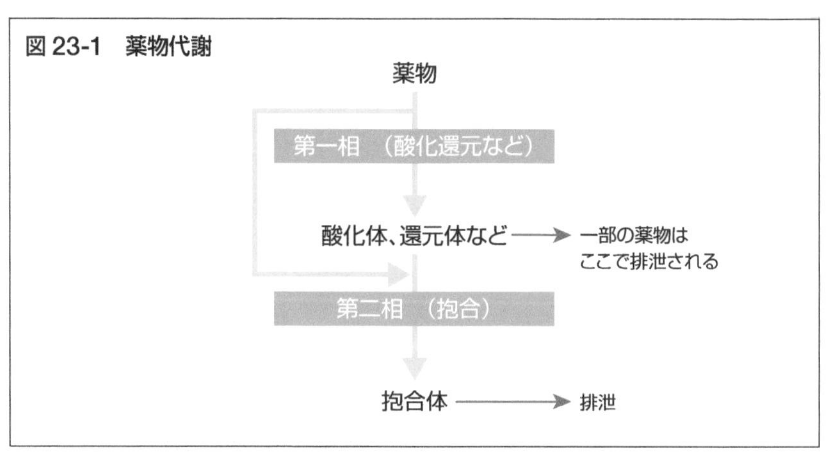

毒作用を示す場合もあります。

直接ビリルビンと間接ビリルビン

ビリルビンは、酸素を結合するヘモグロビンのヘム基が壊れたものです。ビリルビンは肝臓で代謝されて胆汁（Stage24 参照）として捨てられます。胆道に癌ができて胆汁の流れが障害されると、肝臓でビリルビンを処理しきれなくなり、血液中のビリルビン濃度が上昇します。この状態が、体が黄色くなる黄疸です。

抱合されたビリルビンは水溶性で、直接測定することができるため、**直接ビリルビン**と呼ばれます。一方、抱合される前のビリルビンは蛋白質と結合しているために、検出反応には前処理が必要でした。そのため、抱合前のビリルビンは**間接ビリルビン**と呼ばれます。

直接ビリルビンが増えるということは、肝臓での抱合反応までは正常ということになり、そのあとの排泄に問題がある（たとえば胆道系の閉塞疾患など）と考えられます。また、間接ビリルビンが増えるということは、肝臓での抱合がうまくいっていないことを意味しており、肝機能障害や溶血などによってビリルビンが異常に増加していることを意味します（図 23-2）。

図 23-2　ビリルビン代謝

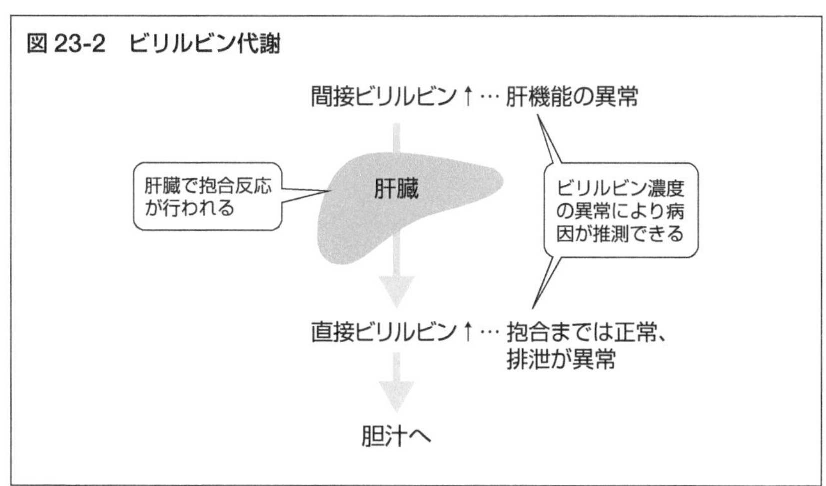

POINT 23

◆抱合：薬物の水溶性を高め、排泄されやすくすること。肝臓で行われる

Stage 24 胆汁

薬物の排泄経路

肝臓で分解や代謝を受けた薬物は、胆汁から排泄されます。ときとして、それが再吸収され（腸肝循環、Stage12 参照）、あるいは便と一緒に排泄されます。

肝臓から外への排泄経路としてはたらくのが胆道系です。胆道系から腸管（トポロジーとしては体の外）に排泄されるのが**胆汁**です（**図 24**）。胆汁は成人で 1 日約 800 mL 生成され、そのほとんどは水です。主な成分は**胆汁酸**（コレステロールの代謝物）と**ビリルビン**（ヘモグロビンのヘムの代謝物）です。胆汁酸はコレステロールより生成され、腸内の脂質とミセルを形成してその吸収を助けます。ビリルビンは腸内細菌によって代謝され、一部は糞便に捨てられ、一部は再吸収されて腸肝循環しています。胆石や癌によって胆道がつまると胆汁を捨てることができなくなり、ビリルビンが蓄積して**黄疸**となります。

図 24 肝臓の薬物代謝

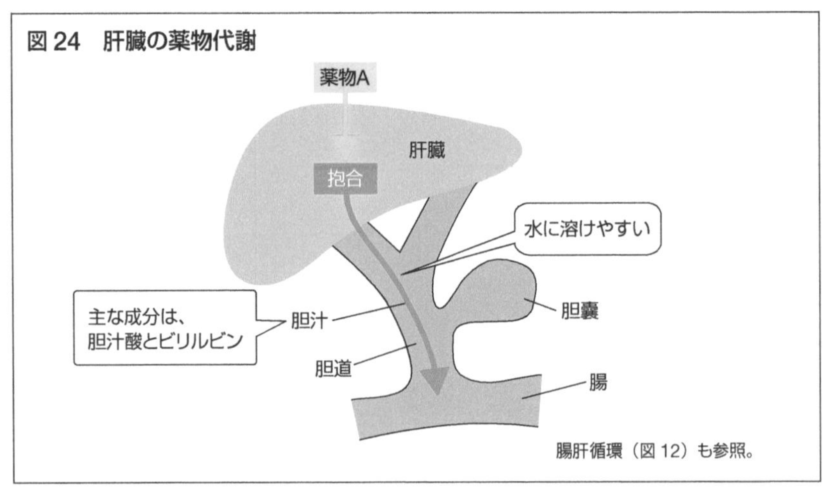

POINT 24

◆薬物は、しばしば肝臓で代謝され、胆汁から排泄される

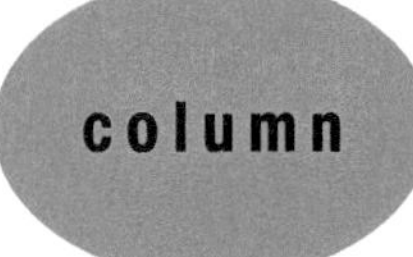

医学用語あれこれ

権威者たちは暇になると用語の置き換えを始めるようです（精神分裂病→統合失調症、慢性関節リウマチ→関節リウマチ、あるいは単位系の変更など）。重要な意味があるのかは不明ですが、多くの場合は混乱を招くだけだと思われます。コンプライアンスに関しても、「患者が医師の命令に従う」というイメージがあるため、昨今の患者主導主義から、アドヘレンス adherence（密着、執着、固執、忠実、支持、精神的なねばり強さ）という患者と医師が対等に協調するという含みの言葉も提唱されています（p.71 column 参照）。

最近は、患者さんを「患者様」と呼ぶことが提唱されています。しかし、「お客様」「貴様」でもわかるように尊敬の念を表すというよりも、とにかく持ち上げておいて巻き上げるというニュアンスがあり、不適切という意見もあります。さすがに「殿」は上から下に伝達する意味が強いので、対等の立場である「さん」付けが最も適しているのではないかと思います。

患者さんもただ医療に対して受動的であるばかりではなく、積極的に医療に参加する必要があります。これは、自分自身の健康（幸せ）のために、自分の状態を理解し、必要な知識を習得するという個人的な参加と、将来のよりよい医療のために協力するという社会的な参加があります。たとえば、さまざまな薬物の効果についても、良い点や悪い点を含めて情報を集める必要があります。個人が特定されないように配慮すれば、その情報提供がその個人に不利益をもたらすことはなく、そしてそれが、将来の医療の向上に貢献するものであれば、最終的にはその個人に益になります。

医師以外の医療スタッフの総称として「コ・メディカル」という言葉があります。2012（平成24）年1月に日本癌治療学会はコ・メディカルという言葉を使わずに「薬剤師」「看護師」などの正式名称を使用するよう呼びかけました。コ・メディカルという言葉はコメディ「喜劇（comedy）」（お笑い芸人）を連想させる変な感じの言葉です。「お笑い」との区別のためにコとメの間に「・」が必須とされていました。英語圏での正しい呼称は「paramedic」または「paramedical staff」です。1980年代に、ある学会の重鎮（日本人）がパラというのはパラサイト（寄生虫）を連想させるというのでコ・メディカルを提唱して広まってしまったのです。もちろん、欧米人にとってパラメディカルに従属的な語感はありません。パラレルは平行（同方向）を意味します。

Stage 25 薬物を排出する臓器 腎臓

尿への排出

腎臓は背中の腰あたりの左右に2つあり、握りこぶしぐらいの大きさをしています（図25-1）。1つでも生命を維持することができることから、生体腎移植が多く行われています。

腎臓のはたらきは、**不要なものを尿にして捨てること**（**排出、排泄**）です。不要なものとは老廃物ばかりでなく、食事で摂りすぎた塩類や水も含まれます。そのため水を大量に飲めば尿の量は増えますし、水を控えれば尿の量は減ります。

老廃物を捨てるためには十分な量の血流が必要です。そのために腎臓は血圧を調節するホルモンを分泌しています。腎機能が低下すると一般的に血圧が上昇します。それは、はたらかない腎臓をむち打つためです。

腎臓の断面を見ると、尿を作る管が整然と並んでいます（図25-1）。血液中の蛋白質より小さな物質は糸球体でろ過されます。しかし、これでは水やイオンなどがすべて尿に排泄されてしまうことになります。そこで、その後

図25-1 腎臓の位置と断面図

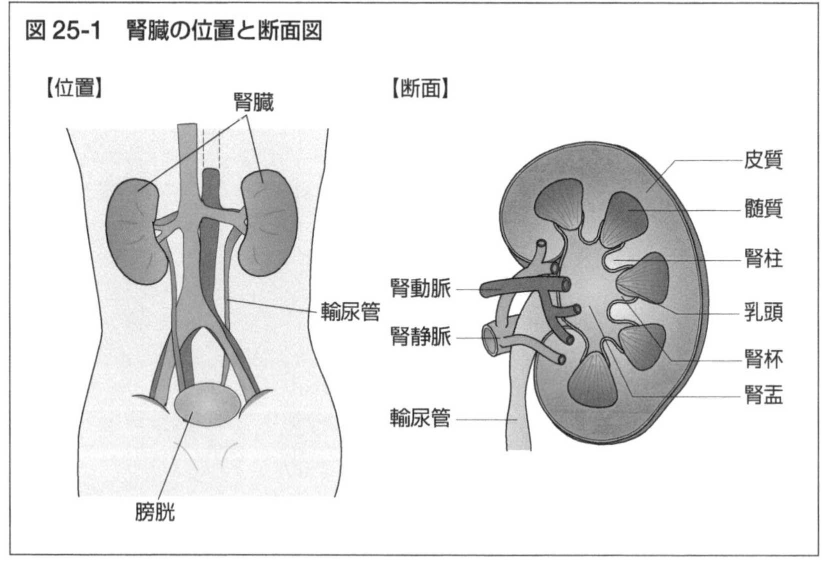

はエネルギーを利用して必要なものを尿細管で**再吸収**します。こうして、不必要なものだけを含んだ尿が膀胱に送られて排尿されます（図 25-2）。一般的に水溶性の薬物は容易に尿中に排泄されますが、脂溶性の薬物は再吸収されやすいために排泄されにくい傾向があります。そのため、肝臓では、薬物を酸化還元したり抱合したりすることによって、腎臓で排泄されやすいようにしています（Stage23 参照）。

図 25-2　尿細管

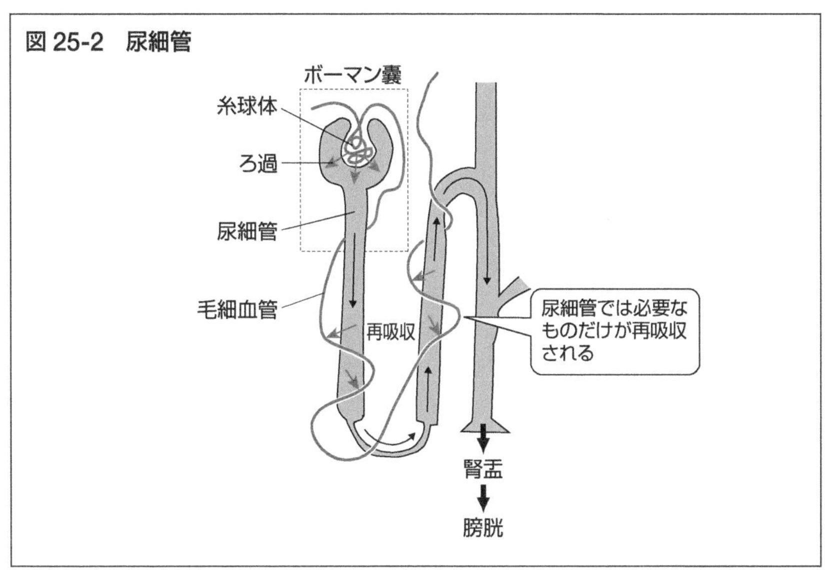

尿

尿は腎臓から排出される液体です。尿は体内で生成された不要物と水です。暑い日に汗をかいてあまり水を摂らないと、不要物を捨てるために最小限必要な水以外は捨てないようにするため、尿は濃くなります。逆に、大量に水を摂ったときは、余分な水を捨てるため、薄い尿になります。

尿には汚いイメージがありますが、膀胱の中にある尿は基本的には無菌です。便には大腸菌やときとして寄生虫（たとえばサナダムシ）も混ざっています。したがって、いくら常在菌とはいえ、便に触れることは感染の危険が伴います。尿に細菌が混ざる場合は、尿路感染症という病的な状態です。女性に多い尿路感染症は多くの場合には尿道口から外のばい菌が膀胱や腎盂（腎臓から尿が出てくるところ、腎臓の実質ではない）に感染した状況です。

POINT 25

◆腎臓は不要なものを体外に排出する器官である。薬物もしばしば尿中に排出される

Stage 26 そのほかの排出経路

呼気からも汗からも薬物は排泄される

呼 気

ガス性の薬物は肺から排泄されます。麻酔薬がその代表です。**二酸化炭素**も肺からの排出が行われています。肺から排出することで二酸化炭素の量を調節して、体の中のpHを中性付近に保っています。

汗、唾液、乳汁

積極的な排出経路ではありませんが、汗や唾液も薬物が体外に排出される経路です。薬物を母親に投与すると、乳汁に分泌されて乳児に影響を及ぼすことがあるので注意が必要です。

抗菌薬のテトラサイクリンは、乳児に投与されると歯牙や骨に沈着して形成不全を引き起こす可能性があります。母親に投与した場合も、乳汁に分泌されて、乳児に影響する可能性があります。

memo

過換気症候群 hyperventilation syndrome

体（血液、細胞外液）のpHは、厳密にコントロールされています。pHのコントロールには肺と腎臓が深く関与しています。アルカリ性にずれた場合には二酸化炭素をため込み、酸性にずれた場合には二酸化炭素を呼吸で放出します。

過換気症候群は、精神的ストレス（不安、興奮、緊張）や身体的ストレス（疼痛（とうつう）、過激な運動、疲労など）が引き金となり、強い不安感とともに呼吸器症状（息を吸うことができないと訴える）、循環器症状（胸部絞扼（こうやく）感・動悸（どうき）など）、末梢神経症状（テタニー症状・四肢（しし）のしびれなど）が出現します。たとえば、エレベーターに閉じ込められ、緊張をほぐそうと深呼吸を繰り返すと現れる症状です。腹痛、悪心、嘔吐などの消化器症状、失神などの中枢神経症状もみられます。これらの原因は、$PaCO_2$（動脈血二酸化炭素分圧）低下による呼吸性アルカローシス*と情動刺激による交感神経系の過剰興奮です。二酸化炭素を捨てすぎて体のpHがアルカリ性に偏ってしまうのです。治療には弱い精神安定剤を投与し、袋を口にあてて呼気を何度も吸うこと（ペーパーバック法）によって二酸化炭素のバランスをもとに戻します（ペーパーバック法は、心理的な過換気にはあまり有効ではないために推奨されなくなりましたが、それで治まる場合には禁止するほどではないと思われます。某テレビ番組では低酸素症誘発の危険性が過度に報じられました）。

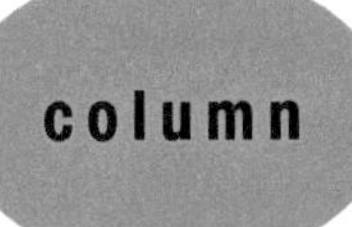

酸素は毒ガス 高濃度酸素による障害

数年前に酸素バーがはやりました。過換気症候群で述べたように、二酸化炭素はたまりすぎては困るのは当然としても、少なすぎても pH バランスが崩れてしまいます。では、酸素は多ければ多いほどよいのでしょうか。

慢性閉塞性肺疾患（COPD：chronic obstructive pulmonary disease）という病気があります。単純には空気が通る気道が詰まって、肺で空気の交換がうまくいかなくなっている状態と考えてください。そのため COPD の患者では慢性的に血中の二酸化炭素濃度（分圧）が高いために、それに対する呼吸中枢への刺激性が低下しています。その結果、低酸素状態によって呼吸が刺激されるようになっています。こういう患者に高濃度の酸素を投与すると、呼吸中枢が刺激されなくなって自発呼吸が止まってしまいます。また、酸化ストレスが老化や細胞障害の要因として騒がれているように、100％酸素を吸わせるのは 24 時間以内でないと肺に障害が生じます。未熟児網膜症も高濃度の酸素で悪化するとされます。なにごとも過ぎたるは及ばざるがごとしです。

POINT 26

1 ガス性の薬物はしばしば肺から排出される
2 汗、唾液、乳汁へも薬物が排出（分泌）される

＊アルカローシス：体内の pH が過度にアルカリ性に傾いた状態のことです。呼吸性アルカローシスは、過度の呼吸運動によって引き起こされるアルカローシスです。

Chapter 3

チェックポイント

妥当かどうかを議論しよう。

1 薬物は血中では遊離した状態で存在する。

2 血中蛋白質と結合した薬物が薬効を発揮する。

3 酸性薬物は尿を酸性にしたほうが排泄されやすい。

4 炎症がある領域はやや酸性となる。

5 グレープフルーツジュースで薬物を服用してもよい。

6 牛乳と一緒に服用すると薬物は吸収されなくなる。

7 ハーブと薬物はお互いに無関係である。

8 納豆をどんどん食べよう。

9 コンパートメントモデルはあくまでモデルであり、実際には無意味である。

10 薬物の吸収が食事によって低下する場合はAUCが上昇する。

11 ある薬物は肝臓と腎臓のみで排泄され、肝臓でのクリアランスは10 L/hr、腎臓でのクリアランスは500 mL/hrである。この情報から体全体のクリアランスを求めることができる。

12 ある薬物の体全体のクリアランスは10 L/hr、肝臓では3 L/hr、腎臓では1 L/hrである。主要な排泄臓器は肝臓である。

13 ある薬物 X のクリアランスは 5 L/hr である。この情報から X の血中濃度を 1 μg/mL に維持するのに必要な 1 日投与量を推測することができる。

14 肝臓での薬物代謝の主要な酵素は CYP である。

15 抱合の目的は薬物の水溶性を低下させて沈殿させることである。

16 薬物は肺から排泄されることがある。

17 経口投与は静注よりもコンプライアンスが高いと考えられる。

18 一般的に経口投与では bioavailability が低下する。

19 胆汁は排泄経路でもある。

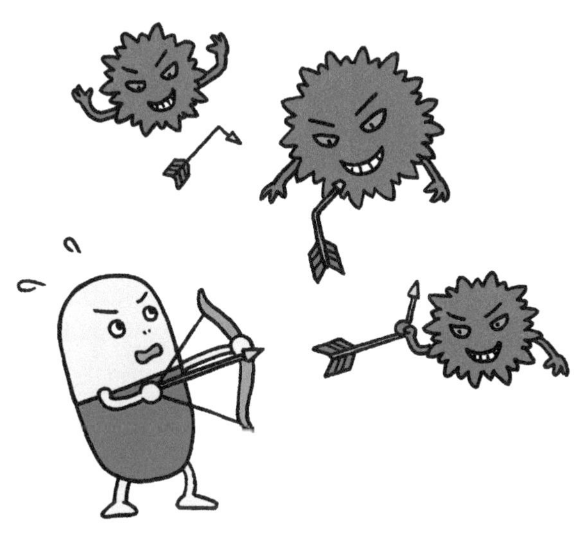

チェックポイント 解説

1. アルブミンなど血中蛋白質と結合するのがしばしばである（→S.17）。

2. 結合した薬物は血管外に移行できないために基本的には不活性とされる。また、結合部位を競合することによって薬物相互作用が生じる。しかし、蛋白質と結合した薬物がそのまま細胞によって貪食されて薬効を発揮する可能性も示唆されている（→S.17）。

3. 酸性薬物は尿をアルカリ性にしたほうが排泄されやすい。酸性薬物は酸性ではCOO基にH^+を押し付けられるためにCOOHとなり電荷を失う。したがって、脂溶性が高まり細胞膜透過性が上昇して尿細管から再吸収されやすくなり、排泄が減少するのが一般的となる（→p.57 Level Up）。

4. 循環不全により乳酸など代謝産物が蓄積して酸性になりやすい（→p.57 Level Up）。

5. グレープフルーツジュースによって薬物代謝酵素が阻害されて、薬物の代謝が遅れることがある。もっとも私は高血圧の薬物服用時にグレープフルーツジュースをがんがん飲んでるがいまのところは倒れていない。個人差や薬物による差が大きいと考えられる（→S.18）。

6. 吸収が促進される薬物（特に脂溶性のもの）や、吸収が抑制される薬物がある（→S.18）。

7. 相互作用が知られている（→S.18）。

8. 納豆に含まれるビタミンKによって、ビタミンK拮抗薬である抗凝固薬ワルファリンの作用が減弱することがある（→S.18）。

9. 単純なモデルではあるが、ある程度は実際の薬物動態を反映している（→S.19）。

10. AUCは体内に取り込まれた薬物の総量であり、この場合にはAUCも低下する（→S.20）。

11. 腎臓のクリアランスCLは、肝臓に単位を合わせると0.5 L/hr。したがって、CL全身＝CL腎＋CL肝であり、10.5 L/hrとなる（→S.21）。

12. 肝臓と腎臓以外のクリアランスは$10-(3+1)=6$となる。これが特定の臓器（たとえば肺）が担っているのか、さまざまな臓器の総和なのか不明であり、どれが主要な排泄臓器なのかを議論することはできない（→S.21）。

13. $5\ \mathrm{L/hr}\times 24\ \mathrm{hr}\times 1\ \mu\mathrm{g/mL}=120\ \mathrm{mg}$となる（→S.21）。

14. CYPがよく知られているが、薬物の代謝経路はさまざまである（→S.22）。

15. 水溶性を上昇させることが目的である（→S.23）。

16. 肺で分解されたり呼気で排泄されることがある（→S.26）。

17. 注射よりも服用しやすい。コンプライアンス（アドヘレンス）は患者が医療側の指示をどの程度遵守するかを意味する（→p.71 column）。

18. bioavailability（バイオアベイラビリティ）は**生体利用率**（吸収率）であり、静注よりも経口投与のほうが一般的には低い（→S.20）。

19. 胆汁は脂肪の吸収を助ける作用もあるが、肝臓からの排泄経路でもある。排泄されたものが腸内細菌などの代謝を経て再び腸から吸収されることもある（腸肝循環：レフルノミド、インドメタシン）（→S.24、12）。

Chapter 4
薬の分子生物学

生命とは、遺伝情報に基づいて環境に対応しつつ化学反応を行う有機体であると定義できます。その活動の単位が細胞です。たとえば、卵から個体が形成される分化の過程で、数回の分裂までは個々の細胞独自に分裂が進行します。しかし、細胞数が多くなってくると、ほかの細胞と協調して活動していかなければいびつな個体となってしまいます。そこで、細胞は外界の情報をもとに遺伝情報の発現を制御しているのです。

本章では、その制御のしくみと同時に、薬物（外界の化学的情報）がどのように細胞にはたらくのかをみていきましょう。

Stage 27 受容体と薬物

受容体は化学的情報のセンサー

外界からの情報を細胞内部に伝えて、細胞内情報伝達や遺伝情報を制御する過程を**シグナル伝達**といいます。

外界の情報には、物理的なもの（温度変化や圧力）や化学的なもの（分子）があります。物理的情報を検出するセンサーともいえる機構が明らかにされていますが、薬物との関係ではまだ不明な点が多くあります。薬物の作用機序を含めて研究が進んでいるのが、化学的な情報のセンサー、つまり**受容体**です。受容体に結合する化学物質を**リガンド**といい、受容体にリガンドが結合すると、その受容体の活性が変化し、細胞内の活動にさまざまな影響を及ぼします（図27）。

シグナルを受け取る蛋白質：受容体

細胞では、その内側と外側とで活発な物質のやりとりが行われています。しかし、むやみやたらに物質が細胞外から細胞内に入れるようでは、細胞機能の維持が困難であるため、細胞外の物質は細胞内に入りにくくなっています。細胞の表面に受容体が存在し、選択的に細胞外の情報を受け取っています。もちろん、ステロイドホルモンなど脂質性物質の場合には、細胞膜を通り抜けて細胞内の受容体と結合することもあります。

ある物質がなんらかの作用を及ぼすためには、対象と結合する必要があります。そのためには、少なくともごく近傍まで接近しなければなりません。この結合する対象のことを広義の受容体といいます（標的分子という言葉も使われます）。

リガンド、アゴニスト、アンタゴニスト

受容体に結合するものを一般的にリガンドといいます。その受容体にシグナルを伝達するものを**アゴニスト**、本来のシグナル伝達を阻害してしまうものを**アンタゴニスト**といいます。

薬物は、生体本来のシグナル伝達を促進するアゴニストである場合（作動

薬）と、シグナル伝達を抑制するアンタゴニストである場合（拮抗薬）があります。つまり、反応が過剰に起きている場合にはアンタゴニスト（拮抗薬）を投与して、その過剰な反応を抑制します。一方、反応が乏しい場合にはアゴニスト（作動薬）を投与して、その反応を活性化します。

さらに薬物のなかには、ある受容体に対してはアゴニスト、別の受容体に対してはアンタゴニストとして作用するものが多く存在します。

図 27　細胞の制御機構と薬物標的

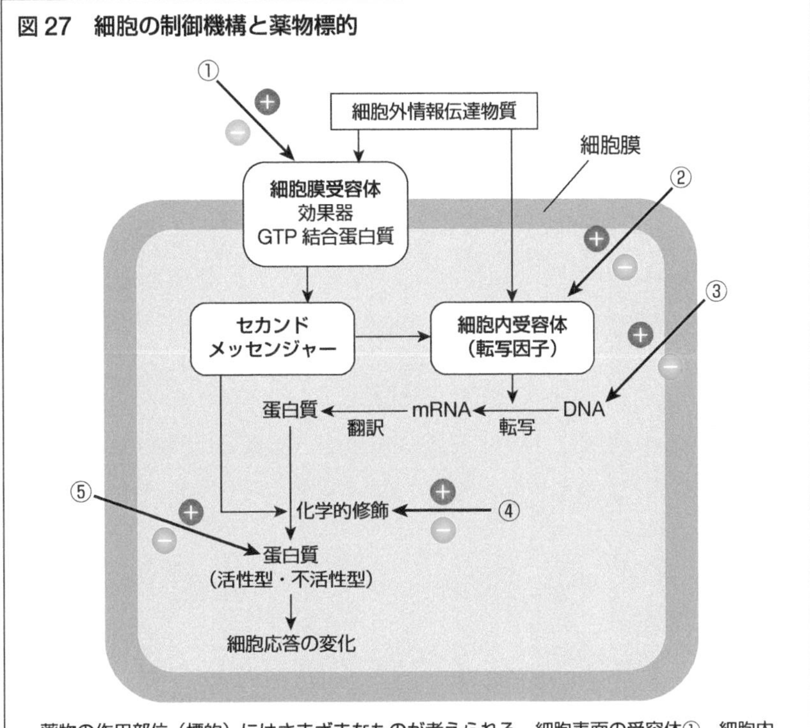

薬物の作用部位（標的）にはさまざまなものが考えられる。細胞表面の受容体①、細胞内の受容体②、ゲノム③、蛋白質の修飾（リン酸化など）④、そして蛋白質⑤などである。

「野村隆英：薬理学とは、シンプル薬理学（野村隆英、石川直久、梅村和夫編）、改訂第 6 版、p.13、2020、南江堂」より許諾を得て改変し転載.

POINT 27

1 シグナル（伝達物質）を受け取る蛋白質を受容体といい、受容体に結合する物質をリガンドという
2 ある受容体にシグナルを伝達するものをアゴニスト、伝達を阻害するものをアンタゴニストという

Stage 28 部分アゴニストとインバースアゴニスト

情報伝達を抑制するアゴニスト

部分アゴニスト

部分アゴニストは大量に投与しても最大反応を引き起こすことができないアゴニストのことです（最大反応を引き起こすアゴニストを明示する場合には完全アゴニストといいます）。部分アゴニストは完全アゴニストと同じ受容体の部位に結合します。したがって、完全アゴニストと部分アゴニストが共存する場合には、部分アゴニストが完全アゴニストの結合を競合的に阻害して、100%の反応ができないようにします。つまり、部分アゴニストは競合的アンタゴニストとして作用します。アンタゴニストはアゴニストを邪魔しますが、アンタゴニストが受容体に結合してもシグナル伝達は行われません。一方、部分アゴニストが受容体に結合するとある程度のシグナル伝達は行われますが、過剰なシグナル伝達を抑制します。排卵誘発薬のクロミフェンはエストロゲンアンタゴニストとして使用されていますが、実は部分アゴニストです。

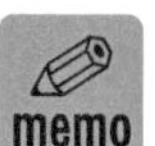

バイアスドアゴニスト

受容体からのシグナル伝達が2経路存在することがあります。たとえば、GPCR（Stage29参照）の場合、G蛋白質を介するシグナル伝達とβ-アレスチン依存性のシグナル伝達が生じることがあります。この2経路のどちらかをより強く活性化するリガンドを**バイアスドアゴニスト**といいます（図28-1）。バイアスドアゴニストは薬物の作用機序を解明する手がかりとして注目されています。

図28-1 バイアスド（biased）アゴニストの例

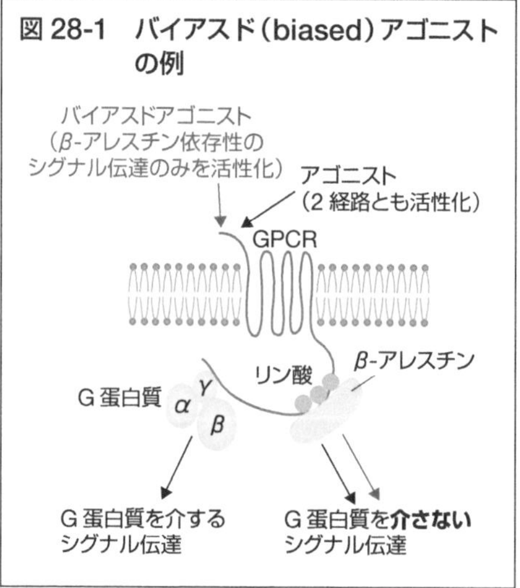

インバースアゴニスト

アゴニストが全く結合していなくても、ある程度のシグナル伝達が行われている受容体が知られています（ヒスタミン受容体やアンギオテンシン受容体など）。普通のアゴニストがこれらの受容体に結合するとさらにシグナル伝達を促進しますが、この基底の活性（アゴニストが全く結合していない状態の活性）を抑制するアゴニストが存在します。これを逆のアゴニストということで、**インバースアゴニスト**といいます。

投与量と反応の概略

多くの場合、薬物の量が増えると反応も増えます（図 28-2、Stage32 参照）。アゴニストとして作用する薬物はシグナル伝達を上昇させます。アンタゴニストとして作用する薬物が存在すると生体本来のアゴニストの効果が低下します。アンタゴニストはアゴニストの作用を「邪魔」するので、アゴニストが存在しないときには作用しません。したがってアンタゴニストとして作用する薬物は、生体の過剰なアゴニストの作用のみを低下させて、過度に生体機能を抑制することがありません。インバースアゴニストは生体本来の機能を強力に抑制することが期待されます。

図 28-2　アゴニストとアンタゴニスト

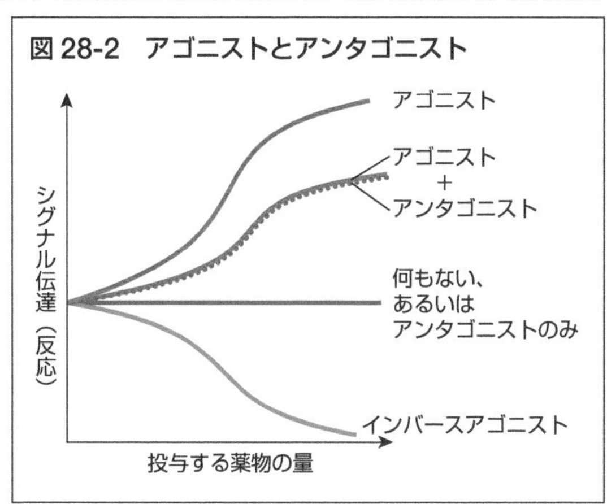

POINT 28

1 完全アゴニストは受容体のシグナル伝達を最大限行うことができる
2 部分アゴニストは最大のシグナル伝達を行うことはできない
3 部分アゴニストは完全アゴニストのアンタゴニストとなる
4 インバースアゴニストはアゴニストなしで存在する受容体活性を抑制する

Stage 29 代表的な膜受容体

膜貫通型受容体

細胞膜には、外界からの情報を選択的に受け取る受容体があります。細胞膜に埋め込まれた受容体は、G 蛋白質共役型、チャネル型、チロシンキナーゼ型が代表的です（図 29）。

図 29 膜貫通型受容体の種類

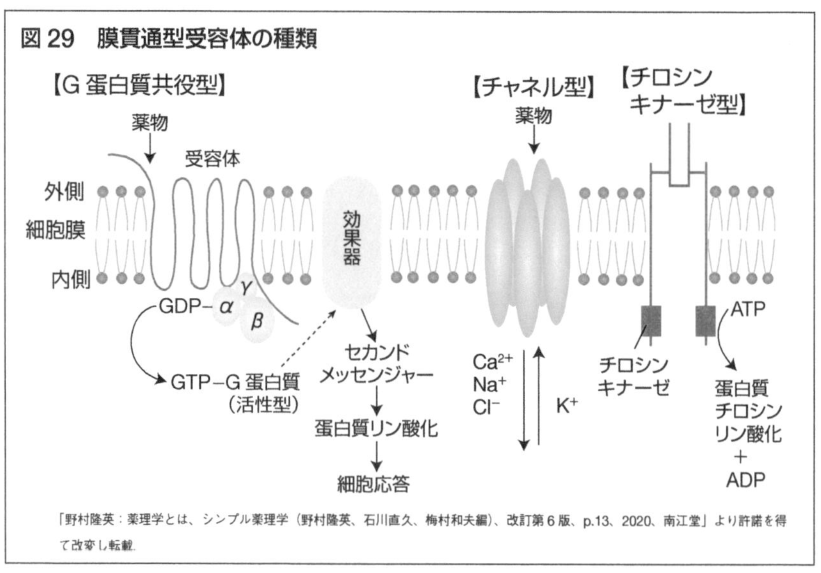

「野村隆英：薬理学とは、シンプル薬理学（野村隆英、石川直久、梅村和夫編）、改訂第 6 版、p.13、2020、南江堂」より許諾を得て改変し転載.

G 蛋白質共役型受容体（GPCR）

G 蛋白質（GTP を結合した蛋白質）の GDP が GTP に置換されて、複合体として受容体から離れて細胞内へシグナルを伝達します。

数多くのホルモンや制御因子の受容体が **GPCR** であることが判明しています。GPCR のはたらきを強める薬物（アゴニスト）や弱める薬物（アンタゴニスト）は、薬物の開発において注目されています。

チャネル型受容体

神経伝達物質の受容体に多くみられます。細胞の外側と内側では環境が異なります。特にイオンの組成は、細胞内ではカリウムイオンの濃度が高く、ナトリウムイオンとカルシウムイオンの濃度は低く保たれています。細胞外ではその逆です。これは、細胞はエネルギー（ATP）を消費してポンプを動かし、細胞内のイオン環境の濃度差を維持しているからです。ナトリウム・カリウムポンプは、細胞内のナトリウムイオンをくみ出し、細胞外からカリウムイオンを取り込んでいます。カルシウムポンプはカルシウムイオンをせっせと運び出して、細胞内を低い濃度に保っています。

チャネル型受容体にリガンドが結合するとイオンの透過性が変化します。**ナトリウムチャネル**が開くと、外部からプラスの電荷を持ったナトリウムイオンが流入します。すると通常はマイナスである細胞内が一時的にプラスになります。このしくみにより神経細胞の活動電位が発生します。

カルシウムチャネルが開くと、細胞外からカルシウムイオンが流入します。**カルシウムイオンはセカンドメッセンジャー**として細胞機能の制御を行っています。たとえば骨格筋は、それぞれ線維状のアクチンとミオシンという蛋白質がお互いを引き寄せるようにしてATPを消費して、そのエネルギーを利用しながら収縮します。弛緩している状態ではアクチンとミオシンの作用は阻害されていますが、カルシウムイオンが上昇すると、その阻害が外れて収縮が開始されます。骨格筋は、細胞内の小胞体（筋小胞体）から放出されるカルシウムによって収縮しますが、大動脈の平滑筋や心臓の筋肉（心筋）は、外部から流入するカルシウムによって収縮します。この流入を阻害する**カルシウムチャネル阻害薬**を投与すると大動脈は弛緩し、心筋の収縮も穏やかになり、血圧を下げることができます。

チロシンキナーゼ型受容体

受容体にリガンドが結合すると、受容体の細胞内ドメインの**チロシンキナーゼ**というチロシンをリン酸化する酵素の活性が上昇します。するとその受容体の近傍にある特異的な基質蛋白質のチロシンがリン酸化され、その蛋白質の活性や性質が変化して細胞内に次々にシグナルを伝達していきます。

POINT 29

◆代表的な膜貫通型受容体には、G蛋白質共役型、チャネル型、チロシンキナーゼ型がある

Stage 30 脱感作

だんだん薬が効かなくなる

脱感作(脱感受性)、速成耐性、耐性

薬を飲み続けていると、だんだん効かなくなることをしばしば経験したりいわれたりすることがあるでしょう。生体の典型的な機能が恒常性維持なので、ある刺激が継続すると、その影響を弱める制御系がはたらき始めます。たとえば、細胞表面でアゴニストに結合した受容体が細胞内に細胞表面膜ごと取り込まれる受容体**インターナリゼーション** internalizationが促進されて、細胞表面の受容体が減少(**ダウンレギュレーション**)します(図30)。そのほかに、受容体の下流のシグナル伝達が抑制されることもあります。これを**脱感作**(**脱感受性**)desensitizationといいます。また、短時間に反応性が低下することを**速成耐性**(**タキフィラキシー**)tachyphylaxisといいます。長期(数日)の刺激によって反応性が低下するのを**耐性** toleranceといいます。そこで、アゴニストがなくなると、アゴニスト存在下に適応していたバランス

図30 受容体リサイクル

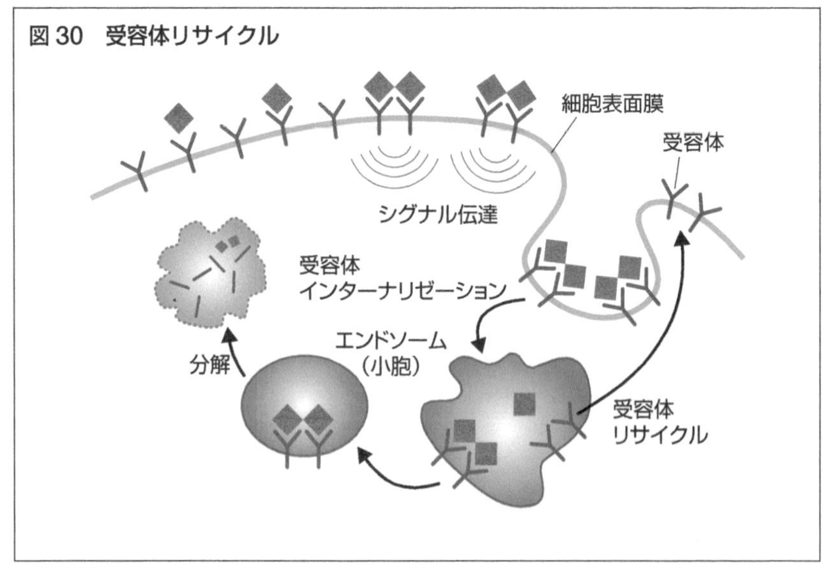

が崩れて、著しく不快な症状が出現するために、再びアゴニストを求める行動をとるようになります。これが薬物依存です。

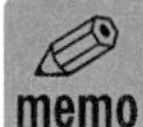

抗菌薬耐性

病原体の薬物抵抗性 drug resistance もしばしば耐性といいます（耐性菌 resistant bacterium）。薬物への反応性が低下するという意味では同じですが、厳密な意味では受容体の耐性の概念とは少し違います。

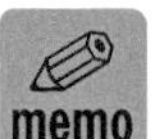

脱感作療法

アレルギーの治療で、わざと原因となる抗原を少量投与することによって、抗原への反応性を低下させる治療法を「脱感作療法」といいます。抗原への反応性が低下することや中和抗体が生成されることが作用機序として考えられています。ただし、少量の抗原でも重篤なアナフィラキシー反応を生じることがあるので、注意が必要です。

受容体リサイクル

すべての受容体ではありませんが、アゴニストと結合した受容体は、しばしば細胞内に取り込まれて処理されます。そのまま分解されれば、細胞表面の受容体が減少して、脱感作が生じます。あるいは、アゴニストが遊離した受容体は細胞表面に再輸送されて、新たなシグナル伝達を待ち受けます（**受容体リサイクル**）。

POINT 30

◆脱感作や耐性は薬物の持続投与により薬効が減弱することである

Stage 31 用量反応曲線 薬物濃度と反応強度

ED_{50}、TD_{50}、LD_{50}

生体に作用する物質は、加える量（濃度）を増やせば増やすほど反応の強度は増加するのが一般的です。そして、ある濃度で反応強度が最大となり、多くの場合、それ以上はいくら増やしても反応が強くなることはありません（場合によっては、かえって低下してしまうこともあります）。薬物濃度の対数を横軸にとってグラフを描くと、たいていはS字型の**シグモイドカーブ**となります。つまり、低濃度ではだらだらと反応が生じて、ある時点から急激に反応が増加するようになり、そして頭打ちとなります。

図31-1の用量反応曲線を比べると、薬物Aよりも薬物Cのほうが反応に高い濃度が必要となります。つまり、受容体からみれば、Cのほうが親和性が低いことになります。薬物Bの親和性はAよりは低いですがCよりは高く、最大反応はAやCの半分程度しか得られない性質を持っていることになります。

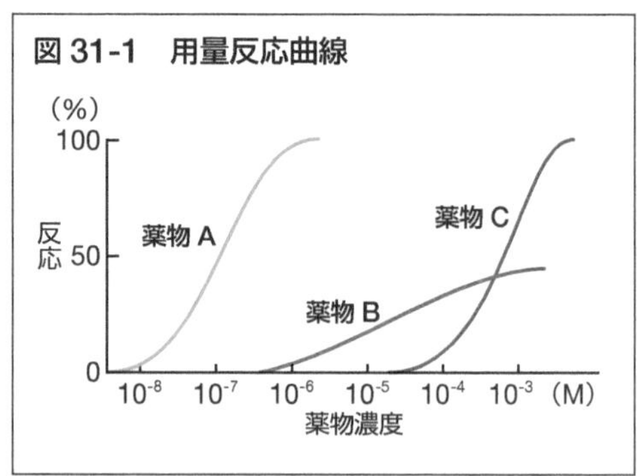

図31-1 用量反応曲線

50%反応濃度

ある薬物の血中濃度で、目的の反応や副作用ともいえる中毒反応（濃度が高すぎるために起こる反応）の反応強度をプロットすると、それぞれシグモイドカーブになります（**図31-2**）。また、1つの細胞あるいは組織の反応ではなく、多数の集団にある薬物を投与した場合に、その何%に反応が現れるかを対数グラフで示してもS字型のシグモイドカーブになります（量子的用量反応曲線）（memo参照）。

ある薬物の作用の強さの指標として、最大反応の50%が発揮される用量が用いられます（50%反応濃度）。たとえば、最大有効反応の50%が得られる濃度が50％有効量 ED_{50}＊、最大中毒作用の50％が出現する濃度が50％中毒量 TD_{50}＊、半分が死んでしまう濃度が50％致死量 LD_{50}＊と表されます（図31-2）。つまり、ED_{50} が低く、そして TD_{50} ならびに LD_{50} が高ければ高いほど、治療に有効な**濃度領域**（**治療域**、あるいは**治療係数** LD_{50}/ED_{50}）が広く、使いやすい薬物ということになります。

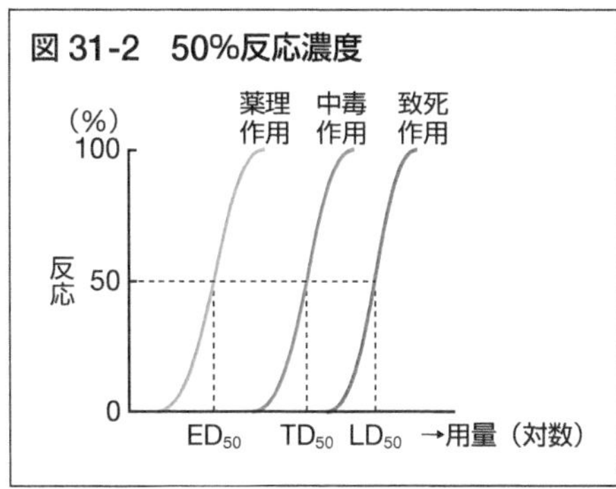

図 31-2　50％反応濃度

抗生物質のペニシリンは、細菌のみを特異的に障害し、ヒトの細胞にはほとんど影響しない、つまり治療係数が非常に大きい薬物です。したがって、適当に投与すれば副作用の出現なしに十分な効果を期待することができます。一方、増殖する細胞を傷害するタイプの抗癌薬は、増殖している癌細胞だけでなく、血液を作る骨髄細胞にも毒性を発揮してしまいます。そのため、少なければ十分に癌細胞を除去することができないし、多ければ副作用が激しく出現する、つまり治療域の狭い薬物となります。このような薬物は、患者の状態にあわせて、慎重に投与量を検討する必要があります。

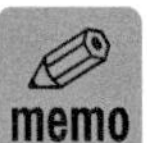

量子的用量反応曲線

致死率をみる場合、反応は生きるか死ぬかのどちらかであるため、個体が死亡してしまえば、1つの個体で連続的に薬物投与量を変化させて致死量を検証することはできません。しかし、多数の個体に投与して、死亡する個体の割合をプロットすれば、用量反応曲線を描くことができます（図31-3）。これも、投薬量を対数とすればシグモイドカーブとなります。このような多数の個体を対象として解析した対数グラフを「量子的用量反応曲線」といいます。一般的な薬剤の投与量は、量子的用量反応曲線を用いて得られる50％の患者に有効な ED_{50} と50％の患者に有害作用がでる TD_{50} の間で、有効性と有害性を勘案して設定されます。

図 31-3　量子的用量反応曲線

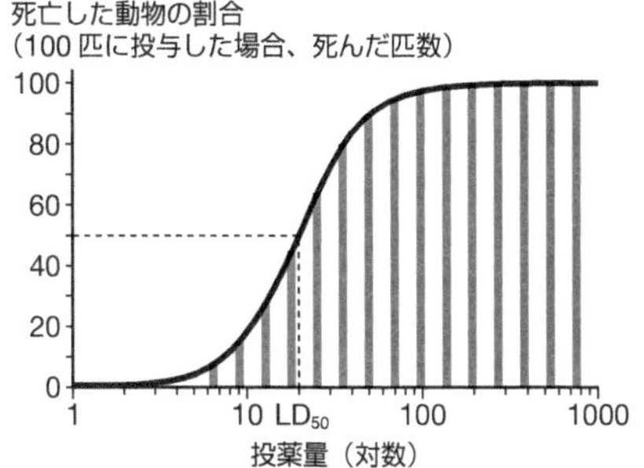

＊ED：effective dose 有効量、TD：toxic dose 中毒量、LD：lethal dose 致死量

アゴニストの用量反応曲線のモデル解析

用量反応曲線を簡単なモデルで考えてみましょう。以下を仮定します。

1. 細胞表面に受容体Rが存在する。
2. 受容体RにアゴニストXが結合するとシグナル伝達が行われる。
3. 反応強度はアゴニストXが結合した（シグナル伝達が行われた）受容体Rの割合に比例する。
4. 受容体RとアゴニストXの結合は単純な2分子の結合で、受容体（R）とアゴニスト（X）と受容体アゴニスト結合体（RX）は R+X⇔RX という平衡状態となっている。
5. 受容体濃度［R］、アゴニスト濃度［X］、受容体アゴニスト結合体の濃度を［RX］として、解離定数 K_D＝［R］［X］/［RX］と定義する（K_Dが小さければ小さいほど、［RX］が多い、つまりRとXが結合しやすいことになる）。
6. 細胞表面の受容体の全体数（濃度）は変わらず、一定値［R_0］とする。［R_0］＝［R］+［RX］となる。

仮定5. の K_D＝［R］［X］/［RX］に［R_0］＝［R］+［RX］を代入すると、

K_D＝（［R_0］－［RX］）［X］/［RX］となります。

これを変形すると、

［RX］/［R_0］＝［X］/（K_D＋［X］）

となります。

［RX］/［R_0］は全受容体のなかでアゴニストが結合した受容体の割合なので、仮定2. より、反応に匹敵します。アゴニストがないとき（0のとき）に応答は0になり、アゴニストが著しく高濃度になると1（100%）になり、もっともらしいでしょう。

反応強度（結合率）＝［X］/（K_D＋［X］）の式のグラフは用量反応曲線1、アゴニスト濃度を対数とすると用量反応曲線2（対数グラフにすると反応が急激に変わる低濃度の領域を引き延ばして詳細に示すことができる）となります。用量反応曲線2は図31-1とだいたい同じでしょう。

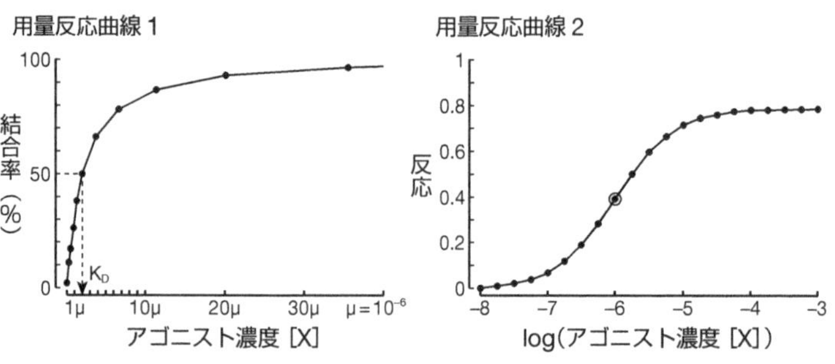

あるアゴニストによる応答の最大反応の50%が生じるアゴニストの濃度（EC_{50}）を

求めてみましょう。

$$0.5 = EC_{50}/(K_D + EC_{50}) \rightarrow EC_{50} = K_D$$

EC_{50} は解離定数となります。実際、あるリガンドの細胞応答の観察で得られた EC_{50} と化学的結合実験で得られたデータはおおよそ一致します。

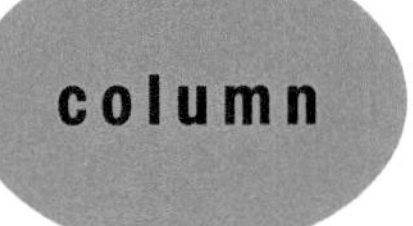

物理学的療法

薬物による治療は化学療法ですが、加温や冷却、超音波といった物理学的手段による治療もあります。皮膚表面をなでることにより、神経回路に影響が及んで痛みが軽減することが知られています（gate 説：痛み信号が脊髄を経由して脳に到達する前に、さまざまな修飾を受けること）。また、皮膚の冷却や加温により、毛細血管の血流量が変化します。超音波ではマッサージ効果や一部の癌で縮小化効果が得られていますが、その評価は定まってはいません。電波は携帯電話による癌発生などが疑われていますが、磁気治療とともに評価は困難です。少なくとも強烈な磁場におかれる MRI 検査で、なんらかの有害事象が発生した（骨折治療の金属ピンが引っこ抜けるということは除いて）報告はないし、格別の治療効果が得られたという話もありません。

放射線については、放射線障害や癌治療など、生物への影響が確認されています。基本的には、「細胞にとって悪であるが、低線量では有益である」という説もあります。特に、「**放射線ホルミシス**」という概念は、高線量では有害な放射線（これは実験で確実に立証されている）が、低線量では生物活性を刺激する、あるいはその後の高線量照射に対する抵抗性を誘導するという「適応応答」のことを指します。細胞増殖の促進、免疫能の亢進、成長促進、寿命延長、疾病抑制、癌発生率や死亡率の低下、そのほか、多様なホルミシス効果があるとされています。近年、分子や細胞レベルから個体レベルまでの多様な放射線ホルミシス現象の研究が進められていますが、まだ、数多くの異論も提唱されています。

現状では、ある程度以下の放射線は、好影響があるかどうかはともかく、少なくとも有害ではないということでしょう。つまり、放射線管理のいままでの考え方では、限りなく0にする必要がありましたが、そこまで厳格に除去する必要はないということになります。これは、放射線管理をゆるくすることを容認するものではなく、合理的に判断して、本当に危険なことについての防護や管理に、より注意を払うべきということです。

POINT 31

1 50%反応濃度：薬物作用の強さの指標

2 治療係数＝ LD_{50}/ED_{50} ：治療に有効な濃度（安全性）の指標

Stage 32 可逆的作用と非可逆的作用

薬物と標的

化学物質である薬物が作用するには、必ずその標的と結合しなければなりません。その作用には、**可逆的作用**と**非可逆的作用**があります。

可逆的作用とは、薬物が標的から再び離れることができ、その標的の機能が回復しうることで、多くの薬物は可逆的な作用を示します。非可逆的作用の場合、その薬物が体内から消失しても標的の活性の変化は持続します（例：標的を分解する場合）。たとえば、アスピリンの場合には標的をアセチル化してその酵素活性を非可逆的に抑制します。非可逆的に影響を受けた標的の機能が回復するためには、その標的が再合成される必要があります。

競合的拮抗と非競合的拮抗

薬物は細胞の制御機構を活性化することも、阻害（抑制）することもあります。阻害には、**競合的拮抗**と**非競合的拮抗**があります。

◆競合的拮抗

競合的拮抗では、本来のアゴニストの結合が競合的に阻害されます。競合的拮抗薬（アンタゴニスト）は、受容体に可逆的に結合しますが、シグナルを伝達することはありません。そのために、本来作用するはずのアゴニストが結合できなくなって受容体の活性化が抑制されるというものです。本来のアゴニストを「そこのけそこのけ」と追い払っているのです。

このような競合的拮抗に対しては、本来のアゴニストが多くなれば、拮抗薬に打ち勝つことができます。拮抗薬は可逆的に本来のアゴニストの結合部位に結合し、ついたり離れたりします。そこで、本来のアゴニストの量が十分に増えれば、拮抗薬が外れた隙に本来のアゴニストが受容体に結合する確率が増え、受容体を活性化することができます（図 32-1）。

◆非競合的拮抗

非競合的拮抗の場合には、本来のアゴニストとは無関係の受容体の部位に

図 32-1　競合的拮抗と非競合的拮抗

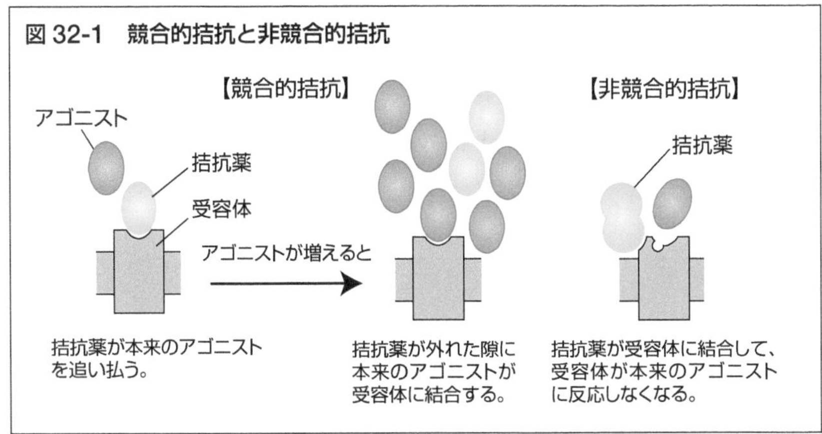

拮抗薬が結合して、受容体が本来のアゴニストに反応しなくなるように変化させます。この場合、いくら本来のアゴニストが増えても、拮抗薬を除去することができないために拮抗に打ち勝つことができません（図 32-1）。非競合的拮抗には、可逆的な場合も非可逆的な場合もあります。可逆的な場合には、拮抗薬が薄まり受容体から離れれば、その受容体は再び本来のアゴニストに反応することができるようになります。しかし、非可逆的に結合した場合、その受容体が新しく合成されなければ活性を失った状態は持続することになります。本来のアゴニストが結合するところに非可逆的に結合してしまう場合も、もはや回復不可能なために、非競合的拮抗となります（ただし、最初に結合するときに本来のアゴニストと競合するため、大量に本来のアゴニストが存在すると阻害が回避されるため、見かけ上、その阻害は競合的となります）。

拮抗薬存在下での用量反応曲線

拮抗薬存在下での用量反応曲線を考えてみましょう。

拮抗薬がある場合、本来のアゴニストは同じ濃度でも十分な効果を発揮できなくなります。競合的拮抗の場合には、本来のアゴニストが増えれば、拮抗薬の影響を排除することができるため、100％まで反応を引き起こすことができます。そのため、カーブはそのまま右にシフトしますが、最大反応は変わりません。

しかし、非競合的拮抗の場合には、いわば受容体が減ってしまった状態になります。そのため、最大反応が100％より低いところで頭打ちになってしま

図 32-2　拮抗薬存在下での用量反応曲線

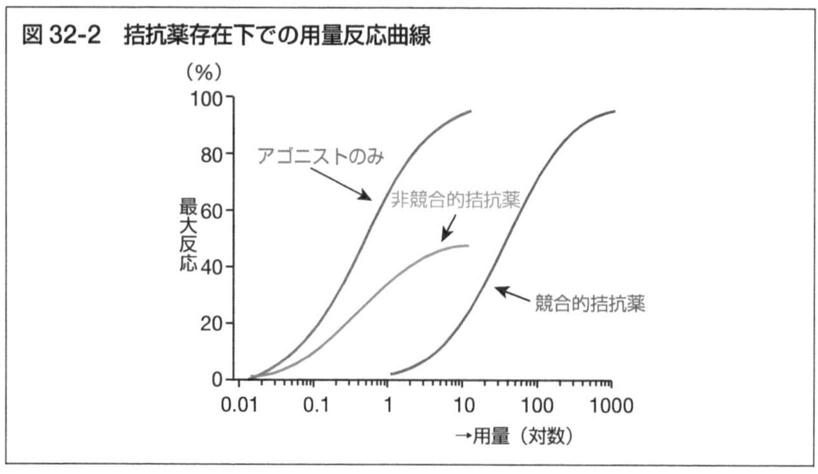

います。いくら本来のアゴニストを加えても、反応は100%に達しません（図32-2）。なお、薬力学の言葉として、efficacy（効力、最大効果）とpotency（力価、用量効果）がありますが、日本語用語はときとして混乱しています。拮抗薬によりefficacyが低下するとか、potencyが低下するとかいうよりは、単純に最大反応が低下するとか、EC_{50}が上昇する（同じ作用を発揮するのに、より高濃度が必要になる）というほうが理解しやすいでしょう。

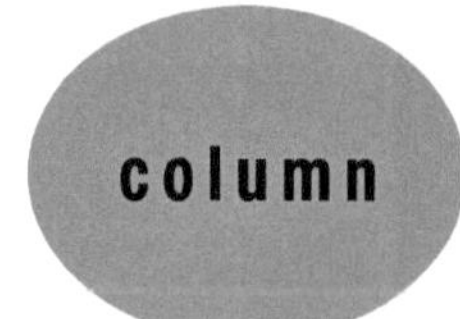

ワクチン

感染症予防のワクチン

最初に非自己（病原体）と遭遇すると、免疫系が応答してある程度の防御反応は生じますが、それほど強力ではありません。しかし、その非自己との遭遇を記憶（その非自己に特異的な免疫応答細胞群の準備）して、2回目以後の遭遇の際

POINT 32

1 薬物の標的への作用には可逆的作用と非可逆的作用があり、多くの薬物は可逆的な作用を示す
2 薬物の阻害作用には競合的拮抗と非競合的拮抗がある

には強力な免疫応答がただちに行われて除去が行われます。これがいわゆる獲得免疫で、ある抗原（外敵）のみに特異的かつ強力に防衛反応が生じます[*1]。これを利用して、想定される病原体の一部（あるいは無害化したもの）（抗原、ワクチン）を投与して、免疫を準備させて、疾患の発生を予防するのがワクチン療法です（能動免疫。あらかじめ作成した抗体を投与することは受動免疫といいます）（図）。天然痘は天然痘ワクチン（種痘）により、地球上から撲滅されました。

ワクチンは生ワクチン（弱毒性の病原体で、生きている）と不活化ワクチン（病原体を死滅させたもの）があります。生ワクチンは有効性が高いですが、ときとして感染症を引き起こすことがあります。ポリオ生ワクチンは非常に有効です[*2]が、残念ながら、感染発症の危険があるということで、不活化ワクチンに取って代わられました。

ワクチン接種では、確率は低いながらも、さまざまな、ときとして重大な有害作用が発生します。そのためにワクチン接種率が低下し、「過去の流行病」が将来に大流行することが危惧されています。たとえば、子宮頸癌予防のためのHPV（ヒトパピローマウイルス）ワクチンは、欧米では有効性が認められて一般的に接種されていますが、日本では有害作用（原因不明の慢性疼痛など）のために推奨されない状態となっています。また、麻疹・おたふくかぜ・風疹（MMR）ワクチンが自閉症の原因とする論文が1998年に発表されMMRワクチンの摂取率が著しく低下しました（現在ではその関連性はほぼ否定されています）。

いままでのワクチンでは菌体（蛋白質）が投与されていました。それら抗原をコードするmRNAやDNAを投与して生体内で抗原を発現させれば、従来型ワクチンと同様の効果が期待されます（長期に抗原を発現させることによる有害作用の危険性はあります）。病原体のゲノム配列は最新の自動塩基配列決定装置（シークエンサー）で容易に決定することができます。したがって、RNAやDNAなどの核酸は簡単に設計することもでき、工業的大量合成がすぐに可能になります。まだ、感染症臨床での使用成績はありませんが、2020年の段階ではCOVID-19（coronavirus disease 2019）の原因ウイルスであるSARS-CoV-2（severe acute

＊1 多くの種類の病原体に共通の免疫機構、自然免疫もあります。細菌の細胞膜に共通に存在する標的を認識して、迅速な応答が可能な防御機構です。

＊2 ポリオ生ワクチンは経口投与されます。投与された個人から、少量ではありますが弱毒ウイルスが環境に排出されるので、ワクチンを接種していないヒトにも無症候性の感染をもたらしてワクチン効果を発揮します。つまり、全員に投与しなくても、ある程度以上の人に投与すれば、社会全体に免疫が確立します。

respiratory syndrome coronavirus）での核酸ワクチン（mRNA）が臨床使用されました。

ワクチン療法の応用

病原体予防から発展したワクチン療法は、さまざまな抗原を投与する免疫療法へと拡大されつつあります。認知症の1つであるアルツハイマー病では、蓄積するアミロイド蛋白質やタウ蛋白質を抗原として投与する治療法が試みられています（2020年現在、抗原投与は不成功）。また、高血圧の治療として、血管収縮因子アンギオテンシン（stage48参照）を標的とするワクチン療法が研究されています（ペプチドワクチンやDNAワクチン）。ワクチン療法の利点は、1回の投与のみで長期（数ヵ月～数年）の効果持続が期待されることです。また、癌細胞特異的抗原を投与して癌を駆除する癌免疫療法も、以前より試みられています（ほとんど不成功。これは癌が免疫系を回避する機構を備えているため。stage46参照）。

これらのワクチン療法は、将来の病原体への免疫応答を準備させるというよりは、目的の標的（たとえば癌細胞）に対する特異的免疫応答を惹起するために、抗原の投与が行われています。あるいは、アンギオテンシンなどの作用を抑制するための抗体産生を目的として投与されます。

図 ワクチン療法概略

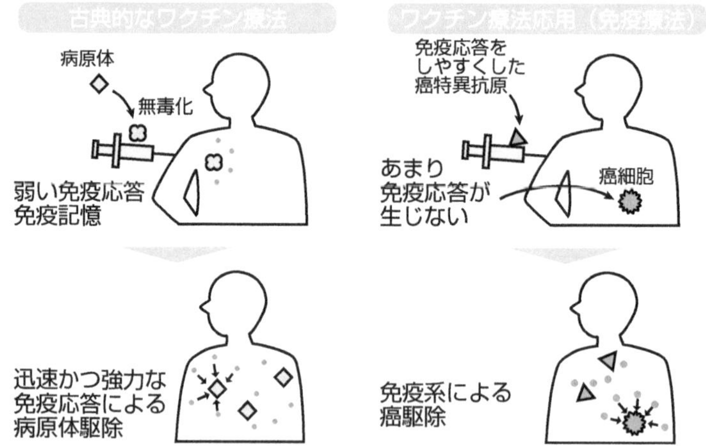

わかりやすいので癌免疫療法を示したが、実はあまりうまくいっていない（本文参照）。

Stage 33 遺伝子治療

遺伝性疾患以外にも応用

遺伝子治療とは、遺伝子発現に介入する治療法のことですが、現在のところ、臨床で一般的に用いられているのは①本人の遺伝子に直接的に作用して治療効果を発揮するもの、②外来遺伝子を体内に入れて、その遺伝子機能が治療効果を発揮するものに大別できます。近い将来には、遺伝子そのものを改変する治療が行われると思われます（一部、胎児のCRISPR* による遺伝子改変などが実施されているらしいです）。

核酸試薬は比較的合成しやすいこと、遺伝子発現も安全なベクター（遺伝子伝達手段）が開発され、臨床使用可能なものが増えています。再生医療も期待されていますが、iPS細胞の品質管理が難しく、まだ研究段階です。

アンチセンスオリゴによる治療

①本人の遺伝子機能に直接的に作用：SMAの遺伝子治療（図33-1）

SMA（spinal muscular atrophy、脊髄性筋萎縮症）は運動神経細胞生存（survival motor neuron：SMN）遺伝子異常による常染色体劣性遺伝疾患です。不思議なことにSMN遺伝子には、SMN1遺伝子という主に機能する遺伝子と、SMN2遺伝子というバックアップ遺伝子があります。SMN1遺伝子が異常になると、SMN2遺伝子が細々と機能し、SMAを発症します。その程度により、SMAには重症型と軽症型があります。SMN2遺伝子がなぜ機能しないかというと、SMN2遺伝子由来のmRNAがスプライシングにより完全なSMN蛋白質が合成されないためです。

そこで開発されたのがヌシネルセン nusinersen（スピンラザ®）という antisense oligonucleotide（ASO）です。これを髄注（背骨の中の髄腔に注射で投与。Stage15参照）すると、運動神経に到達して**スプライシング**が変化して、ある程度の蛋白質が合成されるようになり症状が改善します。4ヵ月

* CRISPR（clustered regularly interspaced short palindromic repeat：クリスパー）．ガイドRNAが認識する領域のDNA配列をほぼ自由に確実に改変することができる手法。動物レベルでは確立していますが、標的以外に影響を及ぼさないことの確認が難しく、ヒトへの応用は慎重さが必要です。

図 33-1 SMA の mRNA スプライシングへの介入による治療

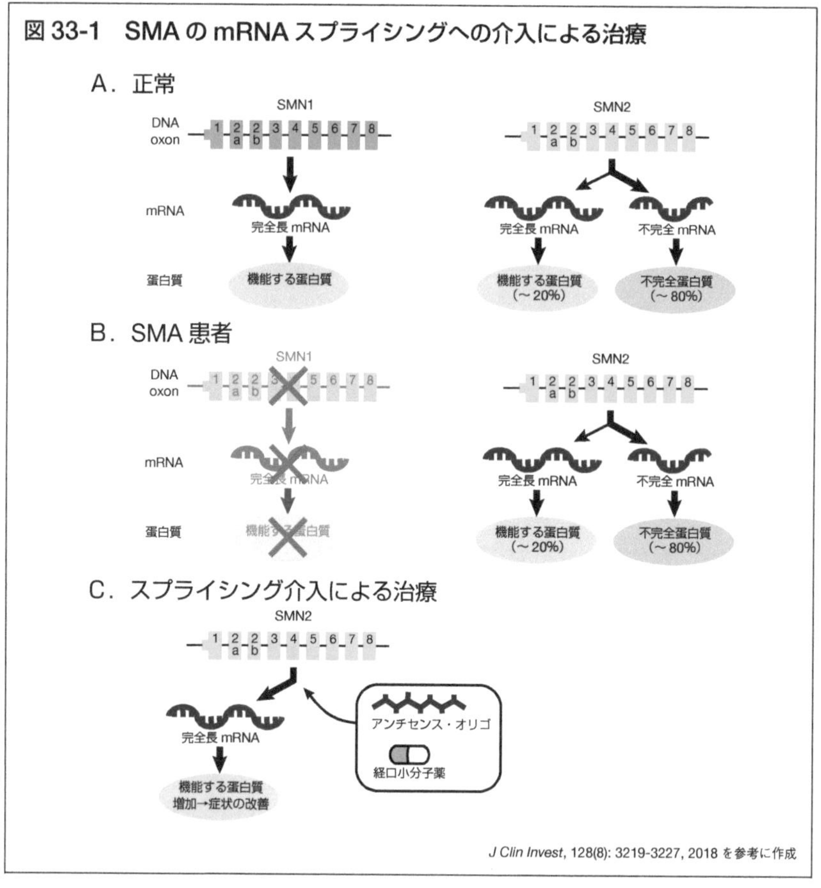

J Clin Invest, 128(8): 3219-3227, 2018 を参考に作成

ごとの投与で、1 回投与の薬価が約 900 万円（2019 年時点）です。経口のスプライシング調節薬（リスジプラム risdiplam）も開発されています。

同様に、mRNA のスプライシングに作用するデュシェンヌ型筋ジストロフィー治療薬ビルトラルセン（商品名ビルテプソ ® 点滴静注 250 mg）が 2020 年に認可されました。このアンチセンス核酸（修飾されたオリゴヌクレオチド）は、エキソンをスキップさせることにより、完全長ではないですがある程度機能する蛋白質（ジストロフィン）を産生させることができます。

遺伝子改変リンパ球による治療

②外来遺伝子が体内で機能、体外で細胞に外来遺伝子を導入して体内に戻す：CAR-T 療法（図 33-2）

CAR（chimeric antigen receptor、キメラ抗原受容体）**-T 療法**では、患者さんからリンパ球を採取（採血）して、そのリンパ球を遺伝子改変し、標的を攻撃するようなレセプターを発現させます。その遺伝子改変T細胞を体内に戻すと、標的を攻撃します。さまざまな標的に対するCAR-T療法が開発されると思われますが、たとえば2019年には、1回の治療が3000万円のキムリア（急性リンパ球性白血病）が認可されました。

AAVを用いた遺伝子発現

②外来遺伝子が体内で機能、外来遺伝子DNAを体内へ投与
：脊髄性筋萎縮症ゾルゲンスマ（図33-3）

アデノ随伴ウイルス（adeno-associated virus：**AAV**）は小型のウイルスで、そのゲノムを取り除いて、適当な発現ベクターを細胞内に取り込ませて、

図 33-2　CAR-T 療法の概略

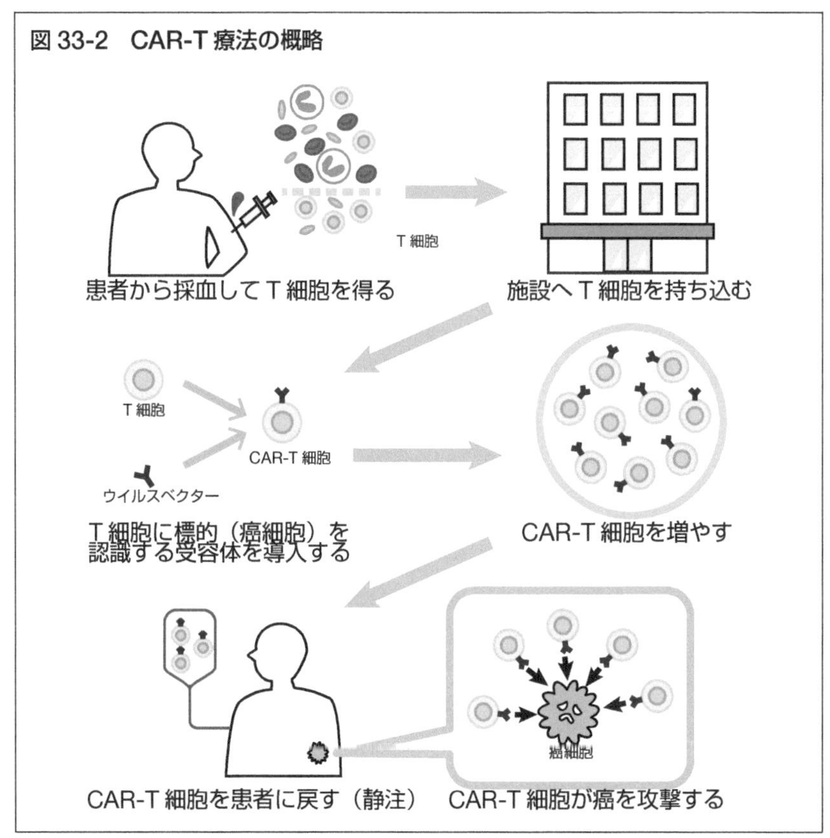

欠損蛋白質を発現させることができます。細胞の遺伝子に組み込まれることがないために、一部の遺伝子治療で生じた発癌の心配がほとんどありません。このAAVベクターを用いてSMAで欠損しているSMN1遺伝子を発現させるのがゾルゲンスマです。価格は1億5000万円代というものですが、1回の投与で済むので、4ヵ月ごとに投与するヌシネルセンよりは安価になるとされます。薬理学的には、静注されたAAVベクターが脳血管関門を通過して運動ニューロンにどのようにして到達するのかは非常に興味深いところです。治療効果が確認されているので、その薬物の運搬（ドラッグデリバリー）はヌシネルセンを含めて十分に解明されていません。

図 33-3　ゾルゲンスマの概略

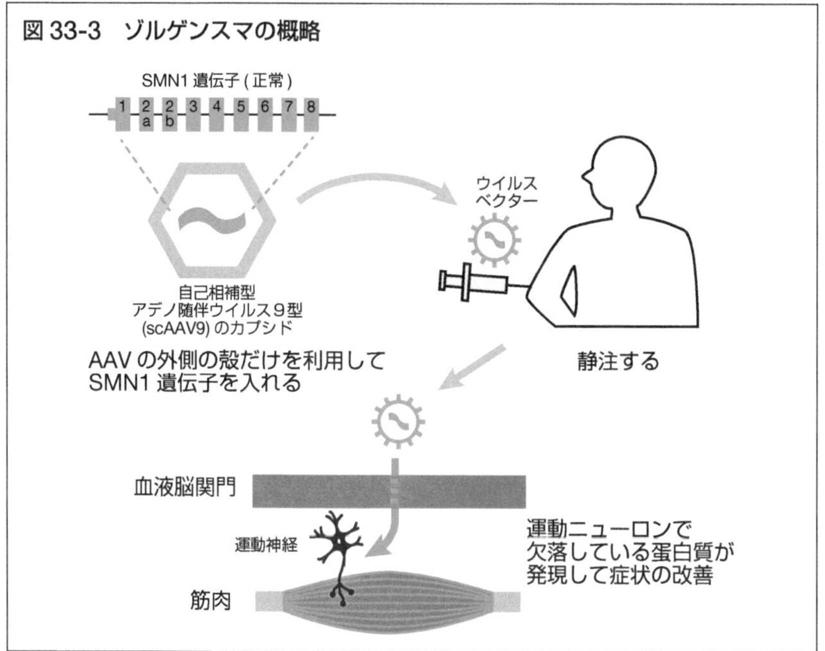

POINT 33

1. 遺伝子変異による遺伝性疾患では遺伝子を改変する治療は原因療法となる
2. 遺伝子発現を調節するアンチセンス核酸が臨床使用されている
3. たとえば癌を特異的に攻撃するリンパ球が遺伝子技術で作成され臨床使用されている
4. 欠損蛋白質を発現するウイルスベクターが臨床使用されている

Chapter 4

チェックポイント

妥当かどうかを議論しよう。

1 競合的拮抗には可逆的阻害と非可逆的阻害がある。

2 薬物には必ず作用する対象である標的が存在する。

3 ヒトに寄生しているダニはリガンドである。

4 アンギオテンシン受容体に結合して血圧を下げるロサルタンはアンギオテンシン受容体のアゴニストである。

5 受容体はほとんどが細胞膜に存在する。

6 薬物濃度とその反応の曲線は多くの場合にシグモイドカーブとなる。

7 長期服用すると薬が効かなくなるというのは気のせいである。

8 プリオン遺伝子を除去したマウスは野生型と同じであった。プリオンは全く意味のない蛋白質である。

9 治療係数が高い薬物は非常に強力な薬物である。

10 放射線は非常に危険なので、原子力発電は全廃しなくてはならない。

11 常染色体優性遺伝疾患Aは遺伝子Xに異常がある。Xの正常遺伝子を導入する遺伝子治療が有効である。

12 遺伝子治療は危険なので行ってはならない。。

チェックポイント 解説

1. 競合的拮抗では結合部位を競い合い、そして、アゴニストの量が過剰になればその阻害を回避できる。非可逆的阻害ではアゴニストを過剰にしても阻害を回避できない。したがって、非可逆的阻害の場合には非競合的拮抗となる（→ S.32）。

2. アルコールの特異的受容体はいまだ不明であるが、なにかに結合して作用しているはずである（→ S.27）。

3. なにかに結合するものはすべてリガンドということになる。ダニもヒトに結合しているのでリガンドといえよう（→ S.27）。

4. 受容体を遮断するのでアンタゴニストである（→ S.27）。

5. 細胞膜表面に存在するのが典型的な受容体である（細胞外の情報を細胞内に伝える）が、細胞質、あるいは核に存在することも多い（→ S.29）。

6. 濃度を対数目盛とするとシグモイドカーブとなることがしばしばである（→ S.31）。

7. たとえば、受容体の抑制が細胞レベルで生じていることがある。また、代謝酵素が誘導されることもある。脱感受性、耐性、あるいは、短時間の反復投与による反応性の低下をタキフィラキシーという（→ S.30）。

8. プリオン蛋白質の生理機能はいまだ不明である。タウ tau やミオグロビンなどおよそ必須と思われる蛋白質もノックアウトマウスはほとんど正常であった。ノックアウトマウスで異常が出現しないから不要というのではなく、ほかの因子が適切に代償されたと考えられる。また、マウス以外の動物種では重大な変化が生じる可能性もある。

9. 治療係数＝（有害事象が生じる濃度）÷（効力が発揮される濃度）。したがって治療係数が大きいほど、少しの濃度で有効であり、過剰投与しても事故が起きにくく、安心して投与できることになる。扱いやすい薬物であるが、効能については議論していない（→ S.31）。

10. 低濃度の放射線は有益かどうかはともかくとして、ほとんど危険性がないと考えられる。原子力発電の危険性と有益性を冷静に判断する必要がある。（→ p.95 column）

11. 正常遺伝子が機能しなくなる劣性遺伝疾患では、正常遺伝子を導入する遺伝子治療が有効である。しかし、優性遺伝では異常遺伝子の存在が問題であり、正常遺伝子をさらに導入しても有効性はそれほど期待されない。異常遺伝子を抑制するか除去することが必要になる（→ S.33）。

12. 遺伝子治療は細胞活動の基本設計図を改変するので、非常に強力だが、未知の危険性もある。しかし、技術は使いようである。難病治療の有力な手段であることも事実である。SARS-CoV-2（COVID-19）の mRNA ワクチンは合成しやすく、また、変異ウイルス対応型を容易に設計することができる。RNA なので半減期が短く安全性も高いだろう。が、10 年後に有害事象が発生しないことを祈るのみである（→ S.33）。

Chapter 5
薬理学各論

ここまでは、さまざまな薬物がヒトの体にはたらくときの作用と、ヒトが薬物に与える作用（代謝や排泄）について、多くの薬物について総論的な観点から説明してきました。細菌とヒトの細胞は基本的な代謝過程は類似していますが、やはりヒトはヒト、ばい菌はばい菌です。その差に基づいて細菌だけに有害となる薬物が抗菌薬です。

本章では、だれもがお世話になっている熱冷まし（抗炎症薬）、胃薬（消化管薬）を取り上げます。昨今、患者数が増大している高血圧症や糖尿病をはじめとする内分泌病薬、勃起不全改善薬といった生活改善薬、ドライアイ治療薬、そして作用機序は少し難しくなりますが、神経系疾患薬も取り上げます。西洋医学的には違和感のある漢方薬も、多剤併用療法として理解できると思います。薬物治療は、大げさにいえば危険と隣り合わせですから薬害も考えましょう。

また、体を作る栄養素やサプリメントも大きな枠組みの薬と考えていきます。

Stage 34 感染症の原因となる微生物

カビ、細菌、ウイルスなど

微生物として最も身近なものは、私たちの体に侵入して感染症の原因となるものでしょう。実はそれ以外に、酒や味噌を作ってくれる酵母菌など、私たちを助けてくれる微生物も多数存在しています。

感染症の原因微生物

感染症の原因となる微生物を分類してみましょう。微生物には、アメーバのような単細胞生物の原虫、水虫の原因であるカビ（真菌）、細菌、ウイルスなどが含まれます。サナダムシのような多細胞生物の寄生虫や回虫を微生物とはいいません（図 34）。

原虫や**真菌**の細胞の構造は、基本的には私たちヒトの細胞と同じです。細胞内小器官が発達しており、核膜により細胞質とは完全に独立した細胞核が存在しています。そのため、真核生物と呼ばれています。

細菌の細胞質にはきちんとした細胞内小器官が存在せず、ミトコンドリアなどのはたらきは細胞表面膜がくびれこんだところで代用されています。はっきりとした核の構造はなく、蛋白質と結合したDNAは細胞質に浮かんでいます。このような生物を原核生物といいます。

ウイルスは、核酸と蛋白質（細胞膜成分の膜を被っているものもいる）からなる最小の生物単位です。ウイルスが活動するためには、まず細胞内に侵

図 34　感染症の原因となる微生物

【多細胞生物】
・寄生虫

【微生物】
・真核生物 ― 原虫 / 真菌（カビ）
・原核生物 ― 典型的な細菌 / それ以外の原核生物
・ウイルス ― DNA ウイルス / RNA ウイルス

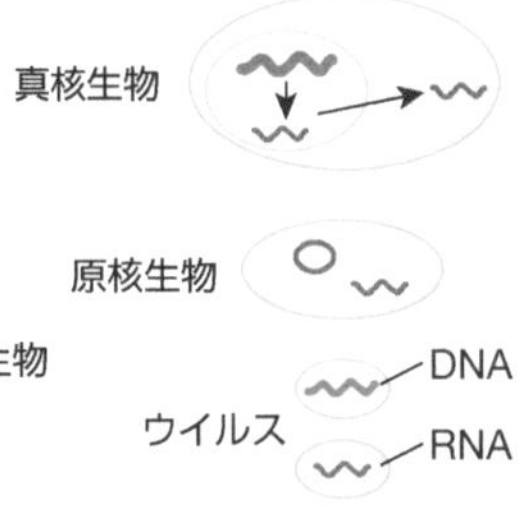

真核生物
原核生物
ウイルス
DNA
RNA

入しなければなりません。ほかの生物体に寄生するために侵入することを感染といいます。ウイルスは真核生物に感染するものもあれば、細菌に感染するものもあります。真核生物や原核生物（細菌）は、細胞を単位としているため、増殖は細胞分裂による二分裂をしています。一方、ウイルスはほかの細胞に寄生して、その中でどんどん増殖し、最後には細胞を爆発させるようにして、多数のウイルスが一度に誕生します。そして、次の獲物（細胞）を求めていきます。

感染症治療薬のはたらくしくみ

ヒトと細菌は遺伝情報を利用しているという点では同じですが、著しく異なる点も多く、その違いを利用したのが**抗菌薬**です。抗菌薬は、ほぼ確実にヒトの細胞には作用せず、細菌だけに毒性を発揮します（選択毒性）。（まれに、ヒトの細胞にも作用して有害作用が発生します。）なお、抗生物質（抗生剤）という言葉は抗菌薬と同様に使われる言葉ですが、厳密には、ある微生物がほかの微生物を抑制するために産生する物質の総称です（Stage35参照）。臨床的には抗癌薬として使われる抗生物質もあります。

カビは細菌に近いようにみえますが、真菌細胞は、細菌よりはるかにヒトの細胞に近いものです。細菌に作用する抗菌薬は、カビには全く効果がありません。もっともカビは細菌よりも増殖速度が遅いので、あまり大きな病気にはならないのが一般的です。

水虫はカビによる感染症です。なかなか治すことは難しいのですが、水虫が原因で死ぬようなことはありません。しかし、ほかの疾患や抗癌薬などで体の抵抗力が低下した場合に、カビが体の奥深くまで侵入することがあります。そうなると、もともと体の抵抗力は弱っているうえ、カビに効く薬はヒトの体にも悪影響を及ぼすことから、副作用が強く出て、治療は非常に困難なものとなります。

ウイルスはヒトの細胞に寄生して増殖しますから、ウイルスをやっつけようとするとヒトの細胞にも作用してしまうため、なかなかウイルスに効果的な薬物は開発されませんでした。しかし、いまではウイルスの酵素に作用する薬（インフルエンザの薬）やウイルスが感染した細胞のみで活性化されて作用する薬（ヘルペスの薬）が開発されています。抗菌薬や抗真菌薬は、得手不得手はあるものの多くの種の細菌（真菌）に有効です（スペクトルが広い）。しかし、抗ウイルス薬の場合には特定の種のウイルスのみに有効、つまりウイルスごとに抗ウイルス薬が異なります。たとえば、ヘルペスウイルスに有効なアシクロビルは、インフルエンザウイルスには無効です。逆に、インフルエンザ治療薬のタミフル®はヘルペス感染症には無効です。

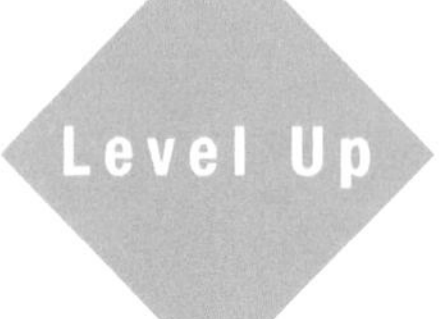

かぜ（風邪）

かぜはウイルスによって引き起こされる病気です。呼吸器（気管、気管支、肺）の細胞に、それほど病原性が高くないウイルスが感染することが原因となります。

細菌には抗菌薬という優れた治療薬が開発されています。特効薬が開発されているウイルスもありますが、かぜを引き起こすウイルスに対する特効薬は開発されていません。かぜをひいて病院に行ったときに処方される薬は、主に抗炎症薬と抗菌薬です。抗炎症薬は炎症に伴う発熱や痛みを抑える薬物です。

炎症は体の防衛反応

かぜをひくと、どうして発熱や痛みが生じるのでしょうか。それは侵入してきたウイルスや細菌と戦うためです。炎症とは体の防衛反応なのです。体温を高めることによって、防衛細胞である白血球やリンパ球の活動を活発にしています。また、それらを活性化する物質を放出して、さらに白血球やリンパ球を集めます。同時に、体全体や脳に痛みの情報を発信して、体の不調を認識させ、それ以上の活動を抑えさせることで、侵入者との戦いに専念しようとしているのです。そのため、健康な人がかぜをひいた場合には、発熱や痛みを我慢して寝ていたほうが早く治ります。

では、抗炎症薬は全く無意味なのでしょうか。かぜの治療、つまりウイルスや細菌を駆逐することだけを考えればほとんど無意味です。しかし、なかにはウイルスや細菌はほとんど駆逐できているのに、やたら防衛機構がはりきりすぎてしまう場合があります。このひどいのは自己免疫疾患です。かぜに過剰反応を引き起こしてしまう場合があります。その場合には、抗炎症薬で反応を抑えれば、症状を著しく軽減することができます。

また、現代社会では、「寝ていれば治ります」といわれても、「はい、そうします」とはできない場合も多いようです。重要な会議や試験があるという場合には、多少無理しても出ていかなければなりません。そのような場合には抗炎症薬で症状を抑えれば、生活の質（QOL：quality of life）が高まるでしょう。しかし、忘れてはならないのは、それはかぜの治療には逆効果であるということです。時間に余裕がある場合には、十分に静養して、かぜとの戦いに専念しなければなりません。抗菌薬も、少なくとも喉の痛みがそれほど激しくなければ飲まないほうがよいでしょう。

また、熱が出ると汗もかくので、食欲がなくても水（塩分も失われるので、いわゆるスポーツ飲料が望ましい）を飲んでいれば早く治るでしょう。解熱剤は、かえって体の抵抗力を低下させて治癒にかかる時間を引き延ばすことにもなるのです。

漢方薬はさまざまな薬物（明快な作用はあまりはっきりしていない）の複雑な混和物です。漢方薬のなかには、解熱作用ではなく、むしろ体の抵抗力を高めようとする作用を持つものがあります。そのような漢方薬を服用すると、発熱が少し悪化し、体温が高くなります。しかし、そのことによって体の抵抗力が増強するために、その後は急速にウイルスや細菌を駆逐することが可能になり、早く治ります。

子どもと高齢者の場合でも、水さえ飲めていればやはりおとなしく2、3日ほど家で様子をみるのが妥当でしょう。水が飲めなくなった場合は、急速に体の水分のバランスが崩れて重症になる危険性があります。また、なんらかの疾患（心臓病、腎臓病、そのほかのあらゆる疾患）を抱えている場合には、かぜをきっかけに著しくその疾患が悪化し、かぜが重篤化して肺炎に進行する危険性があります。そのような場合には、早めに受診するべきで、入院することも考えておかなくてはなりません。

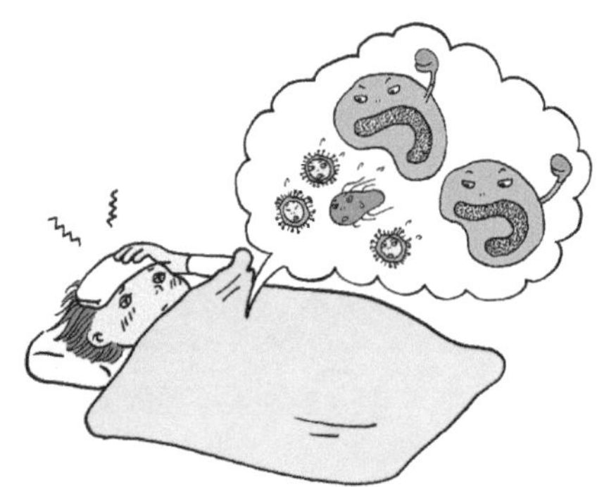

POINT 34

1 感染症の原因となる微生物は、ウイルス、細菌、真菌、寄生虫に分類される
2 抗ウイルス薬はウイルスごとに異なる

Stage 35 抗菌薬

細菌を抑制する抗菌薬（広義の抗生物質）

抗生物質と抗菌薬

細菌感染症には抗生物質（抗生剤）とよくいわれます。厳密にいえば、抗生物質は微生物がほかの微生物を押さえるために産生する天然物の総称です。青カビから見出されたペニシリンの逸話は有名でしょう。現在使用されている細菌感染症治療薬には、天然物ばかりではなく、天然の抗生物質をシード化合物（シードは種の意。開発のもとになる化合物）として、さまざまな改良が行われたものがあります。また、サルファ薬のように最初から合成されたものもあります（サルファ薬は抗菌薬としてはあまり使われませんが、それを種として血糖降下薬や利尿薬などが開発されています）。したがって、細菌感染症に用いられる抗細菌作用の薬物を総称して、抗菌薬というほうが正確です。抗生物質（抗生剤）は抗菌薬の一種ということになります。また、抗生物質のなかには、臨床的には抗癌薬として使用されているものもあります（アドリアマイシン等）。

抗菌薬の作用機序

抗菌薬は細菌とヒト細胞で大きく異なる特質（**表35-1**）を標的としています。たとえばペニシリン（βラクタム系）は、ヒト細胞にはなく、細菌のみに存在する細胞壁の合成酵素を阻害します。ヒト細胞には標的はないので無害です（**図35-1**）。一般的には、ヒトの細胞と細菌の細胞の大きな違いを標的にしており、抗菌薬は細菌のみを攻撃するために、ヒト細胞には毒性が少なく、効果的で使いやすい薬物となっています。治療域が広い、つまり多少飲み忘れても、多少多めに飲んでも、十分に有効性を発揮してくれる使いやすい薬物です。

広義の化学療法とは、抗菌薬と抗癌薬を意味しますが、一般的には化学療法というと抗癌薬を意味します。癌も単純には自分の細胞から発生した悪性新生物（侵入者）であり、抗癌薬には抗菌薬と似た側面があります。たとえ

表 35-1　細菌の細胞とヒトの細胞の比較

	細菌	ヒト
細胞壁	ある：細胞 1 個で生き抜くために必要	ない：皮膚で守られているので必要ない
ミトコンドリア	ない：細胞膜の折れ込みが代用	ある：ミトコンドリアは真核細胞に寄生した細菌という説もある
リボソーム	50S＋30S	60S＋40S
小胞体	ない：細胞膜の折れ込みが代用	ある
葉酸	合成する	外部から吸収
核	核がなく染色体は細胞質にふらふらしている	細胞核がある

真菌や寄生虫の細胞は基本的にはヒト細胞と同等である。

ば、抗菌薬では耐性菌が大きな問題ですが、癌細胞も抗癌薬に対する耐性が生じます。しかし、抗菌薬の**治療域**は著しく広いですが、抗癌薬（従来型、Stage44 参照）の治療域は著しく狭いという特徴があります。

ペニシリンは細胞壁を破壊しますが、もともと細胞壁を持たないマイコプラズマ、あるいは細胞内に寄生するクラミジアなど変わった細菌には無効です。多くの抗菌薬はさまざまな種類の細菌に有効ですが（広域スペクトル）、それでも得手不得手があります。

抗菌薬の有害作用

抗菌薬の有害作用はほかのグループの薬物より少ないとはいっても、残念ながら存在します（表 35-2）。たとえば、ペニシリンではまれに（10 万人に 1 人ぐらい）アナフィラキシーショック（**ペニシリンショック**）が生じ得ます。これは予測不可能なので、投与時には十分に観察し、ショックが生じた場合に

表 35-2　抗菌薬の有名な副作用

抗菌薬	副作用
ペニシリン	アナフィラキシーショック
テトラサイクリン	骨成長抑制、光過敏症
アミノグリコシド	聴覚障害
エタンブトール	視覚障害
リファンピシン	尿、汗、涙がオレンジ色になる（ソフトコンタクトレンズの着色）

図 35-1 抗菌薬の選択毒性

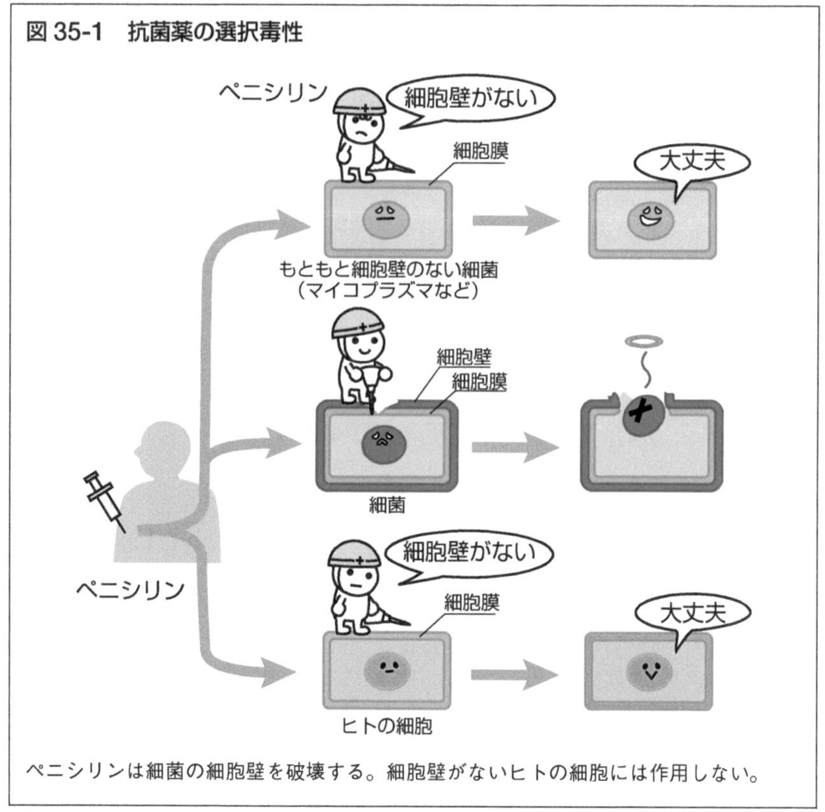

ペニシリンは細菌の細胞壁を破壊する。細胞壁がないヒトの細胞には作用しない。

はアドレナリン／糖質ステロイドホルモンの投与と呼吸管理の準備を怠らないようにする必要があります。結核治療薬では視覚障害や聴力障害が有名です。なお一般的な肝障害や腎障害もありますが、比較的軽症で済みます。

抗菌薬の有効濃度

アミノグリコシド系抗菌薬では、濃度が上昇するのに応じて有効性が増加します。このような濃度依存性抗菌薬では、濃度をできるだけ高くする必要があり、1日1回の大量投与スケジュールとなります（図 35-2）。ペニシリン系では、高濃度にしてもそれほど有効性が増加しません。有効濃度が維持される時間が長いほど効果的となります。頻回投与スケジュール（時間をかけて点滴）となります。したがって、薬局などで指示された飲み方はなるべく従ったほうがよいということになります。

アミノグリコシド系などでは、いったん高濃度に到達すると、濃度が非常

図 35-2　抗菌薬の有効濃度

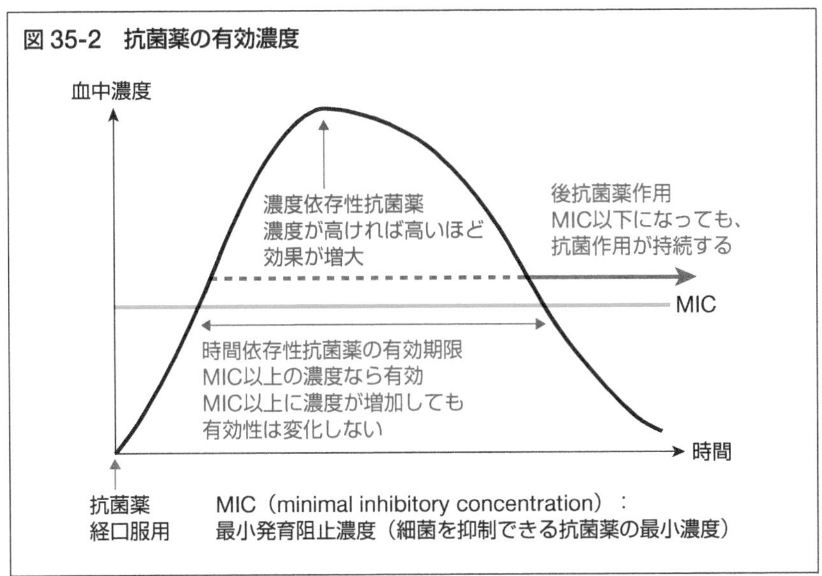

に低くなっても抗菌作用が継続します。これを**後抗菌薬作用** post-antibiotic effect といいます。作用機序は不明な、不思議な現象です。

静菌的と殺菌的

抗菌薬はさまざまな観点から分類されますが、その 1 つが静菌的抗菌薬と殺菌的抗菌薬です。細菌の増殖を抑えるだけで完全に菌を殺すまでには至らない静菌的抗菌薬（たとえばテトラサイクリン系）と、死滅させる殺菌的抗菌薬（たとえばペニシリン系）に二分されます（**図 35-3**）。菌を完全に殺さなくても増殖を抑えれば、体の防衛機構（免疫系）によって除去され、感染症の治癒が可能になりますが、一般的にはペニシリンなどの殺菌的抗菌薬のほうが、エリスロマイシンのような静菌的抗菌薬よりも強力です。

殺菌的抗菌薬は分裂中の細菌に特に有効であるため、静菌的抗菌薬を併用すると、その有効性が低下することがあります（臨床的には、経験的に併用されることがあります）。このことからも、一般的には抗菌薬は単剤を短期間に十分量を投与するというのが原則となります。

抗菌薬の選択

多くの抗菌薬は多種の細菌に有効ですが、得手不得手があります。できれば原因菌を特定した後に、最も有効な抗菌薬を選択することが望ましいこと

図 35-3　静菌的抗菌薬と殺菌的抗菌薬

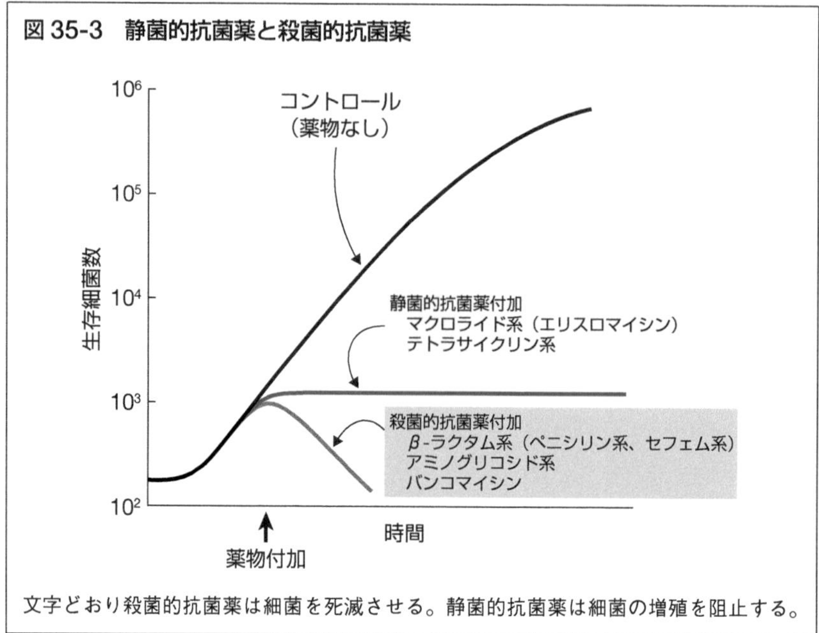

文字どおり殺菌的抗菌薬は細菌を死滅させる。静菌的抗菌薬は細菌の増殖を阻止する。

になります（図 35-4）。また、抗菌薬には、比較的分布しやすい組織と、しにくい組織があります（表 35-3）。尿路感染症では腎臓から排泄される抗菌薬、胆道感染症では胆汁に排泄される抗菌薬を選択することになります。中枢神経系には、血液脳関門があるため抗菌薬が移行しにくいので、ときには、髄注により直接的に脳脊髄に投与する必要があります。

◆ペニシリン系／セファロスポリン系

両者の性質はほぼ同等であり、βラクタム系と総称されます。細菌細胞のみに存在する細胞壁の合成を阻害するので、もともと細胞壁を持たないマイコプラズマやリケッチアなどには無効です。耐性菌に対応してさまざまに分子構造を改変したものが開発されています。

ペニシリン系とセファロスポリン系は化学構造が類似しているので、どちらかで有害作用が出現した場合には、他方を使用するためには細心の注意を払う必要があります（基本的には使用できません）。

◆アミノグリコシド系

ストレプトマイシンは結核に、カナマイシンは経口投与では吸収されないために腸内細菌の改善を目的として肝不全に使われます。聴覚障害が有名な有害作用です。

◆テトラサイクリン系

骨に黄色に沈着するので小児、乳幼児、妊婦には使用しません（実は問題ないと

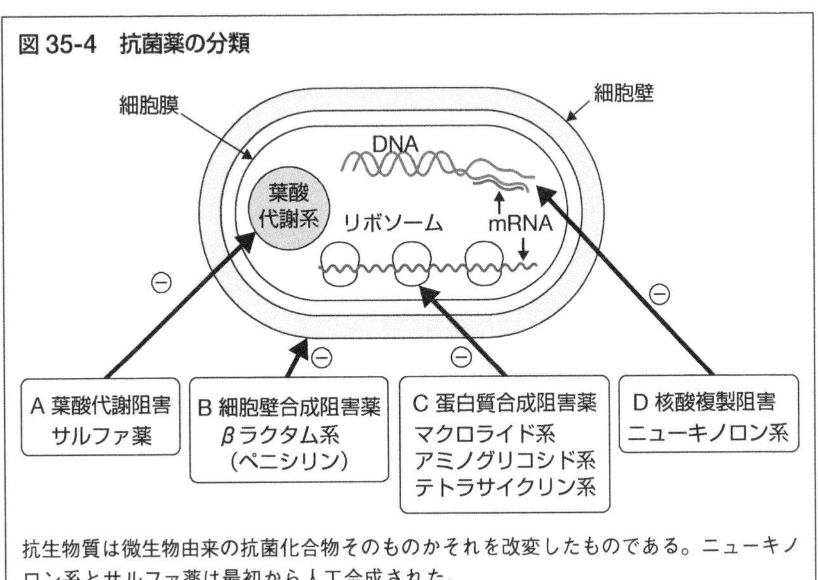

図 35-4　抗菌薬の分類

抗生物質は微生物由来の抗菌化合物そのものかそれを改変したものである。ニューキノロン系とサルファ薬は最初から人工合成された。

表 35-3　抗菌薬のおおよその組織移行性

	肺（気道）	肝臓（胆汁）	腎臓（尿路）
βラクタム系	△	△	◎
アミノグリコシド系	△	△	○
マクロライド系	◎	○	△
テトラサイクリン系 （耐性菌が多い）	○	○	○
キノロン系	◎	◎	◎
クロラムフェニコール （骨髄抑制有害作用）	髄液に十分に移行		

◎：第一選択薬　○：十分に移行　△：移行性小

いう議論もあります)。耐性菌増加により、あまり使われなくなってしまいました。

◆マクロライド系

エリスロマイシンの少量長期投与は粘膜繊毛機能の改善作用を発揮し、びまん性細気管支炎に使用されます。これは抗菌作用とは別の作用が主作用として使用されます。

◆バンコマイシン

MRSA（メチシリン耐性黄色ブドウ球菌：多くの抗生物質に耐性を示すブドウ球菌）感染症の特効薬とされていますが、耐性菌が増えてきました。経口では吸収されませんが、ディフィシル菌による偽膜性大腸炎には経口投与されます。

◆メトロニダゾール

当初はトリコモナス症（原虫感染症）に用いられていましたが、ディフィシル菌（偽膜性大腸炎）やヘリコバクター・ピロリ菌などの嫌気性菌、赤痢アメーバ、ランブル鞭毛虫（ジアルジア）、毛包虫といった寄生虫にも有効です。作用機序は複雑です。アルコールの代謝物で不快感の原因となるアセトアルデヒドを除去するアセトアルデヒド脱水素酵素を阻害するので、飲酒による悪酔いが強くなります。

◆ニューキノロン系

合成抗菌薬です。経口で速やかに吸収され、広く分布することから、尿路、腸管、呼吸器など多くの感染症に用いられています。

◆サルファ薬

サルファ薬は細菌に必須な葉酸の代謝を阻害します。ヒトは葉酸を対外から取り込むため影響されません。耐性菌が多く、現在ではあまり使われません。血糖降下薬（スルホニル尿素薬）など、さまざまな種類の薬物が、サルファ薬の副作用などをもとに開発されています。スルファメトキサゾール（サルファ薬）とトリメトプリムの合剤（ST 合剤）は、ニューモシスチス肺炎（AIDS 患者などにみられる日和見感染）に使用されます（図 35-5）。

◆結核治療薬（図 35-6）

一般的に、細菌感染症の治療は単剤を短期間（1 週間程度）の治療が行われます。ところが、結核菌は増殖が遅いですが、厚い細胞壁があり抗生物質が作用しにくく

図 35-5 スルファメトキサゾール - トリメトプリム - 合剤（ST 合剤）

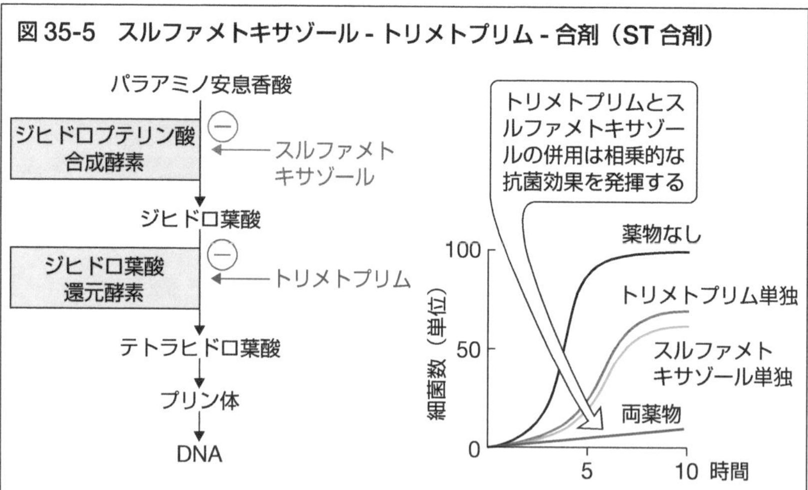

スルファメトキサゾール（サルファ薬）はパラアミノ安息香酸からジヒドロ葉酸への代謝を阻害し、トリメトプリムはジヒドロ葉酸からテトラヒドロ葉酸を阻害する。この 2 段階の逐次阻害により、抗菌作用が相乗的に増強される。AIDS 患者の日和見感染であるカリニ肺炎に用いられる。原因の *Pneumocystis carinii* は、昔は原虫とされていたが、実は真菌に属するとなった。現在ではニューモシスチス・イロベチイ（*Pneumocystis jirovecii*）が正式名となっている。

耐性も発生しやすい性質があります。そのために**多剤**（2～4種類程度）を**長期間**（半年程度）投与する必要があります。

結核菌と類縁のマイコバクテリア（非定型抗酸菌）の感染症が増加しています。症状は患者の状態がよければそれほど重篤とはなりません。一般的に抗結核薬の有効性は低く、クラリスロマイシン等が用いられます。

図35-6　結核

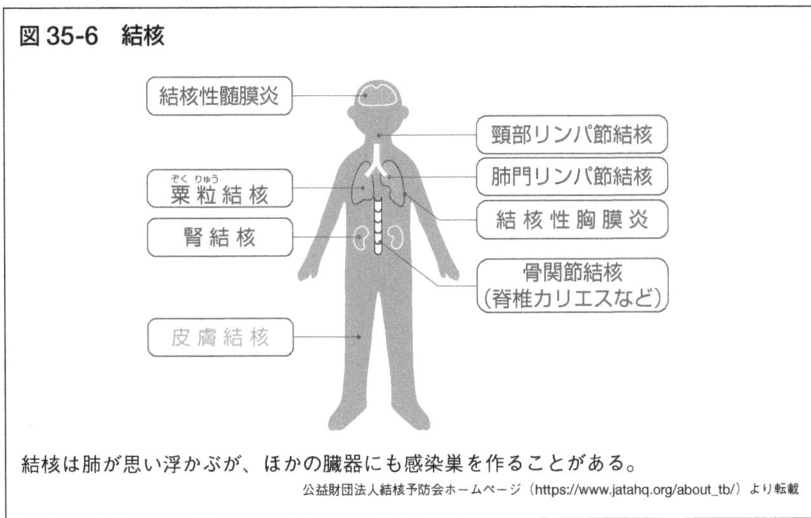

結核は肺が思い浮かぶが、ほかの臓器にも感染巣を作ることがある。

公益財団法人結核予防会ホームページ（https://www.jatahq.org/about_tb/）より転載

◆多剤併用療法の例

リファンピシン（IRFP）＋イソニアジド（INH）＋ピラジナミド（PZA）＋エタンブトール（EB）（もしくはストレプトマイシン（SM））（括弧内は略号）

2ヶ月（初期強化期）

その後、リファンピシン＋イソニアジド　4ヶ月（維持期）

耐性結核菌には比較的新薬のデラマニド、ベダキリン

イソニアジド（INH）は強力な抗結核薬で作用機序は不明である。末梢神経障害の副作用がある。エタンブトールでは視神経炎による視力障害が有名な有害作用である。リファンピシンでは汗、涙（ソフトコンタクトレンズが変色）、尿がオレンジ色となる。肝臓の薬物代謝系酵素CYPを誘導し活性を上昇させるので、併用しているほかの薬物の代謝を促進して効果を軽減する。ピラジナミドの作用機序は不明で、細胞内でほかの抗結核薬の作用を増強する。デラマニドは結核菌に特徴的なムコール酸の合成を阻害する。ベダキリンは結核菌のATP合成酵素を阻害する。

POINT 35

1 抗菌薬は治療域が広い
2 感染症治療の原則は単剤を短期間（1週間程度）
3 結核治療は多剤（3種類）を長期間（3ヵ月）

Stage 36 耐性・日和見感染・菌交代現象

感染症治療における大問題

細菌とヒトの細胞は大きく違うために、抗菌薬は細菌のみを殺傷しヒトの細胞には無害ということで、感染症治療は容易に思われます。実際、ペニシリンの登場により、それ以前では致死的な疾患から比較的容易に回復できるようになりました。しかしながら、疾患から回復するためには、弱った細菌を無害なまでに駆逐するヒト自身の生体防御（免疫系）が必要です。免疫系が不全な場合には、抗菌薬をいくら投与しても回復が難しくなります。そして、感染している菌に耐性菌の割合が増えていきます。

耐性

物理的に完全に蛋白質を変性させる消毒薬とは異なり、抗菌薬、抗ウイルス薬、抗真菌薬、抗原虫薬（特にマラリア）では、その効果が低下する現象**「耐性」**が必ず生じます。耐性微生物は抗微生物薬の作用によって特異的に誘導される（発生する）のではなく、抗微生物薬とは無関係にもともと存在する、あるいは、ランダムに遺伝子変異によって発生する耐性微生物が、抗微生物薬の存在下で、それだけが増殖し多勢を占めるようになると考えられています。抗微生物薬存在下では耐性微生物が主になるために、見かけ上は、抗微生物薬によって出現したようになります。（注：耐性はウイルス、細菌、真菌、寄生虫のすべての感染症で問題になりますが、特に大きな問題となるのは抗菌薬です。そのため以下の説明は抗菌薬とします。）治療上問題となる耐性は、抗菌薬の不適切な治療（ウイルス性疾患のかぜに安易に処方する、あるいは、必要なときに十分量を投与しない）によって蔓延するとされています（図36-1）。

耐性の分子機序としては、たとえば、ペニシリンの場合にはペニシリンを分解する酵素を産生することによって耐性となります。プラスミドに耐性遺伝子を組み込み、プラスミドを取り込んだ細菌だけが、抗菌薬入りの培養寒天でコロニーを形成するのは、分子生物学の基礎実験で経験したことがある人もいるかもしれません。あるいは、抗菌薬の標的を変えて、抗菌薬が作用

図 36-1　抗菌薬と薬剤耐性菌

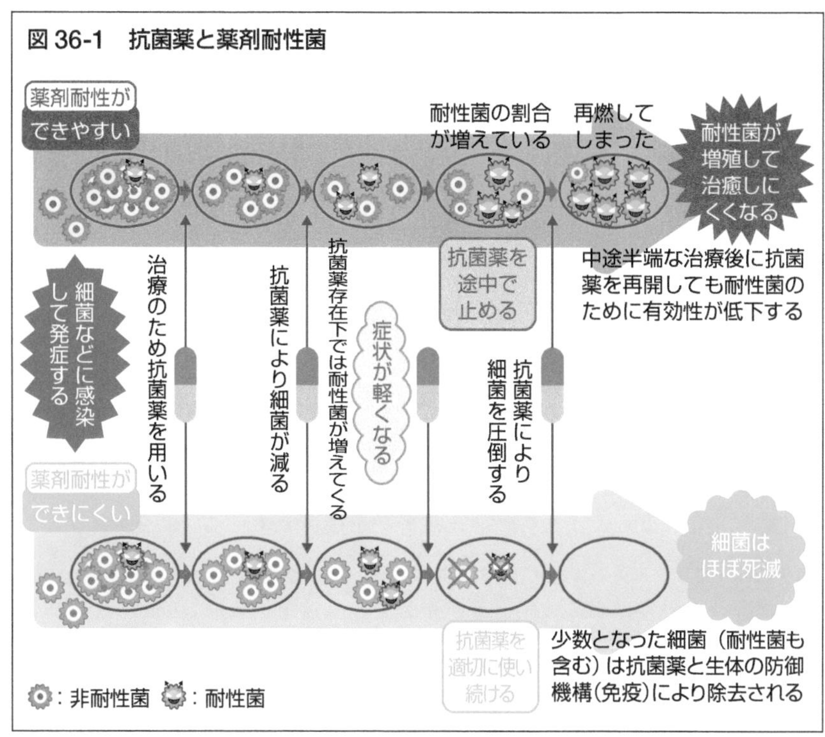

できないようにします。抗菌薬が細菌内へ浸透するのを抑制したり、細菌内から外にどんどん排出するという耐性機序もあります（図 36-2）。

耐性菌にはどのように対処するのでしょうか。**ペニシリン分解酵素**による耐性菌を例にみてみましょう。1つの戦略は、**ペニシリン分解酵素阻害薬**を併用します。あるいは、ペニシリン分子の形を変更し分解されないように改変します。しかしそうすると、ペニシリン分解酵素阻害薬に抵抗性のある分解酵素が出現したり、新しい型のペニシリンを分解する酵素が出現したり、あるいはペニシリンによってペニシリン標的酵素が阻害されなくなるなどと、新しい耐性菌が必ず出現します。

世の中、すべて耐性菌になってしまい、抗菌薬は無意味になりそうです。しかしながら、ペニシリン分解酵素による耐性菌は非耐性菌よりも余計な酵素を産生するため増殖が遅くなります。そのため、抗菌薬が存在する環境では耐性菌のほうが生存に有利ですが、抗菌薬が存在しない環境では、非耐性菌のほうが増殖が早くなり生存に有利となります。耐性菌が蔓延しても、その抗菌薬の使用を中止すると、やがて（臨床使用の抗菌薬では数年～10年程

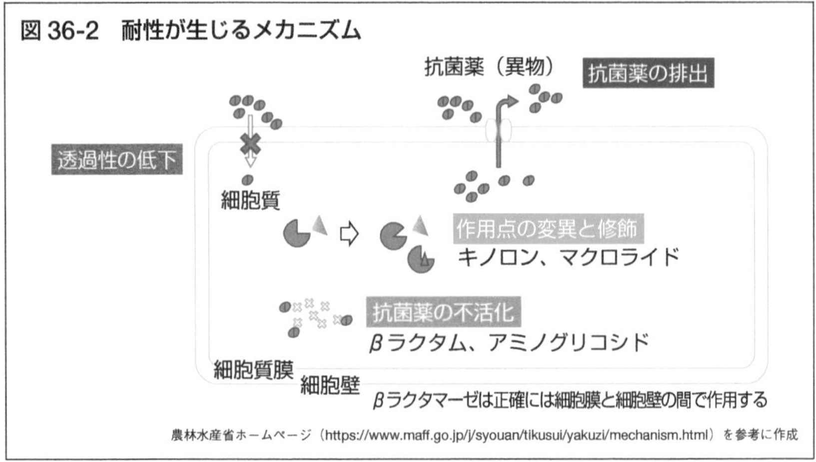

度）耐性菌はほとんど消えて、また抗菌薬を使用できるようになります。ただ、使用を再開すると、以前よりも早く耐性菌が蔓延してしまうようです。そうはいうものの、耐性菌の対策は不必要に抗菌薬を使用しないことが大切です。そのために、一般的にウイルス感染症で抗菌薬が不要なかぜ症候群には、なるべく抗菌薬を使用しないように勧告されています（とはいっても、細菌感染症の併発も否定できないと、つい抗菌薬を処方してしまいます）。

耐性の問題は**抗癌薬治療**でも生じます。癌は**悪性新生物**という別名があるように、自分の細胞から発生するものの、一種の別生物です。感染症治療と同じような考え方が必要になり、抗癌薬耐性がしばしば問題となります。

日和見感染と菌交代現象

日和見感染とは、もともとヒトにすみつき健常人には病原性を示さないような微生物が，防衛機構が低下した患者に感染症をもたらすことをいいます（図 36-3）。真菌のカンジダ症やアスペルギルス肺炎、腸内細菌や緑膿菌などによる敗血症などがその例です。**日和見感染**は抗菌薬が直接の誘因ではありませんが、防衛機構が低下した患者の多くには抗菌薬が投与されています。また、抗菌薬投与下での感染症ですので、その原因菌は耐性菌となります。

菌交代現象とは、生体に存在している菌の種類が抗菌薬の投与などによって激変することをいいます（図 36-4）。たとえば、抗菌薬の投与によって、細菌類が抑制されると、それに抑え込まれていた真菌（たとえば酵母）が増殖して主流となることです。いずれの状態も、抗菌薬に耐性を示す細菌が増殖しているので、感染症治療は非常に困難となります。**偽膜性大腸炎**は腸粘膜に偽膜形成をみる抗菌薬起因性腸炎の一種で有名です。**クロストリジウム・ディフィシル**（*Clostridium difficile*）*が主な原因菌で**バンコマイシン**の投与となります。

図 36-3　日和見感染

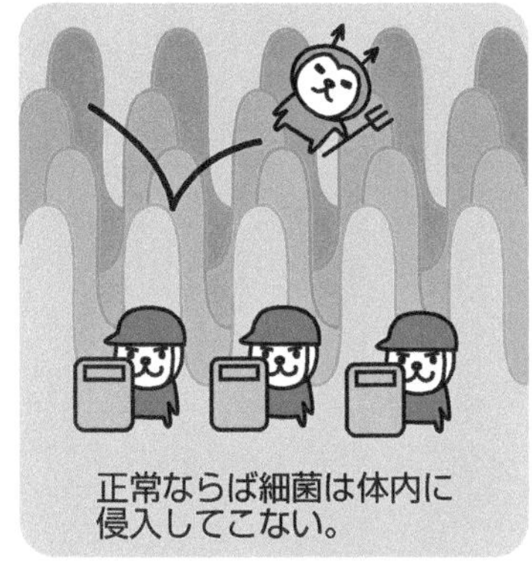

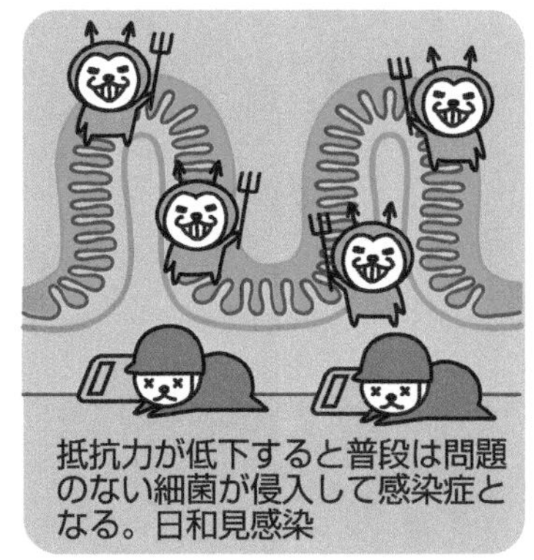

図 36-4　菌交代現象

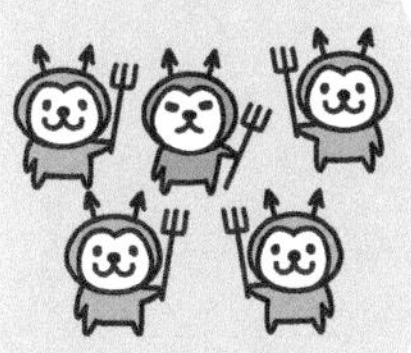

悪い菌は良い菌によって
抑え込まれている。

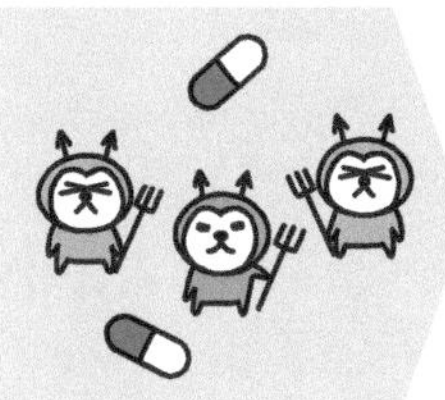

抗菌薬によって良い菌が
やられてしまう。

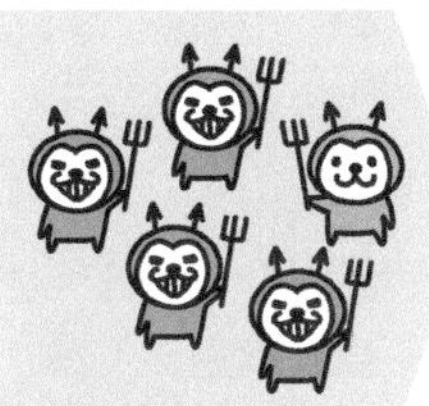

悪い菌が増えてしまう。
菌の種類が交代する。
（菌交代現象）

POINT 36

1 抗微生物薬はヒトの防御系を補助するのみである
2 すべての感染症治療薬で耐性微生物が必ず問題となる
3 抗癌薬でも癌細胞（悪性新生物）に耐性が生じる
4 日和見感染とは通常は感染症の原因とはならない常在菌の感染症である
5 菌交代現象とは抗菌薬により体内微生物の構成が大きく変わることである

＊時々、名前の改訂が行われます。
Clostridium difficile → *Clostridioides difficile*
Pneumocystis carinii → *Pneumocystis jirovecii*

Stage 37 抗ウイルス薬

抗ウイルス薬はウイルスごとに異なる

抗ウイルス薬概説

抗ウイルス薬は、あるウイルス種に特徴的な酵素や核酸合成を標的にします。抗菌薬のほとんどは（結核にしか用いられないイソニアジドなどを除いて）数多くの種類の細菌に有効です（得手不得手はあります）。しかし、抗ウイルス薬はウイルス種ごとに特異的となっています。たとえば、アシクロビルはヘルペスに有効ですが、サイトメガロウイルスには無効です。耐性については、抗菌薬と同じで、耐性ウイルスが出現します。また、標的が比較的ウイルス特異的なので、有害作用はまあ少ないです。

抗ヘルペス薬

アシクロビルはヘルペス感染症の特効薬です。ヘルペスウイルス特異的な**キナーゼ**（酵素）によって活性化されてウイルスのDNA合成を阻害します（図37-1）。ウイルスが感染した細胞のみでDNA合成を阻害するため、正常な細胞にはほぼ無害となります。耐性はウイルス酵素の変異です。副作用は軽微です。**バラシクロビル**は、体内でアシクロビルになる**プロドラッグ**で、アシクロビルよりも経口薬として有効です（図37-2）。

AIDSの日和見感染の原因となる**サイトメガロウイルス感染症**には同じような作用機序の**ガンシクロビル**が用いられます。サイトメガロウイルスにはアシクロビルは無効で、逆に、ガンシクロビルはヘルペス感染症には無効となります。

memo

ヘルペス感染症

ヘルペス感染症には単純ヘルペス（単純疱疹）と帯状ヘルペス（帯状疱疹）があります。帯状ヘルペスは小児では水疱瘡を発症し三叉神経節や脊髄神経節に潜伏感染します。中年以降に抵抗力が低下すると帯状疱疹が発症します。神経痛様疼痛と水疱が特徴です。単純ヘルペスは飛沫・接触感染（顔面の口唇部）、特に性行為（性器周辺）

により初感染し、感染部位に水疱を生じます。性病の1つとなっています。アシクロビルは両者に有効です。

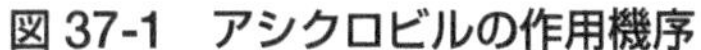

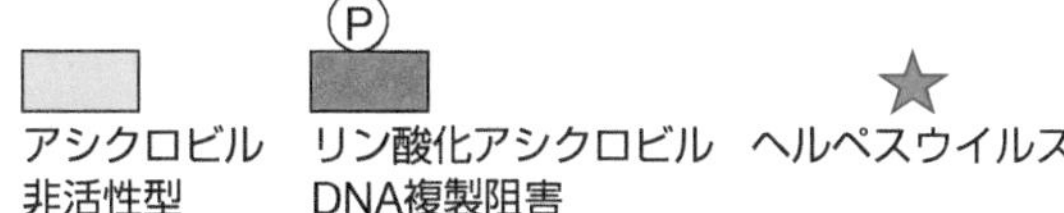

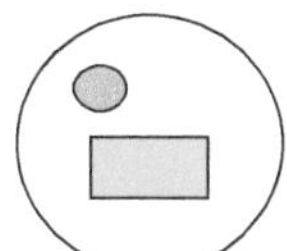

ウイルスが感染していない細胞
アシクロビルは何も作用しない

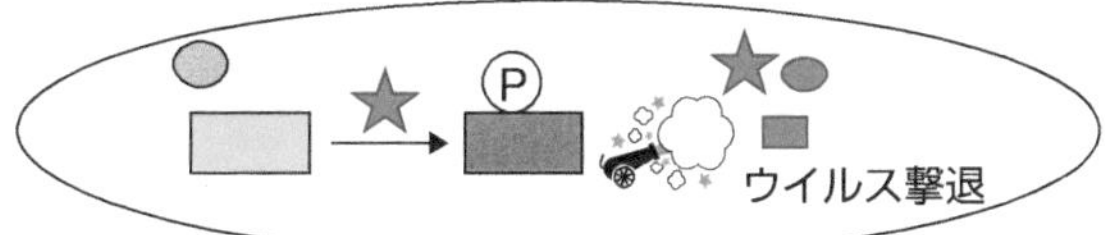

ウイルス感染細胞ではウイルス酵素によって活性化される

アシクロビルはヘルペスウイルスのチミジンキナーゼで活性化されて、ウイルスの核酸代謝を阻害する。

図 37-2　抗ヘルペス薬

細胞本来の塩基グアノシン　アシクロビル　バラシクロビル

経口薬バラシクロビルは初回通過効果でアシクロビルに変換されるプロドラッグである。

抗インフルエンザ薬（図37-3）

インフルエンザは大きくいえばかぜ症候群の1つです。ただし、かぜの場合には、いろいろな種類のウイルスが原因として考えられているのに対して、インフルエンザの場合には、その名のとおりインフルエンザウイルスが原因です。インフルエンザでは、かぜ症候群に比べて発熱や筋肉痛などの症状が重篤であり、全身状態も悪くなります。また、子どもの場合には脳症の危険性すらあります。

インフルエンザウイルスの特徴は、変異しやすいために免疫ができにくく、再感染しやすいことです。夏の間は渡り鳥やブタの中で英気を養い、冬になると活動を始めます。重症になるといっても、健康な人の場合はおとなしく寝ていれば、かぜ症候群と同じように完全に治癒します。しかし、そこで無理をした場合、また高齢者や子どもの場合には、ときとして致死的になる危険性をはらんだ感染症です。

インフルエンザの場合、変異しやすいもののウイルスの種類が特定されている疾患なので対処法があります。まず、迅速なウイルス検出法によってインフルエンザかどうかを診断することができます。

ザナミビル（リレンザ®）と**オセルタミビル**（タミフル®）は、感染細胞か

図37-3　抗インフルエンザ薬の作用機序

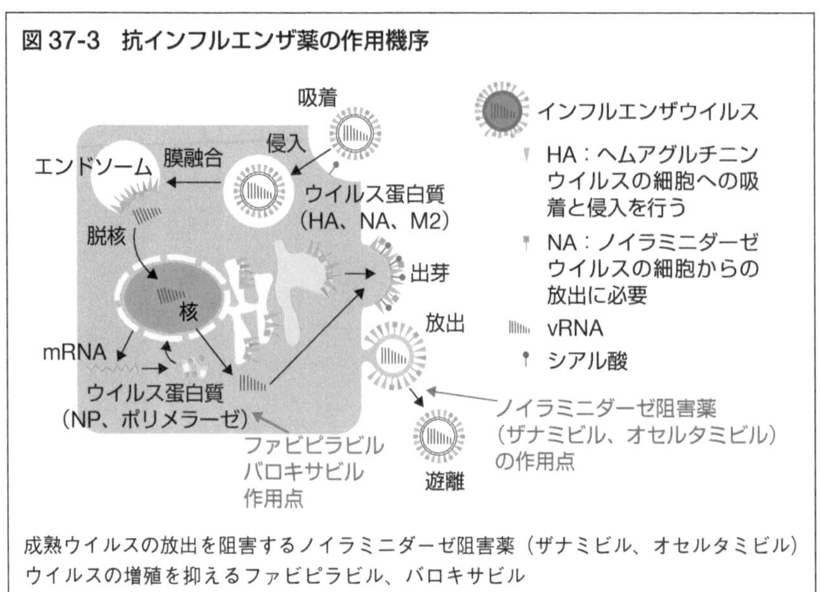

成熟ウイルスの放出を阻害するノイラミニダーゼ阻害薬（ザナミビル、オセルタミビル）
ウイルスの増殖を抑えるファビピラビル、バロキサビル

らインフルエンザウイルスが放出され次の細胞に感染するために必須の酵素**ノイラミニダーゼ**を阻害します。静注薬として**ペラミビル**（ラピアクタ®）、吸入薬として**ラニマビル**（イナビル®、1回の吸入で有効）など同様の**ノイラミニダーゼ阻害薬**が登場しています。この薬はインフルエンザウイルスが感染細胞から飛び散るのを阻害します。すでに感染しているウイルスを駆除するものではないため、感染初期に服用するのが効果的です。もっとも完治させるというわけではなく、症状を軽減させるものであり、かぜ症候群と同じように休養が必要なことはいうまでもありません。発症後30時間以内に服用すると、症状回復に必要な期間を1日ほど短縮できます。実は健康な方であれば、数日寝ていればインフルエンザからは十分に回復するのです。日本では、あまりに安易な使用により耐性ウイルスが出現しています。

先の抗インフルエンザ薬がウイルスの細胞からの放出を阻害するのに対して、**ファビピラビル**（アビガン®）＜インフルエンザウイルスの遺伝子複製酵素（RNAポリメラーゼ）阻害薬、胎児への催奇形性の可能性があり、緊急時のみ投与＞、**バロキサビル**（ゾフルーザ®）＜インフルエンザウイルスの遺伝子発現酵素（Capエンドヌクレアーゼ）阻害薬＞はウイルスの増殖そのものを抑制します。ファビピラビルは新型インフルエンザにも有効なことが期待されています。

column

COVID-19

2019年後半に中国武漢市で発生したとされるCOVID-19（CO：「corona」、VI：virus」、D：「disease」）は新型コロナウイルスSARS-CoV-2による呼吸器疾患です。新型ウイルスのために免疫が不十分でなく、恐怖感が広がりました。PCR検査が推し進められましたが、そもそもPCRはウイルスの核酸断片を検出するものであり、特異的に陽性だとしてもウイルスの存在とは断定できません。また、ウイルスがいただけでは感染症とはいえません（ウイルスによる症状が出現して感染症となります）。なお、WHOは2021年5月5日の時点で、東京オリンピック開催についての公式意見を公表していません。

当初はレムデシビル（もともとはエボラ出血熱を対象）、ファビピラビル（本文参照）、イベルメクチン（疥癬（かいせん））などが検討されましたが、自然治癒しやすい疾患のために、二重盲検化ランダム化比較対照試験では有効性のエビデンスは十分ではありません。変異しやすいためにワクチンは問題視されましたが、ひとまずは有効なようで接種が行われています（2021年5月5日現在）。

COVID-19への有効性が論じられました。

アマンタジンはインフルエンザになったパーキンソン病患者に投与して、偶然、抗パーキンソン病作用が発見されました。

抗HIV薬（AIDS治療薬）

AIDSの治療方針は、**高活性抗レトロウイルス治療**（**HAART**：highly active antiretroviral therapy）といわれています。AIDSの原因であるHIV（ヒト免疫不全ウイルス）は非常に変異しやすく耐性ウイルスも出現しやすい性質があります。そのため結核と同じように長期の多剤併用療法（**ヌクレオシド系逆転写酵素阻害薬**、**非ヌクレオシド系逆転写酵素阻害薬**、**プロテアーゼ阻害薬**など異なった系統の薬物を2種類以上組み合わせる）が必要となります（図37-4）。幸いなことに感染力は弱いので、不適切な接触を行わなければ、日常生活で感染する危険性はほとんどないと考えてよいでしょう。

図37-4 抗HIV薬の作用部位

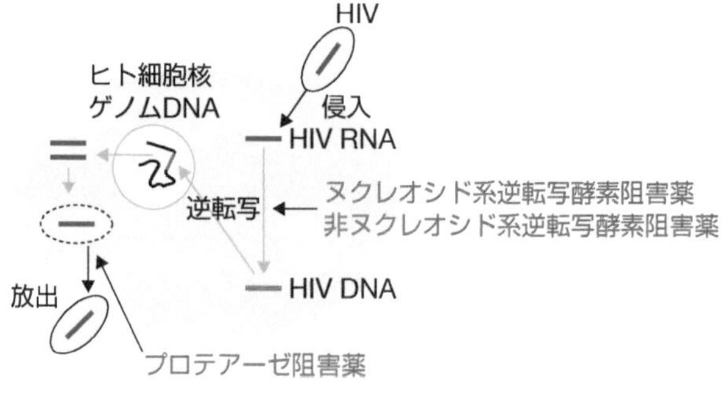

そのほかにも別の段階を標的とする薬物が開発されている。これらを3種類ほど併用するのが高活性抗レトロウイルス治療である。

memo

相互作用で薬効の増強

プロテアーゼ阻害薬のリトナビルはCYPを強く阻害します。ロピナビルはより強力なプロテアーゼ阻害薬であるが、CYPによって不活性化されます。そこでリトナビルを併用すると、投与頻度を低くすることができます。リトナビルはCYP阻害作用だけではなく、ある程度の抗HIV作用も期待できます。

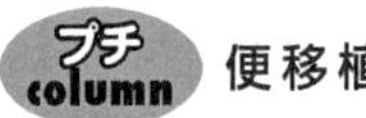

便移植

ヒトの体には多数の微生物が共生しています。皮膚、口腔、大腸はいうまでもありませんが、無菌と思われるたとえば胎盤にも微生物のいることが、その遺伝子解析で明らかになってきました。

大腸の細菌は食物の吸収や薬物の代謝にも大きな影響を与えています。ある感染症や炎症性疾患では、健常な大便をろ過して浣腸で注入する便移植が治療法として認められつつあります。もっとも「健常な大便」の定義が難しいのですが。

ブルーライト

スマホなど液晶画面から照射されるブルーライトが睡眠障害や眼精疲労をもたらすということで、ブルーライトをカットするメガネがもてはやされました。ブルーライトは太陽光にも当然ながら含まれているので、晴天時に裸眼で屋外活動をすると、たちまち目が疲れて眠れなくなってしまいそうです。実際は、すがすがしい天気のもとでの野外活動はストレスを軽減し、安眠につながります。もちろん過ぎたるはなお及ばざるがごとしで、黒こげになるような日焼けは発癌リスクなどを増加させます。が、適度な日光浴はビタミンDの合成（日光照射で皮膚で産生される）や24時間周期の維持（朝の日光でリズムが修正される）に重要です。

そのブルーライトカットが必ずしも有益ではない、あるいは、逆に不利益の可能性が2021年に指摘されました。まず、ブルーライトカットの効能については、十分なエビデンス（臨床研究）がありません。むしろランダム化比較対照試験では否定的です。そもそも先述したようにデジタル機器よりも窓からはるかに強いブルーライトが差し込んでいます。さらに小児には太陽光は発育に好影響を与えるものであり、視力形成にも重要です。ブルーライトカットは曝露よりも有害な可能性があるとのことです（日本眼科学会「小児のブルーライトカット眼鏡装用に対する慎重意見」2021年4月14日）。健康に良いというはやり物は慎重に判断しましょう。

POINT 37

1 抗ヘルペス薬はヘルペスウイルスの酵素によって活性化される
2 抗インフルエンザ薬には出芽阻害薬や遺伝子発現阻害薬がある
3 抗HIV薬には逆転写酵素阻害薬やプロテアーゼ阻害薬がある

Stage 38 真菌感染症

劇症ではないが治療は難しい

真菌概説

真菌は細胞壁を持つ真核生物であり、細胞の特徴は細菌よりもはるかにヒト細胞と類似しています。そのため抗菌薬よりも抗真菌薬は有効性／毒性比が低いのです。侮ってはいけません。幸いなことに、真菌は細菌よりも増殖性が低く、健常人では重篤な疾患はあまり引き起こしません。皮膚感染症の水虫（白癬菌感染症）程度です。かゆいのは辛いですが、死ぬほどのことではないでしょう。しかしながら、免疫不全や慢性消耗性疾患に付随して、**カンジダ症**、**クリプトコッカス症**、**アスペルギルス症**（結核後の肺空洞に発生）、**ニューモシスチス肺炎**（昔は原虫に分類されていた。AIDS症例で多発）などが発症するとやっかいです。もともと本人の生体防御系不全があるので、その治療はときとして困難となります。

抗真菌薬には、真菌細胞膜を傷害するアムホテリシンB、細胞膜合成阻害のアゾール系、細胞壁傷害のエキノキャンディン系があります（図38-1）。

図38-1　抗真菌薬の標的

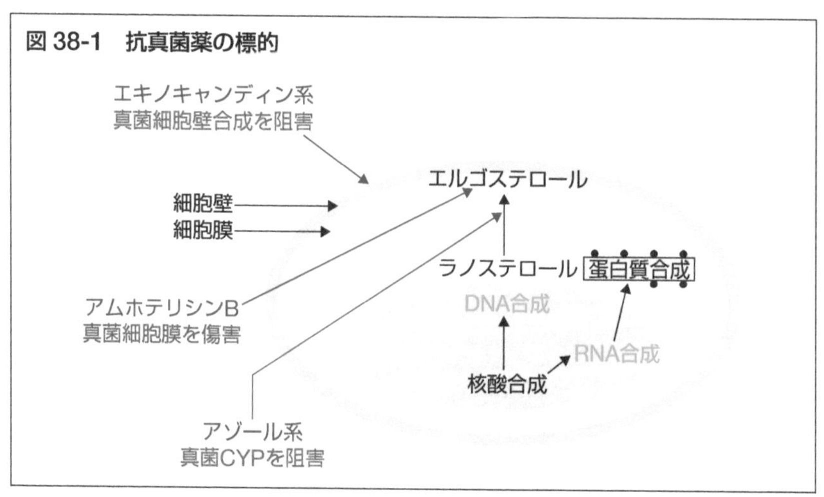

◆アムホテリシンB

アムホテリシンB（**図38-2**）は放線菌から分離されたポリエンマクロライド系抗真菌性抗生物質です。分子内に親水性領域と疎水性領域があり、真菌の細胞膜に入り込んで、水が通過できる「穴」(ポア）を形成します（**図38-3**）。細胞膜の脂質は、真菌細胞では**エルゴステロール**、ヒト細胞では**コレステロール**が主です（**図38-4**)。このわずかな差を識別して、真菌膜をより選択的に障害します。最も広域な抗真菌スペクトラムを持ち、いまでも現役の強力な抗真菌薬です。経口では吸収されません。経口投与は消化管感染症が対象となります。残念ながら、副作用として腎障害がほとんど必発です。

図38-2　アムホテリシンB

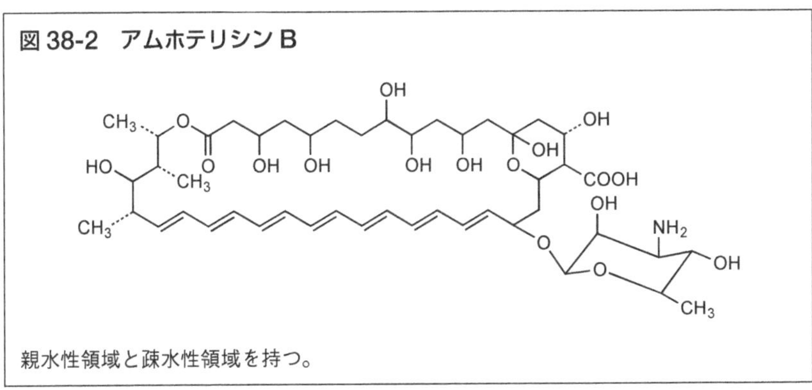

親水性領域と疎水性領域を持つ。

図38-3　アムホテリシンBの作用機序

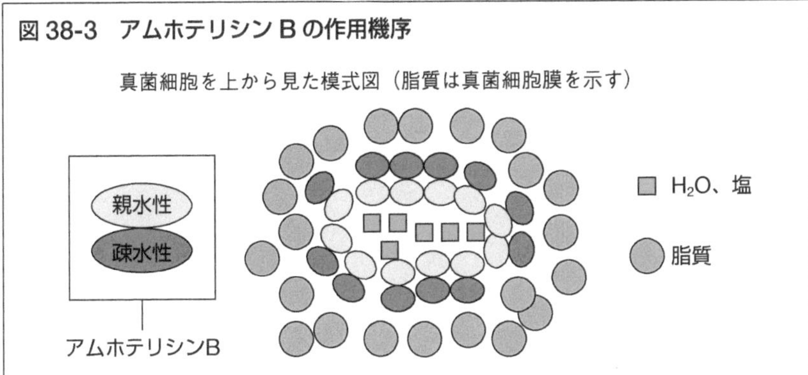

疎水性領域はヒト細胞膜よりも真菌細胞膜に親和性が高いために、真菌細胞膜に埋め込まれて穴を開けて、真菌を殺傷する。

図 38-4 コレステロールとエルゴステロール

HO HO

コレステロール エルゴステロール

ヒトの細胞膜ではコレステロールが主だが、植物と真菌の細胞膜では異なるエルゴステロールが主となる。

memo

アムホテリシンBリポソーム製剤

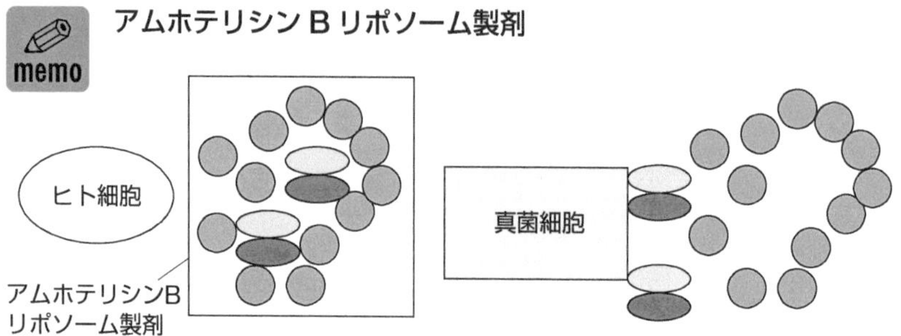

アムホテリシンBの副作用を軽減するために、アムホテリシンBを改変するのではなく、薬剤の工夫が行われました。リポソーム製剤はアムホテリシンBと脂質（リポソーム）との混和物です。そのリポソームのアムホテリシンBに対する結合性は、ヒト細胞膜の脂質に対する結合性よりは高いですが、真菌に対する結合性よりは低いです。したがって、アムホテリシンBはヒト細胞よりも真菌細胞により作用することになります。

◆アゾール系

アゾール系（**ミコナゾール、ケトコナゾール、フルコナゾール**など）は真菌のチトクローム P450 酵素（CYP）（ヒトの薬物代謝酵素）を特異的に阻害して、エルゴステロールの合成を抑制します。ヒトの酵素の抑制は比較的弱いために選択的となります。広域抗真菌スペクトラムを持ち、経口投与も静注も可能です。副作用は軽微です。アゾール系はヒトの **CYP** もある程度は阻害します。そのため、CYP で代謝される薬物を併用すると、その濃度が高くなる薬物相互作用が発生します。また、ケトコナゾールはほかのアゾールよりも真菌 CYP への特異性が低く、CYP 類似の副腎皮質ステロイド合成系も高用量ではかなり阻害します。それを利用するために**クッシング症候群**（副腎で過剰にホルモンが産生される疾患）に有効です（日本では未認可）（図 38-5）。

図 38-5　ケトコナゾールの作用機序

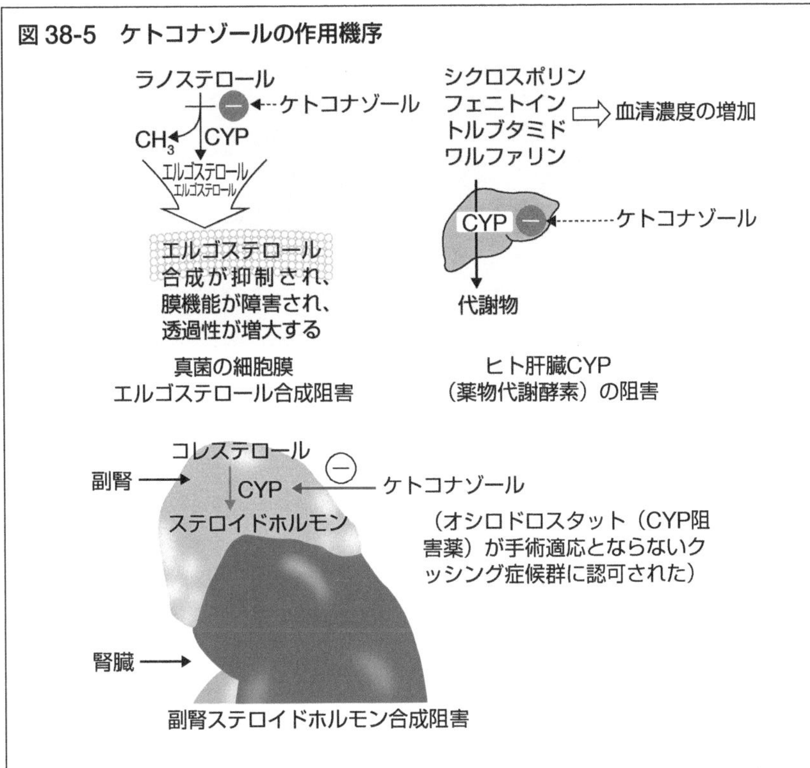

アゾール系は真菌の CYP を阻害する。ヒト肝臓の CYP も阻害する。ケトコナゾールは副腎の CYP を阻害してステロイドホルモン産生を低下させる。

◆エキノキャンディン系

エキノキャンディン（echinocandin）系（**ミカファンギン**）は細胞壁合成阻害抗真菌薬です。ヒトにはない細胞壁の生合成を特異的に阻害します（細菌に対するペニシリンと類似した作用）。そのため特異性が比較的高くヒト細胞への有害作用が少ないです。しかし、抗真菌作用はアムホテリシン B には及ばないようです。

POINT 38

1 アムホテリシン B は真菌細胞膜に穴を開ける
2 アムホテリシン B は有害作用が強い
3 アゾール系は真菌 CYP を阻害する
4 アゾール系はヒト CYP も阻害する
5 エキノキャンディン系は真菌細胞壁合成を阻害する

Stage 39 消毒薬 病原体の除去

体外で使われる薬物

薬は飲むものが一般的ですが、体の外で使われる薬も多くあります。病院で注射を打たれるとき、皮膚をごしごしとアルコール綿でこすられたことがありますよね。このアルコールのように、体外で微生物の除去に用いられる薬が消毒薬です。

ヒトの皮膚を消毒する場合には、ヒト細胞への影響を考慮して、病原菌を除去する（無害な菌は残る）、あるいは許容できるまで微生物数を低下させることが目標となります。本当は「無菌」にしたいところですが、そのためには皮膚が黒こげになるまで薬を塗ったり、溶かすぐらい強いアルカリで処理したりすることになります。

一方、器具の場合、材質によっては完全に無菌状態とすることが可能です。

消毒、殺菌、滅菌

まず、消毒、殺菌、滅菌の言葉の意味を確認しましょう。

◆消毒 disinfection

対象物から疾患の原因になる微生物を除去すること。完全に無菌にする必要はなく、その程度は対象物の状態や目的によっても異なります。たとえばヒトの皮膚を消毒する場合、健常者に皮下注射する程度なら、水道水でさっと洗う程度でもほとんど問題ありませんが、抵抗力が低下した患者の場合にはヨウ素系消毒薬で十分広い範囲を消毒する必要があります。健常者であっても、大きな切開をする場合にはやはり十分に消毒する必要があります。ちなみに消毒薬はdisinfectantといいます。

◆殺菌、滅菌 sterilization

対象物から完全に微生物を除去すること。完全に微生物を除去するような薬剤は、対象物にも悪影響を及ぼすものがほとんどなので、薬物による滅菌は不可能です。したがって、200℃程度の熱（乾熱滅菌）、高温高圧蒸気（**オートクレーブ**）、電離放射線など物理的方法が用いられます。

◆防腐 antisepsis

対象物での微生物の増殖を防ぐこと。微生物の除去は目的としません。また、その対象物をヒトあるいは動物が摂取する場合には、できるだけ毒性の低いものが選ばれます。ちなみに防腐剤（薬）は antiseptics といいます。

◆保存剤（薬） preservative

防腐剤を含めて対象物の品質を維持する薬剤のこと。微生物の増殖を抑える以外に、たとえば酸化を防ぐことなどを目的とします。

◆除染（汚染除去） decontamination

微生物に限らず、対象物から必要としないもの（汚れ）を除去すること。

代表的な消毒薬

表 39-1 に代表的な消毒薬をまとめました。消毒薬を使用する前には、できる限り患部を清潔にすることが重要です。まずは、水道水（あるいは滅菌生理的食塩水）で十分に患部を洗浄するとよいでしょう。

消毒薬の有効性

微生物の種類によって、それに対する消毒薬の有効性は異なります（**表 39-2**）。

もちろん、消毒液が汚れている（蛋白質などの混入による）場合には、消毒効果はほとんどありません。**洗面器にクレゾール石鹸を入れて手を消毒するのは見かけだけの消毒操作**であり、常に消毒液を交換しなければ効果は期待できません。手の消毒には、上質の水道水で流しながら逆性石鹸で機械的に洗浄するのが最も効果的です。

プチcolumn　熱湯消毒

昔、病院ではガラスの注射器をぐらぐら煮て、消毒したつもりになっていました。しかし、ぐらぐら煮ても死なない細菌（芽胞、種のような状態）があり、消毒は不完全なことがありました。圧力釜（2 気圧 120℃）で 15 分ほど処理しないと微生物は死滅しないことがあります。

POINT 39

◆微生物の種類や目的により消毒法を選択しなければならない

表 39-1 代表的な消毒薬の種類

消毒薬	用途とおおよその濃度	特 徴
エタノール／イソプロパノール	皮膚、器具 70%	一般的に使用されている。20 ～ 30%の水を含むほうが消毒作用（蛋白質変性作用）が強いとされる。眼には刺激が強すぎる。皮膚でも過敏症を示す場合がある。
ヨードチンキ／ポビドンヨード	皮膚、創面 5 ～ 10%	ヨードチンキは刺激性が強いが、ポビドンヨードは刺激性が少なく粘膜にも使用できる。
クロルヘキシジン（ヒビテン®）	皮膚、創面 0.1%	刺激が少なく頻用される。膀胱洗浄に用いてショックが生じたとの報告がある。
次亜塩素酸ナトリウム	皮膚、器具 0.02%	強力であるが、金属を腐食する。
逆性石鹸（ベンザルコニウム、ベンゼトニウム）	皮膚 0.1% 創面 0.01%	通常の石鹸と併用すると効果がなくなる。
フェノール／クレゾール石鹸	器具 1%	強力であるが、刺激が強い。皮膚にも使用できなくはないが、皮膚炎を起こすことがある。
ホルマリン／グルタルアルデヒド	器具 1%	強力であるが、刺激が強く、人体には使用できない。消毒作業中も注意が必要。

表 39-2 微生物と消毒薬の有効性

消毒薬＼微生物	緑膿菌	結核菌	梅毒トレポネーマ*1	真菌	MRSA*2	芽胞菌*3	B 型肝炎ウイルス*4	HIV*1
エタノール／イソプロパノール	△	△	○	△	△	×	×	△
ヨードチンキ／ポビドンヨード	○	○	○	○	○	×	×	○
クロルヘキシジン	△	△	○	△	△	×	×	△
次亜塩素酸ナトリウム	○	×	○	○	△	×	×	○
逆性石鹸	△	×	○	○	△	×	×	△
フェノール／クレゾール石鹸	○	○	○	△	○	×	×	△
ホルマリン／グルタルアルデヒド	○	○	○	○	○	○	○	○

＊1 梅毒トレポネーマ、HIV は体外では弱く、血液汚染直後以外の器具から感染することはない（感染には、性的で密な接触が必要）。
＊2 MRSA は適切な消毒で除去することができる。院内の清掃が大切である。
＊3 芽胞は強靭であり人体に使える消毒薬では原則除去できない。しかし、発芽までに時間がかかるので、洗浄によって十分に除去すれば病因とはならない。
＊4 B 型肝炎ウイルスの消毒は困難である。医療従事者の感染事故に注意する。

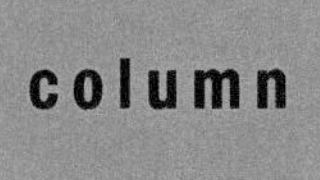

合剤ラッシュ

特許期間を延長させる目的もあり、さまざまな薬物の合剤（配合剤）が次々に発売されています。単剤としての特許が切れても、合剤として特許が認められれば、ジェネリックメーカーは製造販売ができなくなるのです。古くはパーキンソン病のL-dopa＋分解酵素阻害薬やペニシリン＋ペニシリン分解酵素阻害薬などが合剤として発表されました。最近は、薬物どうしは直接関係なくても臨床的に併用する例が多い薬物の合剤が次々に発売されています。ARB＋利尿薬にはじまり、Caブロッカー＋スタチン類、あるいは緑内障治療薬でプロスタグランジン＋βブロッカーの点眼薬などさまざまな組み合わせがあります。患者も飲み忘れがありませんし、医師にとっても処方箋記載の手間が軽減されます。しかし、薬物投与の微妙な調節や、副作用が出た場合に原因薬の特定が難しくなります。

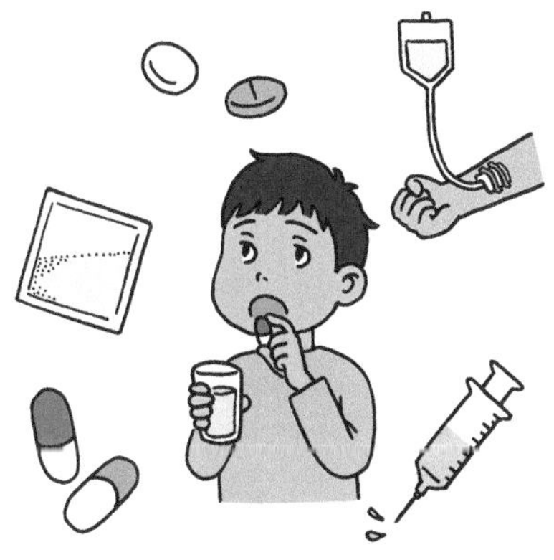

Stage 40 抗炎症薬① NSAID

非ステロイド性抗炎症薬

炎症は発赤、腫脹、発熱、疼痛を代表的な症状とする体の防衛反応です。原因がほぼ消失しているのに炎症反応だけが残っている場合や炎症反応によって全身状態に影響が及んでいる場合には、炎症の軽減も1つの有効な治療法となります。

炎症は、さまざまなシグナル伝達物質が関与した複雑な系ですが、アラキドン酸から**シクロオキシゲナーゼ**（**COX**：cyclooxygenase）により生成される一連のプロスタグランジン類が主要な役割を担っています。**非ステロイド性抗炎症薬**（**NSAID**：nonsteroidal anti-inflammatory drugs）は、このCOXを阻害することによって、炎症反応を軽減します（図40）。

糖質ステロイド、いわゆるステロイドホルモンは免疫系全体を抑制することによって抗炎症薬として機能します。

図40 COX

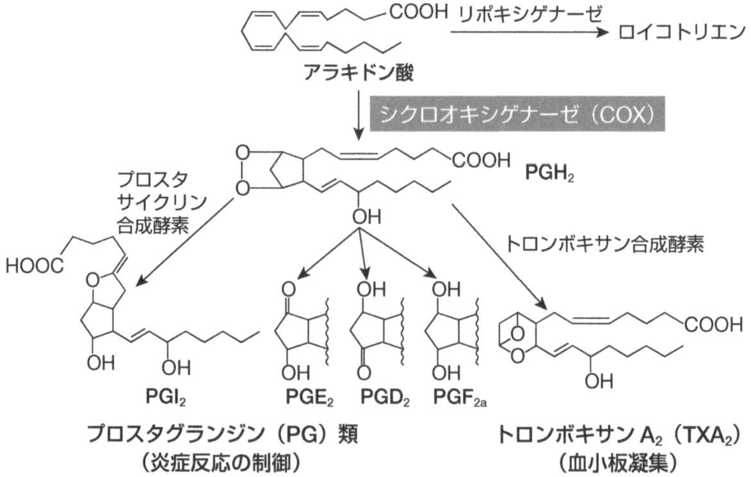

アラキドン酸 —COOH— リポキシゲナーゼ → ロイコトリエン

アラキドン酸 ↓ シクロオキシゲナーゼ（COX）

PGH_2

プロスタサイクリン合成酵素 → PGI_2

→ PGE_2　PGD_2　PGF_{2a}

トロンボキサン合成酵素 → トロンボキサン A_2（TXA_2）

プロスタグランジン（PG）類
（炎症反応の制御）

トロンボキサン A_2（TXA_2）
（血小板凝集）

COXからさまざまな制御因子（シグナル伝達物質）が生成される。

NSAIDはCOX-1とCOX-2を阻害する

COXには、さまざまな細胞で常に発現している**COX-1**と炎症細胞で炎症時にのみ発現する**COX-2**があります（**表40**）。COX-1から生成されるプロスタグランジンは、胃粘膜の防御作用で重要な役割を果たしています。従来のNSAIDはCOX-1とCOX-2をほぼ同じように阻害したために、胃障害は必発でした。最近はCOX-2選択的阻害薬が開発されていますが、期待ほどには胃障害は軽減されませんでした。

2004（平成16）年、胃腸障害が少ないことでヒットしていたメルク社のCOX-2選択的阻害薬バイオックス®（ロフェコキシブ）の販売が中止されました。これは臨床試験で長期服用により、1％程度ですが、心血管障害の発生確率が高くなったためです。ほかのCOX-2選択的阻害薬の危険性については不明です。長期服用には注意が必要でしょう。

表40　COX-1とCOX-2

	COX-1	COX-2
発現	恒常的に発現	炎症反応で発現が誘導される
組織分布	ほとんどすべての細胞	単球、マクロファージ、マスト細胞など炎症系の細胞
ノックアウトマウス	出生率、出生後生存率は正常と同じ。血小板凝集不全。NSAIDによる胃潰瘍形成が抑制された	出生率は変化なし。8週齢までに腎不全で死ぬことがあった（糸球体、尿細管の発育不全による）。炎症反応は正常

POINT 40

1 炎症は体の防御反応であり、発熱、疼痛などが代表的な症状
2 糖質ステロイドは免疫系に作用する抗炎症薬である
3 NSAIDはCOXを阻害することにより抗炎症作用を発揮する

Stage 41 抗炎症薬② アスピリン

NSAID の代表的な薬物

アスピリン（図 41）は NSAID の代表的な薬物であり、バファリン® の商品名で古くから汎用されています。

アスピリンは非可逆的に COX を阻害する

この薬物の特徴は、COX-1 と COX-2 を非可逆的に阻害することです（アスピリン以外の NSAID の阻害は可逆的阻害です）。そのため、アスピリンによる阻害はアスピリンがなくなってからも継続します。

COX によって生成されるプロスタグランジン類の生理機能は多岐に及んでいるために、アスピリンの作用もまた多岐にわたります。たとえば抗炎症作用だけでなく血小板の凝集を抑制し、血液凝固を阻害します（次項参照）。血小板には蛋白質新生系がないため、アスピリンによって阻害されると、それが新しい血小板に置き換わるまで阻害が持続するのです。またプロスタグランジンは胃粘膜の防護に関与しているので、COX が阻害されると、胃粘膜障害をもたらします。また、はっきりした因果関係やメカニズムは不明ですが、インフルエンザ感染小児にアスピリンを投与すると、まれに肝障害と脳障害の重篤なライ（Reye）症候群が生じるとされます。

アスピリンの血小板凝集抑制作用

抗炎症薬のアスピリンは、炎症を抑えるばかりではなく、血小板の機能を抑制して血栓形成を抑えます。そのため、アスピリンをたくさん飲みすぎると、血が固まりにくくなります。極端なことをいえば出血しやすくなります。

アスピリンを少量（小児用バファリン® を 1 日 1 錠）服用すると、血小板の COX 作用が抑制されます。血小板の寿命は 1 週間程度であり、その間はアセチル化によって非可逆的に血小板の凝集能は抑制されることになります。そのため、アスピリンを服用している患者に外科処置を行う場合には、服用を中止してから、アスピリンで抑制された血小板が寿命となって新しい血小板に置き換わるまで（1 週間程度）待つ必要があります。これが非可逆的阻

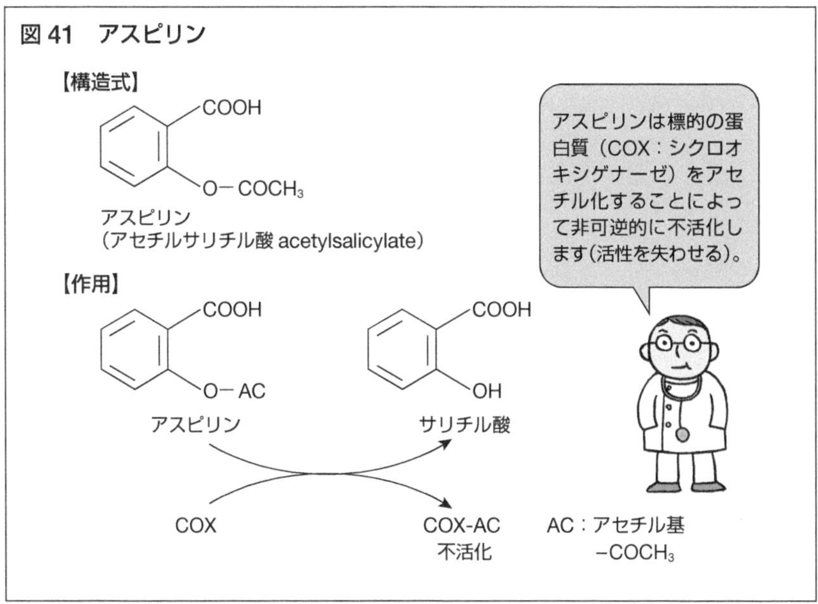

害薬の特徴であり、可逆的阻害薬であれば服用後（半減期にもよる）速やかに阻害が解除されます。

心筋梗塞は心臓の筋肉に血液を送り込む冠状動脈がつまって心筋が死んでしまう病気です。この場合にもアスピリンを飲むと再発を予防できることが知られています。認知症の大きな要因である脳血管障害は、脳血栓や脳動脈硬化症によって脳の血流が低下してしまい、神経細胞が死滅してしまう状況です。血流がなくなれば、酸素や栄養素がなくなって老廃物がたまり、あっという間に神経細胞が死滅してしまいます。この脳血管障害もアスピリンを服用すれば、血液凝固を抑制して脳梗塞を予防することができます。

memo

アスピリンジレンマ

大量にアスピリンを服用すると、血管内皮の COX が阻害され、血栓形成抑制作用のあるプロスタサイクリンの合成が低下してしまいます。これをアスピリンジレンマといいます。「過ぎたるは及ばざるがごとし」です。

アスピリンの副作用

前述したように、アスピリンにも副作用があります。最も劇的なのが、5 ～ 15 歳の小児に発症するライ症候群です。インフルエンザや水疱瘡（みずぼうそう）に感染しているときにアスピリンが投与されると肝障害と脳障害が発生してしまいます。もちろん、すべての場合に発症するわけではありませんが、一度、発症してしまうと非常に困難な経過をたどってしまいます。現在のところ、事前に起こる可能性を診断することはできません（テーラーメイド医療によって遺伝子検索で予測できるようになる可能性はあります）。そのため、小児では原則として解熱剤としてアスピリンを投与しないようになりました。ただ、**川崎病**（小児で冠動脈に血栓ができる病気）や若年性関節リウマチなどではアスピリンの長期投与が必要なため、そのような条件ではウイルス感染の有無を慎重に観察する必要があります。

アスピリンに限らず、NSAIDの大きな副作用に胃腸障害があります。アスピリンの場合は特に胃潰瘍を併発しやすくなります。アスピリンが胃潰瘍を引き起こすメカニズムははっきりしていませんが、胃の粘膜の防護機構には、プロスタグランジンが重要な役割を担っており、その生成を阻害することが原因と考えられています。症状としては、アスピリンによる胃潰瘍は副作用になりますが、アスピリン本来の薬理作用ともいえます。この副作用をなくした「アスピリンもどき」の新薬も開発が試みられています。しかし、胃への作用と血小板凝集抑制作用はかなり関連が深いので、そのような新薬は抗炎症薬としてはアスピリンよりも副作用が少なく優れますが、血小板凝集抑制作用も失ってしまいます。

memo

DAPT（dual antiplatelet therapy）

心筋虚血の改善では狭窄した冠動脈にカテーテルによるステント（網目金属のチューブ）の留置が行われます（PCI：percutaneous coronary intervention 経皮的冠状動脈インターベンション）。PCI後の再発予防に抗血栓療法が行われます。抗凝固薬（ワルファリンなど）と抗血小板薬（アスピリンなど）をどう組み合わせ、どの程度の期間にするかが議論されています。当然ながら、強力に行えば再発は低下しますが、脳出血の危険が増加してしまいます。現在のところアスピリン＋クロピドグレル（アスピリンとは違う経路で血小板を抑制）の数ヵ月併用が推奨されています。

POINT 41

1 アスピリンには抗炎症作用だけでなく、血小板凝集抑制作用がある
2 NSAIDの副作用には胃腸障害がある

column

アルツハイマー病と炎症

脳血管障害とともに認知症（痴呆）のもう１つの大きな原因であるアルツハイマー病が注目されています。この病気の原因はまだ完全には解明されていませんが、神経細胞がどんどん死んでいくことが確認されています。その神経を傷める原因の１つに炎症反応があります。つまり、本来は外敵の侵入を防ぐための炎症機構が神経細胞を殺してしまうのです。あるいは、調子の悪くなった神経細胞を取り除こうとして、正常とはいえないものの、まだ機能している神経細胞までも抹殺してしまうのかもしれません。この炎症作用を抑制することで、認知症の進行を遅らせることができるのではないかと期待されています。実際、抗炎症薬（アスピリンよりも強力なもの）を飲み続けている関節リウマチの患者には、アルツハイマー病が少ないというデータがあります。アルツハイマー病患者に抗炎症薬を投与した場合の治療効果については、効果がある場合もない場合もあり、現在のところ決定的な結論は得られていませんが、若干の進行の抑制効果はおおむね認められています。

アスピリンの不老長寿薬としての可能性

前述したように、アスピリンによって認知症と心筋梗塞を予防することができます。

また、COX-2 阻害薬は大腸癌にも効果があることが示されてきました。アスピリンの COX-2 阻害は比較的弱く、アスピリンがそのまま抗癌薬となるというわけではありませんが、将来アスピリン系薬物は、認知症、心筋梗塞、さらに悪性腫瘍にも有効ということになるのかもしれません。

不老長寿が幸せか不幸せかについては議論がありますが、少なくとも、死ぬまで健康で元気に過ごせることは大切です。古来、「不老長寿の薬」が夢物語とされてきましたが、アスピリンがその可能性を秘めているのです。

Stage 42 抗炎症薬③ 鎮痛・解熱作用

インドメタシンとアセトアミノフェン

NSAIDは最も頻用される抗炎症薬で、鎮痛・解熱作用もあります。これまで述べてきたアスピリンのほかにも多くの薬物が市販されています。酸性と非酸性のものがありますが、多くは酸性で、COX阻害作用があります。酸性のNSAIDには、**インドメタシン**などがあります。また、鎮痛・解熱作用を持つ薬としてピリン系および非ピリン系の解熱鎮痛薬があります。

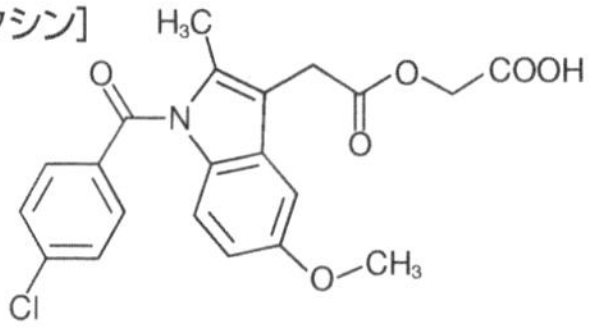

インドメタシン

インドメタシンのCOX阻害作用はアスピリンよりも強力ですが、インドメタシンがなくなるとCOXの活性は戻ります（可逆的阻害）。副作用が出現しやすいため長期投与は避けるべきです。胃への直接作用を軽減するために、直腸に入れる坐薬や体内で活性化される**プロドラッグ***が開発されています。痛風発作や腰痛などの消炎、鎮痛薬などとして使われています。また、新生児の動脈管開存症（プロスタグランジンが開口に寄与している）で閉塞を促進するためにも使用されています。

アセトアミノフェン

アセトアミノフェンは非ピリン系の解熱鎮痛薬です。COX阻害作用はなく、抗炎症作用は弱いですが、アスピリンと同じくらいの鎮痛・解熱効果がある薬です。その作用メカニズムはよくわかっていません。アスピリン投与

＊プロドラッグ：体内で代謝を受けることによって活性化される薬物のこと。

［アセメタシン］ H_3C O COOH N O O Cl O CH_3

［インドメタシン］ O Cl N CH_3 H_3C O COOH

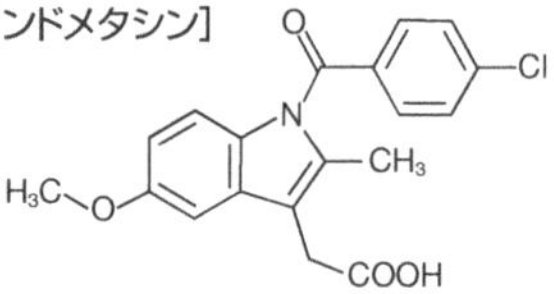

インドメタシンのプロドラッグであるアセメタシンは、体内で代謝されてインドメタシンとなって薬効を発揮します。インドメタシンの胃への直接作用（有害作用）が軽減します。アセメタシンのどこがインドメタシンかわかるかな？

とインフルエンザや水疱瘡など、発熱のある急性ウイルス感染症の子どものライ症候群（Stage41 参照）の関係が疑われていることから、小児の鎮痛・解熱に対して頻用されています。癌の疼痛治療にも推奨され、静注薬も登場しました。

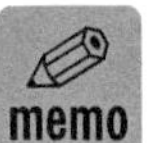

動脈管開存症

胎児の臍帯静脈は、胎盤を経由して成人の肺静脈血と同じような「動脈血」が流れています。肺はほとんど機能していません。そのため、右心室を出た血流は動脈管によって肺をバイパスして大動脈に流れます。出産後数分で動脈管は閉塞し、肺動脈の血流はすべて肺に送り込まれるようになりますが、この動脈管が閉塞しないのが、動脈管開存症です（図 42-1）。

図 42-1　動脈管開存症

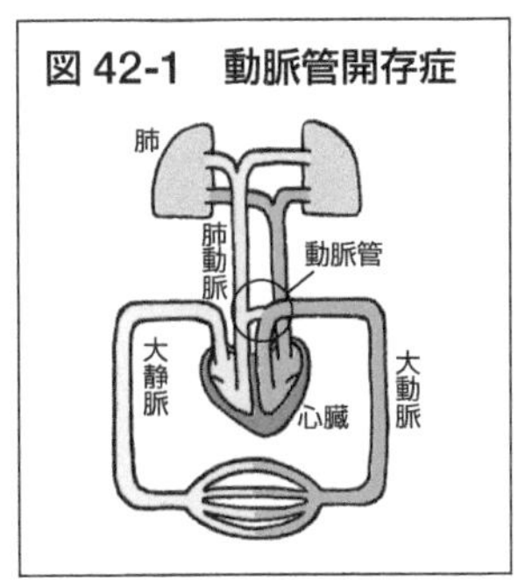

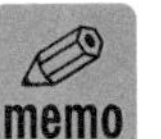

抗炎症薬は抗癌薬？

癌の一部（特に大腸癌）ではCOXから産生されるプロスタグランジンが関与しています（図 42-2）。したがってCOXを阻害する抗炎症薬は抗癌薬としても有用な可能性が示唆されています。

図 42-2　COXから産生されるプロスタグランジンによる促進

正常上皮細胞
↓ +←COX-1から産生されるプロスタグランジンが促進
上皮細胞の癌化
↓ +←COX-1から産生されるプロスタグランジンが促進
+←COX-2から産生されるプロスタグランジンが促進
癌増殖

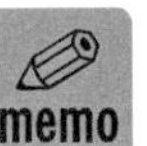

オータコイド

体内の情報伝達には、神経細胞による電気的な伝達系と化学物質による伝達系があります。神経伝達の場合もシナプス間は神経伝達物質という化学物質が情報を伝達します。体のすみずみまで情報を伝達するのが血流を流れるホルモンです。その中間、同じ組織内や近傍の細胞に情報を伝える化学伝達物質をオータコイドと総称します。

同じ物質が神経伝達物質、ホルモン、またオータコイドとして作用する場合もあり、その分類はあいまいです。オータコイドという場合は、ヒスタミン、セロトニン、プロスタグランジンを指すことが多いです。NSAIDはCOXに作用することでプロスタグランジンの合成を阻害しています。炎症系細胞の分泌性制御因子（インターフェロン、エリスロポエチン、増殖因子など）はサイトカインといいます。

POINT 42

1 COXを阻害するNSAIDにはさまざまな種類がある
2 アセトアミノフェンは抗炎症作用が弱いが鎮痛・解熱効果を備えている

Stage 43 抗炎症薬④ 抗ヒスタミン薬

アレルギー抑制作用と胃酸分泌抑制作用

ヒスタミンは炎症反応によって肥満細胞から分泌され、血管拡張、血管透過性の亢進、頻脈、気管支収縮を起こします（主として H_1 受容体）。胃壁細胞では H_2 受容体を介して胃酸を分泌します。抗ヒスタミン薬（**表43**）は上述の作用を抑制し、アレルギー反応を軽減します。

ヒスタミン H_1 阻害薬（抗アレルギー薬）

第一世代の阻害薬（**クロルフェニラミン**）は脳内に入ると眠くなります。それを逆用して、乗り物酔い止め薬（ジフェンヒドラミン、**トラベルミン**®）としても使われます。小学生のころ、バス遠足でお世話になった人も多いのではないでしょうか。クロルフェニラミンはかゆみ止めの目薬などにいまでも使われています。

第二世代の阻害薬（たとえばロラタジン）は眠気をあまり催さなくなってきました。脳の神経細胞は血液中の毒物から神経組織と血管の間（血管壁）に存在する血液脳関門で守られています。第二世代の H_1 阻害薬はこの血液脳関門を通りにくいため、中枢神経系の抑制作用が出にくい、つまり眠くなりにくくなっています。

ヒスタミン H_2 阻害薬（胃潰瘍治療薬）

胃の壁細胞から胃酸（HCl）が分泌されます。この胃酸が過剰になると胃潰瘍（胃の粘膜の傷）となります。外に分泌された胃酸を中和するのが制酸剤です。胃酸を分泌するポンプ（H^+, K^+-ATPase）を阻害するのがプロトンポンプ阻害薬（**PPI**）（オメプラゾール）です。ポンプの活性を促進して胃酸の分泌を高めるのが H_2 受容体を介するヒスタミンです。このヒスタミンの作用を阻害するのが **H_2 阻害薬**（ファモチジン、ガスター®）です。PPI も H_2 阻害薬も胃潰瘍の特効薬となりました（**図43**、Stage50、51 参照）。

表 43 ヒスタミン H_1 阻害薬

第一世代（鎮静性） H_1 阻害薬 ジフェンヒドラミン クロルフェニラミン	1. 中枢神経系に移行する。 2. 鎮静作用、制吐作用、抗パーキンソン病作用、抗コリン作用など多彩な神経系作用がある。 3. 制吐作用を利用して乗り物酔いに対して使用される（ジフェンヒドラミン、トラベルミン®）。 4. 抗コリン作用があるために気管支喘息には使われない。
第二世代（非鎮静性） H_1 阻害薬 メキタジン エピナスチン エバスチン ロラタジン	1. 中枢神経系に移行しない。血液脳関門を通過しにくい。 2. 鎮静作用など中枢神経系作用が少ない。 3. 抗コリン作用が少ないため気管支喘息にも使用できる。 4. テルフェナジン（販売中止）は P450 系薬物代謝酵素（CYP）によって代謝される。それを抑制するケトコナゾール（抗真菌薬）やエリスロマイシン（呼吸系によく使用される抗菌薬）と併用すると、血中濃度が上昇し重篤な不整脈が生じることがある。

図 43 胃酸を分泌する壁細胞

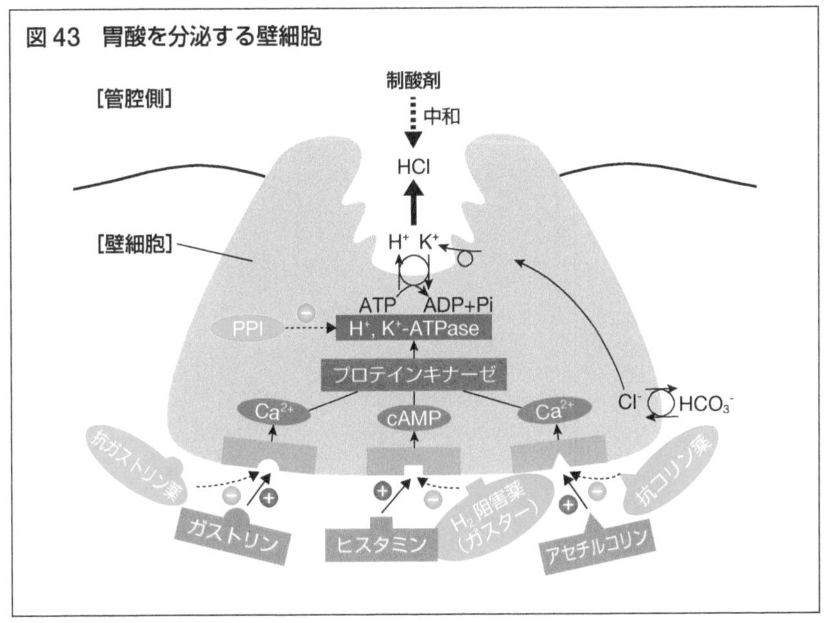

POINT 43

1 第一世代 H_1 阻害薬は中枢神経系に移行して眠気など神経症状が出やすい。それを利用して乗り物酔いに対して用いられるものがある
2 第二世代 H_1 阻害薬は中枢神経系に移行しにくい
3 H_2 阻害薬は胃酸分泌を抑制する

Stage 44 抗癌薬① 従来型抗癌薬

増殖性細胞を標的とする薬物

腫瘍と正常組織の違いは、腫瘍が無秩序な増殖を行うことです。無秩序とは、増殖のスピード、増殖の時期、転移をふまえた増殖の部位などのあらゆる点で、生体全体のバランスを無視していることを意味します。腫瘍は増殖制御機構にこそ変異が生じていますが、ほとんどはほかの自己細胞と相同であり、それこそが治療が困難な理由です。「早期発見、早期摘出」の治療戦略は誤りとはいえませんが、高齢化や環境の変化に伴い、癌（悪性腫瘍）の発生率が上昇し、手術が困難な領域（患者にとって手術の負担が大きい領域も意味する）の癌も増大しています。そのため、外科的摘出とともに化学療法や放射線療法の重要性が増しています。

従来型抗癌薬の例

◆メトトレキサート（MTX：methotrexate）

葉酸はいろいろな酵素の補酵素で、特にDNAを構成するチミジンやプリン合成に関与しています。この葉酸の代謝を阻害するのがMTXで、結果としてDNAの複製を阻害し、分裂している細胞を傷害します（図44）。分裂している細胞といえば、私たちの体を守る免疫細胞がありますが、MTXは免疫細胞も傷害します。癌治療の場合これは副作用となりますが、免疫細胞

図44　MTXの構造と作用点

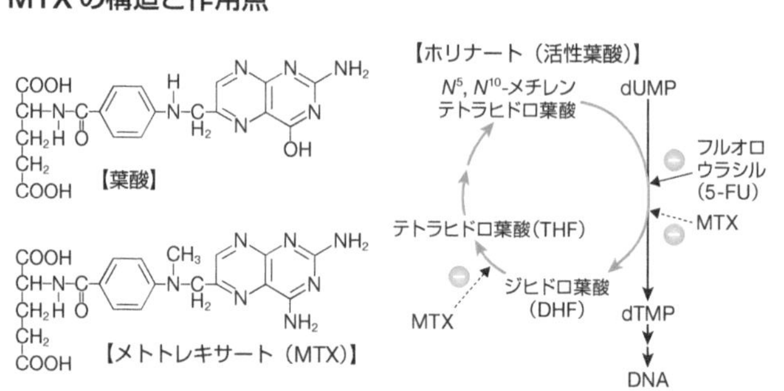

【葉酸】

【メトトレキサート（MTX）】

【ホリナート（活性葉酸）】

N^5, N^{10}-メチレンテトラヒドロ葉酸

dUMP

フルオロウラシル（5-FU）

MTX

テトラヒドロ葉酸（THF）

ジヒドロ葉酸（DHF）

MTX

dTMP

DNA

が活発になりすぎている疾患（**関節リウマチ**）にも使われます。この場合には、免疫系を抑制することが主作用となります。

従来型抗癌薬の副作用

従来型化学療法や放射線療法は、癌細胞特異的ではなく、増殖性細胞を標的とするため、治療域（効果が得られる投与量と有害作用が出現しやすくなる投与量の差）が狭く、以下の共通の副作用が存在します。

・骨髄障害（赤血球減少→貧血、白血球減少→易感染性）
・免疫系抑制（易感染性、ただし自己免疫疾患の治療に使われることもある）
・消化器障害（粘膜組織の傷害による）
・脱毛（増殖している毛根細胞を傷害することによる）

これらの有害作用をなるべく軽減し、腫瘍細胞への効果をあげるために、投与法や薬物と放射線照射の組み合わせなどが試みられています。脱毛はほかの有害作用に比べ医療者側の関心が低いのですが、患者（特に女性）にとって心理的負担が著しく、患者のQOLを考えれば決して無視できません。そこで、毛根細胞の保護薬物も検討されつつあります。

癌の薬物耐性

癌は悪性新生物という別名のとおり、1つの独立した生命体のような特徴があります。細菌やウイルスの耐性と同じように、治療経過中に抗癌薬に対して耐性を獲得することがあります。その代表的なメカニズムは、ATPのエネルギーを用いて細胞内のさまざまな物質をくみ出して排泄する**P糖蛋白質**能動輸送系です*　。あるいは、細胞膜の薬物透過性の低下、薬物代謝の活性化など、癌は別個の生物のように自身の生存の努力をします。

POINT 44

◆メトトレキサートは葉酸の代謝を阻害することで、抗癌薬や免疫抑制薬として作用する

＊P糖蛋白質は腫瘍細胞に新たに出現するのではなく、正常細胞にも存在します。異物を細胞外に捨てる役割を担っています。CYPと同じようにマクロライド系抗菌薬やアゾール系抗真菌薬などによって阻害され、リファンピシンで誘導（増加）されます。P糖蛋白質を介した薬物相互作用が存在します。たとえば、抗凝固薬ダビガトランとP糖蛋白質阻害薬（イトラコナゾール）を併用すると、小腸でP糖蛋白質が阻害され、腸管への排出が抑制され吸収が促進されます。その結果、ダビガトランの血中濃度が上昇します。また、P糖蛋白質は血液脳関門での脳内移行を制限しており、P糖蛋白質が阻害されると脳内濃度が上昇することになります。さらにCYP代謝の影響もあり、薬物相互作用は複雑となります。

Stage 45 抗癌薬② 分子標的薬（特異的癌細胞標的薬）

特定の癌の特異的な性質を標的にする

分子標的薬概論

従来型の抗癌薬は正常細胞であろうと癌細胞であろうと、とにかく増殖している細胞を傷害します。癌細胞は体内の最も増殖が盛んな細胞よりもさらに活発に増殖しているので、**従来型抗癌薬**はより癌細胞に毒性を発揮します。けれども、正常な細胞でも活発に増殖していれば、それなりに傷害が生じてしまうのです。それに対して、ある癌の特異的な過程（酵素）を標的にした、新たな抗癌薬を**分子標的薬**といいます。分子標的薬はある特別な種類の癌で異常をきたしている分子（酵素）を標的とすることを意味しています。したがって、その異常が生じている癌のみ有効です。乳癌の代表的な分子標的薬であるトラスツズマブは、Her2という蛋白質が過剰に機能している（乳）癌のみに有効です。正常な細胞には毒性を発揮しないため、従来型抗癌薬のような有害作用もなく、基本的には使いやすいといえます（それぞれの分子標的薬独特な特殊な有害作用が出現することはあります）。

コンパニオン診断薬

Her2が正常な乳癌には、同じ乳癌であっても無効です。胃癌のなかにはHer2が癌化の原因となっているものがあります。そのような胃癌には乳癌向けに開発されたトラスツズマブが有効です。これら分子標的薬の効果を確認するために、癌組織を採取して、その遺伝子解析を行うことが求められます。このように薬剤の有効性を評価するための診断を**コンパニオン診断**といい、それに用いられる試薬をコンパニオン診断薬といいます。コンパニオン診断薬は服用するのではなく、体外で使われます。抗癌薬の有効性だけではなく、代謝酵素を調べて有害作用を軽減する（投与量を決定する）ために用いられるコンパニオン診断薬（たとえば、抗癌薬イリノテカンの代謝酵素の多型を調べるインベーダー®UGT1A1アッセイ）もあります。さらに癌の遺伝子を網羅的に検索する「がん遺伝子パネル検査」により、治療前に分子生物学に基づいて抗癌薬を選択できるようになってきました。

イマチニブ imatinib

イマチニブ（商品名グリベック®）は**慢性骨髄性白血病**（CML）の治療に革命をもたらした特効薬です。難治の白血病が飲み薬で治るようになったのでした。慢性骨髄性白血病の白血病細胞には染色体が転座（ある染色体がちぎれて別の染色体に結合してしまうこと）した異常染色体（**フィラデルフィア染色体**）が存在します。異常染色体がたまたまできた白血球が著しく増殖したのが慢性骨髄性白血病ともいえます。その意味では、モノクローナルな癌、白血病細胞はほとんど同じ集団であり、すべての白血病細胞は共通の弱点をもっていることになります。この異常染色体の連結部位では、2つの蛋白質の遺伝子が融合した異常遺伝子が形成されています。この遺伝子から、細胞増殖活性の強い異常蛋白質（**BCR-ABL**）が生成され、それが白血球の異常増殖を引き起こしています。この異常増殖性蛋白質（キナーゼ）の活性を特異的に抑制する薬物がイマチニブです（**図45-1**）。白血病細胞がモノクローナルであるためイマチニブはすべての白血病細胞を抑制します。固形癌（血中に癌細胞が浮遊している白血病等以外のいわゆる普通の癌）では、癌のなかにさまざまな連中が存在しているために、1つの抗癌薬でたたいても生き残りが生じやすいのが問題です。

stage35、36で説明したように、抗癌薬治療でも、このキナーゼに変異が生じて耐性が生じます。その場合には、イマチニブとは別のキナーゼ阻害薬への変更が検討されます（イマチニブの成功に発して、類似のキナーゼ阻害薬が次々に開発されています）。

当然ながら、正常白血球にはBCR-ABLは存在しないので、イマチニブは白血病細胞のみに作用します。実際、有害作用はあまりありません。有害作用の強い従来型抗癌薬を使って辛い思いをしても、なかなか寛解（白血病細胞が消滅したわけではないものの、ほぼ消滅した状態）に到達できなかった慢性骨髄性白血病が、1日2回のカプセルを飲むだけで90%以上が回復するようになったのでした（**図45-2**）。有害作用としては、たとえば、皮膚の発疹（ときとして重症化）が生じます（なんらかのキナーゼの阻害が機序として考えられています）。筋肉のクレアチンキナーゼを阻害するためか、筋痙攣も報告されています。

GIST（gastrointestinal stromal tumor 消化管間質性腫瘍、胃粘膜下腫瘍

の一種）の多くでは、増殖因子受容体 KIT（c-kit 遺伝子の産物）に、恒常的に活性化（チロシンキナーゼ）する変異が生じています。イマチニブはこのキナーゼも抑制する（キナーゼ構造が類似しているため）ので、GIST にも有効です。

図 45-1　イマチニブの作用機序

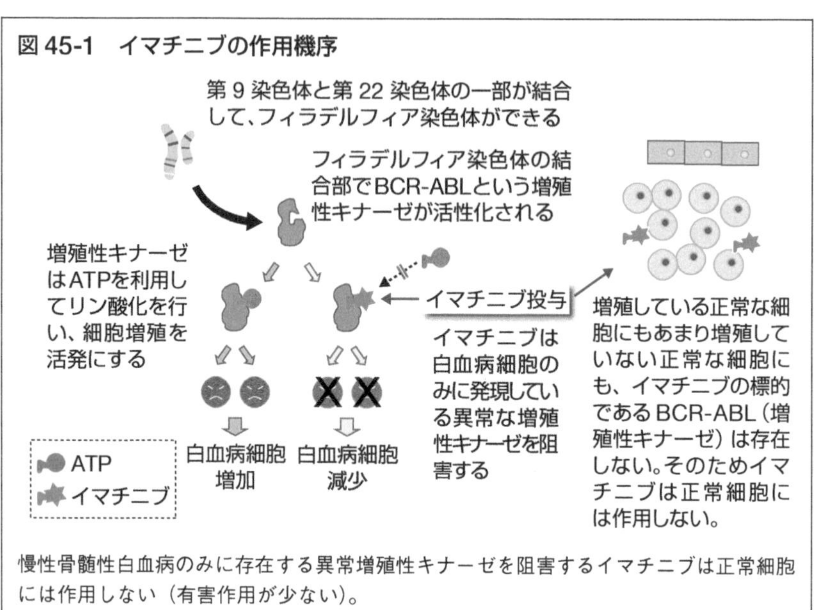

慢性骨髄性白血病のみに存在する異常増殖性キナーゼを阻害するイマチニブは正常細胞には作用しない（有害作用が少ない）。

図 45-2　イマチニブの劇的効果

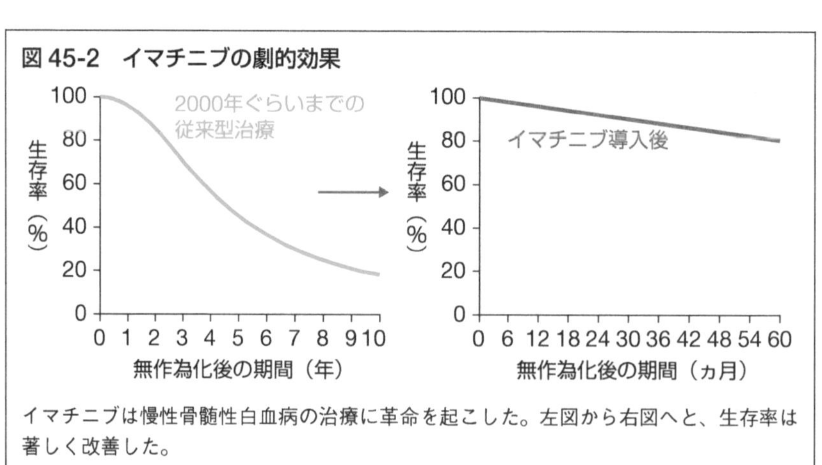

イマチニブは慢性骨髄性白血病の治療に革命を起こした。左図から右図へと、生存率は著しく改善した。

ゲフィチニブ gefitinib

ゲフィチニブ（商品名イレッサ®）は肺非小細胞癌の増殖を促進するEGFRチロシンキナーゼを選択的に阻害する小分子薬（経口薬）です（**図45-3**）。EGFR遺伝子変異により増殖シグナルが活性化した肺癌（非小細胞肺癌）に有効です。X線検査でほとんど真っ白（癌細胞が広がった状態）の肺があれよあれよというまに綺麗になることが経験されました。すべての肺癌ではないですが、劇的な効果を発揮しえます。が、ときとして致死的な間質性肺炎が生じます（機序不明）。EGFRに、ゲフィチニブで阻害されなくなるような遺伝子変異がさらに起こることで耐性が生じます。

図45-3　ゲフィチニブの作用機序

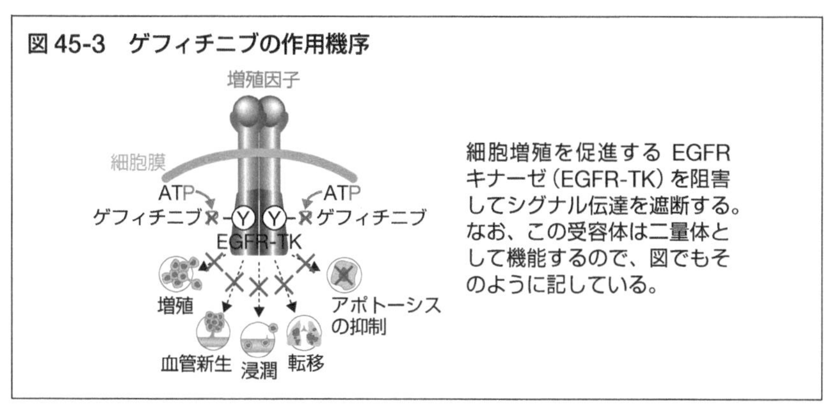

トラスツズマブ trastuzumab

トラスツズマブは一部の乳癌で過剰発現して異常増殖の原因となっている受容体**Her2**に対するモノクローナル抗体です。Her2の増殖シグナルを阻害します（**図45-4**）。本節冒頭で説明しました。商品名のハーセプチン®がわかりやすいでしょう。当然ながら、Her2が陽性（過剰発現）でHer2が異常増殖の原因となっている乳癌のみに有効です。したがって、乳癌組織を採取（生検）して、Her2の発現を確認する必要があります（コンパニオン診断）。乳癌だけではなく、Her2が増加しているほかの癌（Her2陽性胃癌）にも有効です。

トラスツズマブに特徴的な有害作用はほとんどないのですが、特にほかの抗癌薬と併用していると心不全が出現することがあります（機序不明。心筋傷害の回復時に Her2 が関与しているためかもしれません)。蛋白質製剤なので、過敏症状が出現することがあります。ほかの増殖シグナルの活性化などによる耐性が生じえます。

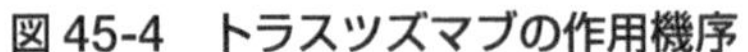
図 45-4　トラスツズマブの作用機序

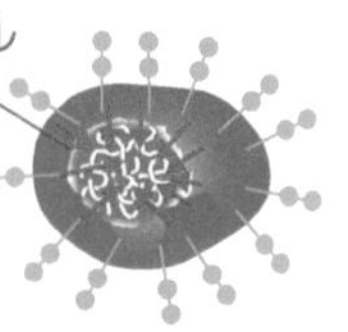

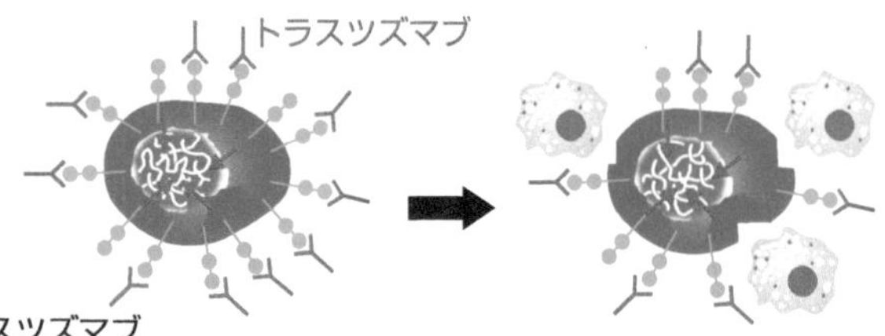

トラスツズマブは増殖受容体に対する抗体であり、過度な増殖シグナルを阻害する。また、結合した抗体により免疫応答が開始され、乳癌細胞が攻撃される。Her2 が少ない正常細胞への作用はあまりない。

リツキシマブ rituximab

リツキシマブは **B 細胞**に特異的な CD20 に対するモノクローナル抗体です(図 45-5)。正常 B 細胞にも発現しているために、正常 B 細胞も傷害します。しかし、あるリンパ腫（非ホジキンリンパ腫）の悪性リンパ腫のほとんどすべてに発現しているために、効率的にリンパ腫細胞を除去することができます。多くの場合、ほかの抗癌薬と併用され、たとえば、**CHOP**（p.238 参照）との併用は R-CHOP と称されます。投与後に腫瘍細胞が一斉に崩壊してその細胞内成分の放出による高尿酸血症、高 K 血症などの腫瘍崩壊症候群が生じることがあります。

正常 B 細胞も除去するのは抗癌薬としては有害作用ですが、B 細胞系の抑制薬として使用されるようになってきました。炎症が関与している、関節リウマチ、全身性エリテマトーデス（SLE）、ネフローゼ症候群、特発性血小板減少性紫斑病へも適応が拡大しつつあります。

図 45-5　リツキシマブによる正常／異常 B 細胞の除去

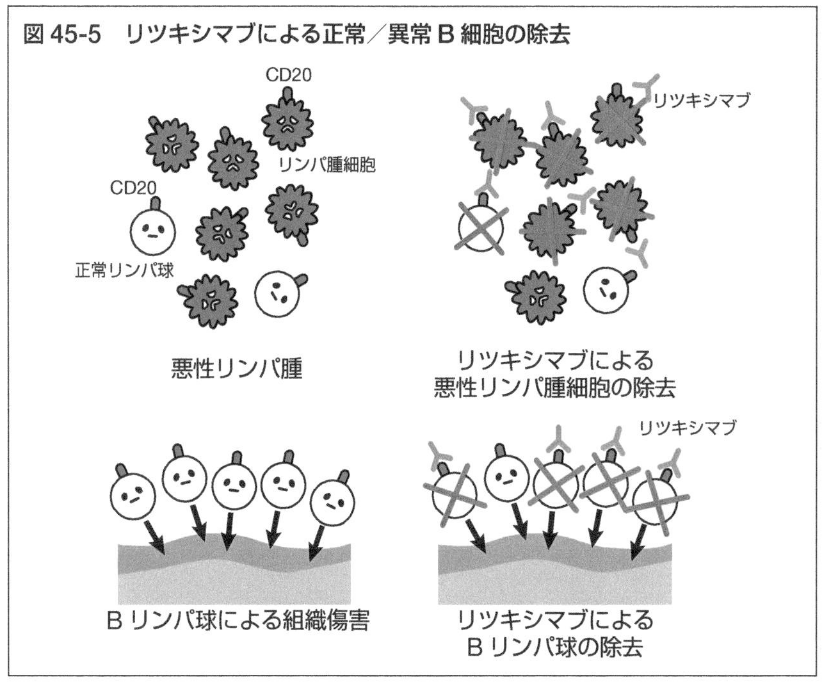

ベバシズマブ bevacizumab

悪性腫瘍が増殖するためには栄養が必要なため、悪性腫瘍は血管新生を促進して腫瘍を栄養する血管系を構築していきます。この血管を増殖するシグナルの 1 つが **VEGF**（vascular endothelial growth factor、血管内皮増殖因子）です。ベバシズマブは VEGF に結合して血管新生を抑制します。大腸癌に始まり、肺癌、卵巣癌、乳癌などに適応が広がっています。ほとんどの場合、悪性腫瘍を直接的に傷害する抗癌薬と併用されます。高血圧の悪化、血栓症、消化管穿孔（おそらく潰瘍などの修復における血管新生の阻害）など血管系の有害作用が特徴です。

加齢黄斑変性（age-related macular degeneration：AMD）は加齢により視覚に最も大切な黄斑が変成する疾患です（**図 45-6**）。その原因の 1 つが異常な血管の増殖です。また、糖尿病による網膜異常でも新生血管が問題とされます。これらの網膜の新生血管増殖性疾患に抗 VEGF 薬は有効です（図 45-7）。ベバシズマブ、ラニビズマブ（ベバシズマブと同様ですが、抗体の断片）、ペガプタニブ（VEGF を阻害するオリゴヌクレオチド、核酸医薬品）などの眼球内注射が行われます。

図 45-6　加齢黄斑変性の自覚症状

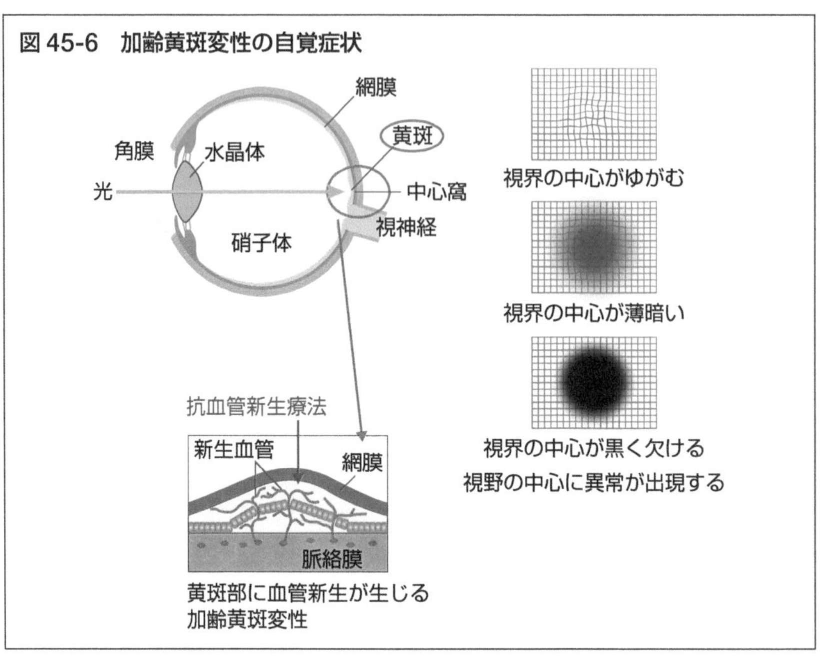

図 45-7　加齢黄斑変性の治療

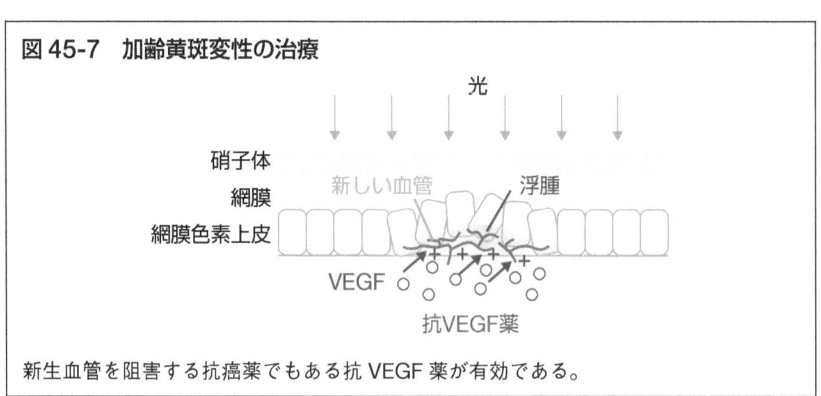

新生血管を阻害する抗癌薬でもある抗 VEGF 薬が有効である。

imatinib イマチニブ　～inib は阻害薬を意味する trastuzumab トラスツズマブ　～mab はモノクローナル抗体を意味する

イマチニブ、トラスツズマブの成功以来、～inib や～mab が次々に開発されています。少しずつ性質が異なっていますが、イマチニブ、トラスツズマブが登場したときのような革命は起こっていません（今後はわかりませんが、クスリの歴史では最初に開発されたものを超えることはなかなか難しいようです）。抗体薬には～mab（monoclonal antibody）という一般名がつけられています。

POINT 45

1 従来型抗癌薬は正常細胞を含めて、増殖（細胞分裂）が著しい細胞を障害する
2 分子標的薬は悪性腫瘍細胞に特異的に異常となっている過程を標的とする
3 分子標的薬は標的が腫瘍化の原因となっている悪性腫瘍のみに有効である
4 分子標的薬の有害作用は原則として軽微である
5 次々に分子標的薬に分類される抗癌薬が開発されているが、耐性が生じることもあり、癌の完全治癒は困難である
6 イマチニブには慢性骨髄性白血病（BCR-ABL 阻害）や GIST（c-kit 阻害）に有効である
7 ゲフィチニブは EGFR チロシンキナーゼ阻害薬であり、肺癌に有効だが、ときとして間質性肺炎が生じる
8 トラスツズマブは Her2 陽性の乳癌などに有効である
9 リツキシマブ（抗 B 細胞 CD20 モノクローナル抗体）は CD20 陽性のリンパ腫をはじめとして、血管炎、肉芽腫症、関節リウマチ、SLE、ネフローゼなどにも適応が拡大している
10 ベバシズマブは新生血管を阻害し大腸癌、そして加齢黄斑変性に有効である

Level Up

抗体薬

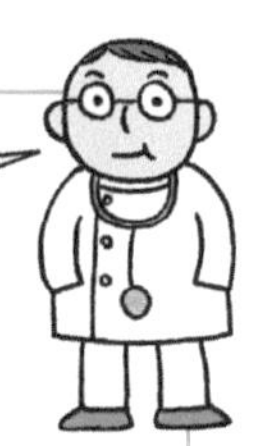

185ページのLevel Upも参照してください。

抗体は生体防御のために免疫系細胞が分泌し、外敵に特異的に結合する蛋白質です。特異的に結合するということは、標的に特異的に結合する薬物となります。

当初はマウス細胞から作られたマウス・モノクローナル抗体が用いられていました。マウスの蛋白質を人に投与すれば、異種蛋白質として除去されているために、抗原抗体部位以外はヒトの抗体分子と置き換えられたのが使用されていました。最近では、最初から、目的の標的（抗原）に結合するヒトモノクローナル抗体薬が多数登場しています。以下に創世記の抗体薬を示します。

1. ヒト化マウスモノクローナル抗体：インフリキシマブ

TNF-αに結合するマウスのモノクローナル抗体を注射すればTNF-αのはたらきを阻害することができます。しかし、マウスの抗体は異種蛋白質なのでアレルギー反応を起こしてしまいます。そこで、遺伝子工学を駆使して、TNF-αを認識する部位以外はヒトの抗体蛋白質に置き換えたヒト化マウスモノクローナル抗体が作成されました（図1）。このヒト化マウスモノクローナル抗体を用いれば、アレルギー反応をほとんど起こさずにTNF-αの作用を抑制することができます。クローン病や関節リウマチ、乾癬（かんせん）などその適用範囲は広がっています。

2. ヒト受容体抗体融合蛋白質：エタネルセプト

TNF-αの受容体もTNF-αと特異的に結合します。そこで、ヒト抗体とヒトTNF-α受容体の結合部位とを融合したものがエタネルセプトです（図2）。この蛋白質もTNF-αと特異的に結合して、その作用を阻害します。

図1　ヒト化マウスモノクローナル抗体

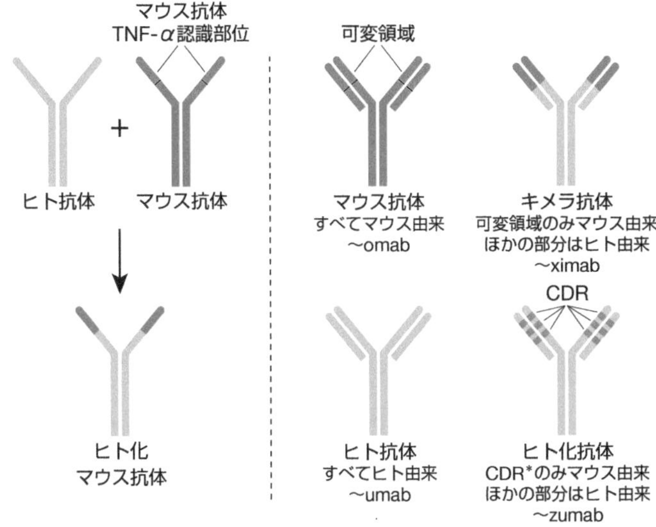

＊CDR（相補性決定領域 complementarity determining region）

完全にヒト型抗体を作成することが可能になっている。インフリキシマブ infliximab の ximab はキメラ抗体であることを示す。マウス抗体は治療薬としては使われない（検査薬としては用いられる）。

図2　さまざまな抗体薬

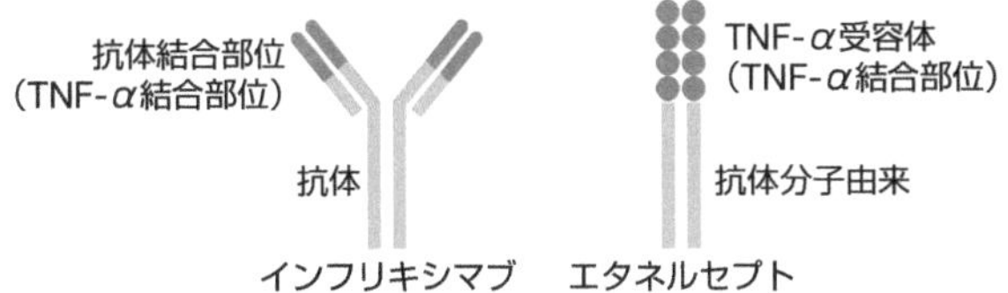

バイスペシフィック抗体

Yの字で模式的に描かれるように、抗体は2つの抗原結合部位があります。天然の抗体はこの2つに同じ抗原を結合します。1分子に2ヵ所の抗原結合部位があることにより、抗原を凝集させて除去することができます（図3）。

図3　抗体の特徴：2ヵ所の抗原結合部位

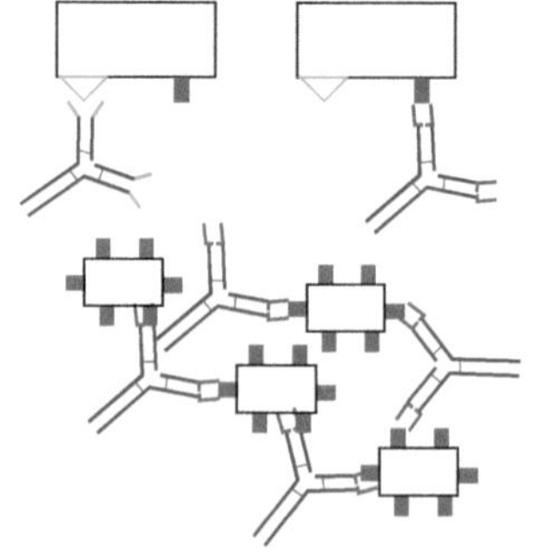

抗原を凝集して隔離することができる。

しかし、遺伝子工学を駆使して、それぞれが別個の抗原と結合するバイスペシフィック bispecific 抗体が作成され、薬物として使用されるようになってきました。バイスペシフィック抗体によって、2つの分子を接近させて相互作用を引き起こすことができます。たとえば Her2 と T 細胞表面の抗原 CD3 とのバイスペシフィック抗体は、癌細胞に T 細胞を強制的に接着させて、T 細胞による癌細胞への攻撃を開始させることができます。凝固因子 IXa と凝固因子 X のバイスペシフィック抗体の emicizumab は凝固因子 X の活性化因子である凝固因子 IXa を凝固因子 X に接触させることによって、凝固因子 X の活性化を促進する血友病治療薬となっています（図4）。

図4　2つの因子の相互作用（活性化）を促進するバイスペシフィック抗体

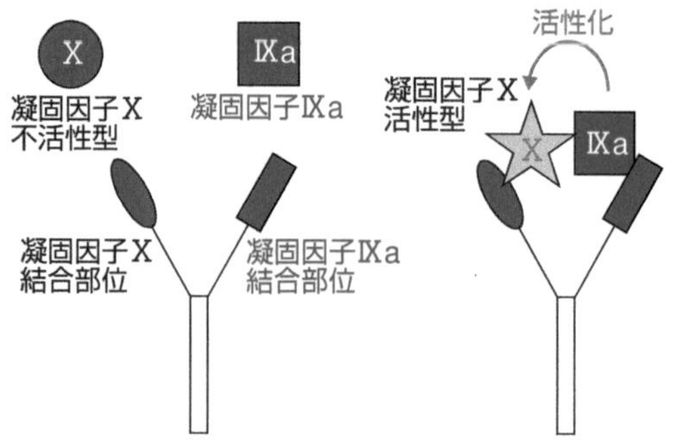

凝固因子IXaと凝固因子Xの
バイスペシフィック抗体emicizumab

ドラッグデリバリーシステムとしての抗体

抗体は標的に結合して、その標的の活性に介入します（多くは阻害）。ドラッグデリバリーシステムとは薬物を標的に輸送する方法のことです。抗体が標的に特異的に結合するということは、その抗体に別の薬物を結合させれば、その薬物を標的に特異的に輸送することができるということになります。

抗癌薬（従来型、stage44 参照）は癌細胞だけではなく、正常細胞にも有毒なものがあります。抗癌薬を癌細胞のみに作用させる、あるいは癌組織のみに輸送（デリバリー）できれば、有害作用を軽減させることができます。

トラスツズマブ（抗 Her2 抗体）＋エムタンシン（商品名カドサイラ®）は Her2 を過剰発現している癌細胞に抗癌薬エムタンシンを作用させることができます（図 5）。

図 5　トラスツズマブ（抗 Her2 抗体）＋エムタンシン

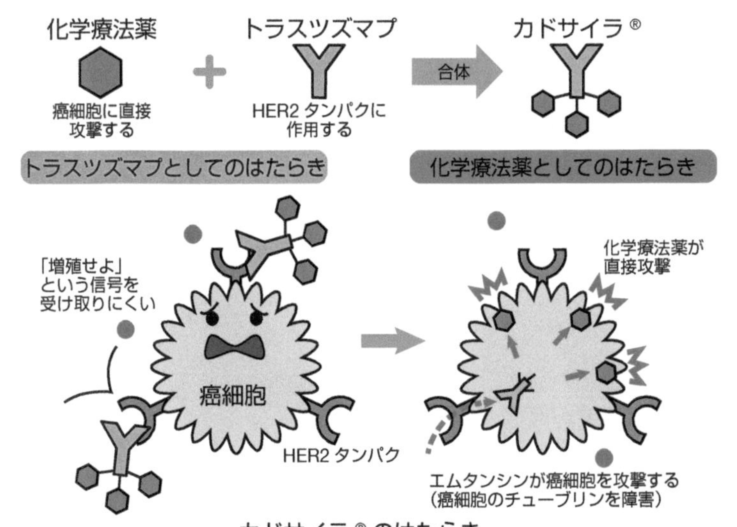

エムタンシン（微小管を阻害する従来型抗癌薬）単独で投与すると有害作用が著しい。そこでトラスツズマブに結合すれば、乳癌細胞のみに作用するので有害作用が軽減する。トラスツズマブにもも抗癌作用（Her2 抑制作用）があるが、さらに細胞毒性発揮するエムタンシンが癌細胞を攻撃する。トラスツズマブは正常細胞には結合しないので、エムタンシンが正常細胞に毒性を発揮するのを抑えることができる。

中外製薬ホームページ（https://chugai-pharm.jp/pr/npr/onco/bt/ictool/recurrence/therapy/d08/index/）より転載

Stage 46 抗癌薬③ そのほかの抗癌薬

ホルモン、免疫チェックポイント

分子標的薬にも従来型抗癌薬にも当てはまらない抗癌薬がいくつかあります。ある種の癌に特に有効であり、著しい有害作用はあまりありません。また、癌の免疫療法が著しく進歩しています。

レチノイン酸

レチノイン酸（ビタミンA）は細胞の分化の制御因子ですが、白血病の一種の急性前骨髄球性白血病（**APL**）に有効です。レチノイン酸によってAPL細胞は再分化します（正常な細胞にある程度戻ります）。癌化してめちゃくちゃに増えていた癌細胞は誤りに気がついて、細胞死（遺伝情報に基づく制御された細胞の死滅過程）を引き起こして自殺します（**図46-1**）。ビタミンAなので有害作用は少ないです。1988年に初めて中国から報告されたときは、凶悪な白血病がビタミンAで治るなど誰も信じませんでした。

図46-1 レチノイン酸による急性前骨髄球性白血病の分化誘導療法

正常な白血球（好中球）造血における分化・成熟

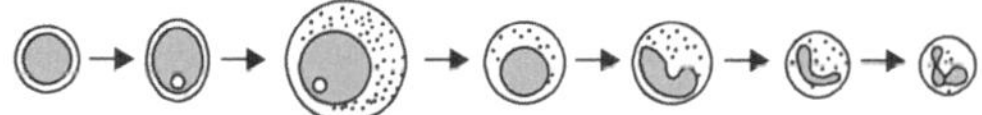

急性前骨髄球性白血病における分化・成熟の障害

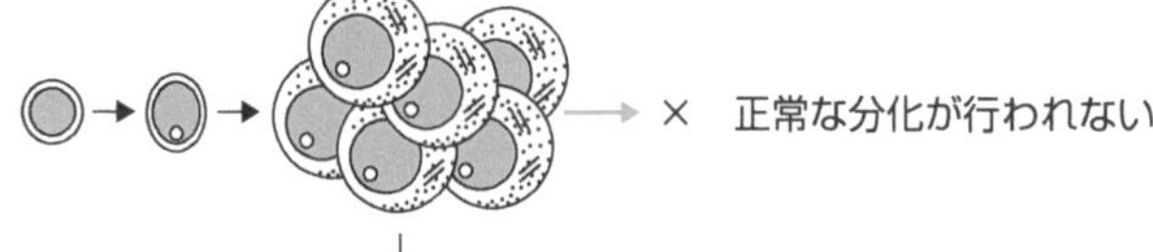

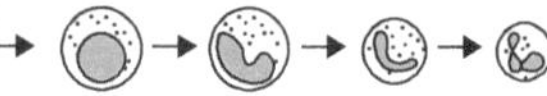

この療法はほかの白血病や癌には無効である。

アスパラギナーゼ

アスパラギナーゼは文字どおりL-アスパラギンを分解する酵素です。ある種のリンパ系腫瘍は大量のアスパラギンを必要とします。血中のアスパラギンをこの酵素によって分解すれば、腫瘍細胞の栄養源を断ち増殖を抑制することができます（図46-2）。急性リンパ性白血病（特に小児）に用いられます。蛋白質酵素なので消化されないよう非経口投与されます。

図46-2　アスパラギナーゼの作用機序

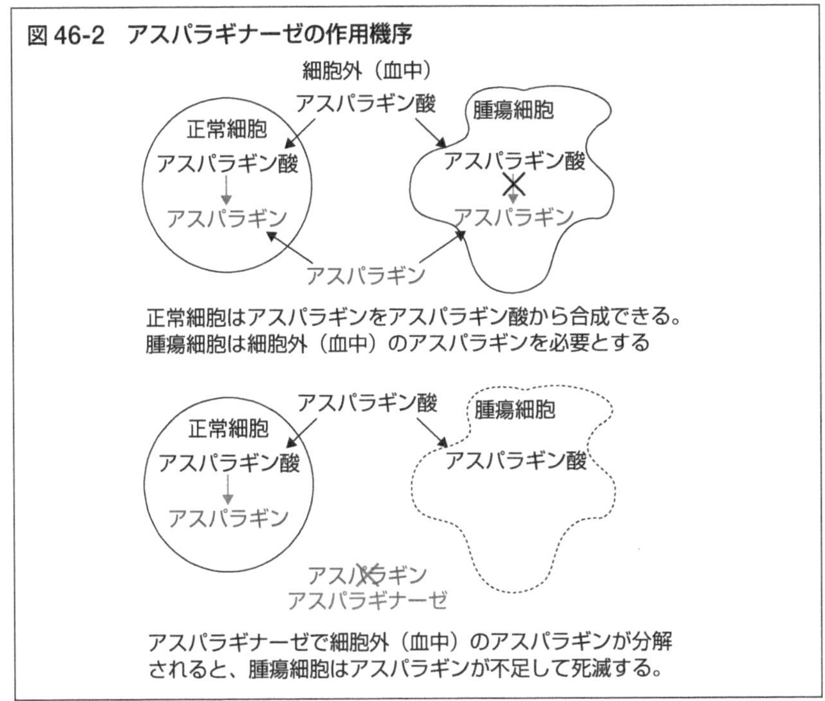

ホルモン薬

乳癌や卵巣癌、前立腺癌の一部は、それぞれ女性ホルモンや男性ホルモンによって増殖が促進されます。そのため、これら性ホルモンの作用を変化させる薬物が抗癌薬として用いられます。**タモキシフェン**はエストロゲン依存性乳癌を抑制します（図46-3）。**リュープロレリン**は視床下部から分泌される性腺刺激ホルモン放出因子の合成ペプチドアナログ（類似体）で、性腺刺激ホルモンの分泌を抑制します（図46-4）。性ホルモン依存性の前立腺癌や乳癌に用いられます。

図 46-3　選択的エストロゲン受容体修飾薬（SERM）の作用機序

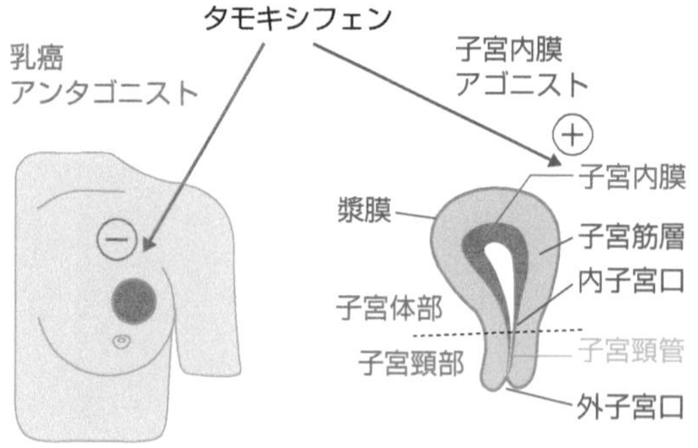

タモキシフェン
乳癌
アンタゴニスト
子宮内膜
アゴニスト
子宮内膜
漿膜
子宮筋層
内子宮口
子宮体部
子宮頸管
子宮頸部
外子宮口

タモキシフェンは、細かく説明すると、乳癌にはエストロゲン・アンタゴニスト、子宮内膜にはエストロゲン・アゴニストとして作用する。このような複雑な作用を発揮するエストロゲン受容体作用薬をSERM（selective estrogen receptor modulator）という。

図 46-4　リュープロレリンの作用機序

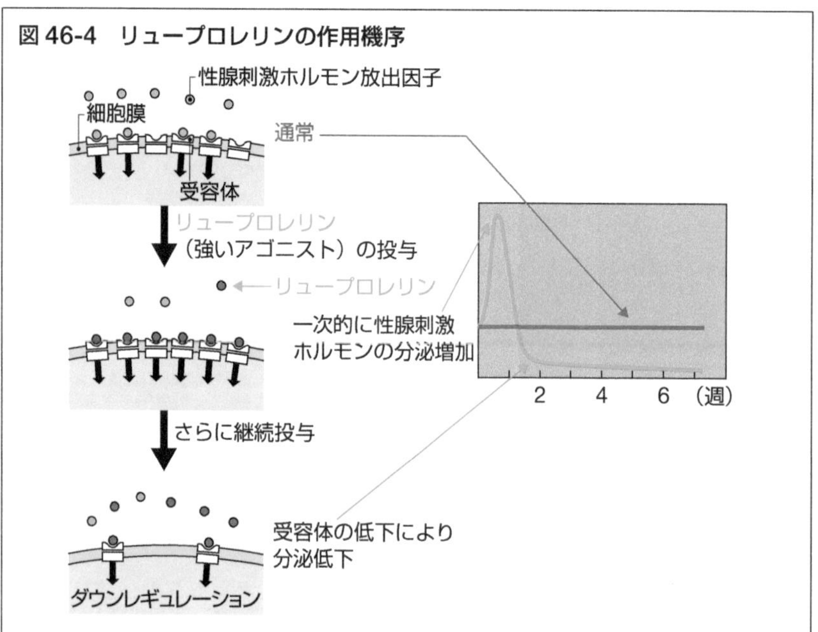

リュープロレリンは実はアゴニストである。最初は下垂体からの性腺刺激ホルモンの分泌を促進するが、やがて脱感作（受容体のダウンレギュレーション）により、逆に分泌は抑制されるようになる。

サリドマイド

サリドマイドは睡眠薬としては優れた薬物でしたが、胎児に奇形性疾患を引き起こして「悪魔の薬」のレッテルを貼られてしまった薬物です。腫瘍血管抑制作用など新たな作用が見出され、多発性骨髄腫に有効なことが見出されました。サリドマイドをシード化合物として**レナリドミド**など類似薬が開発されています。

免疫チェックポイント関連薬

癌細胞は異常に増殖する、そのヒト自身の細胞です。非自己を攻撃する免疫機構は基本的には癌細胞を除去できないことになります。しかしながら、癌細胞にしか存在しない抗原（癌特異的抗原）が多数見つかっています。そこで、これをワクチンとして投与して、癌細胞を除去するという免疫療法が以前から試みられていましたが、十分な効果は確認できませんでした。それは、癌細胞が免疫機構からの認識（攻撃）を回避しているためです。逆にいうと、単なる異常増殖細胞は生体防御系によって除去されるともいえます。生体防御系を免れた異常増殖細胞が癌ということになります。

この癌の免疫回避機構を抑制する抗癌薬が**免疫チェックポイント阻害薬**です（図46-5）。ニボルマブ（抗PD-1抗体）やイピリムマブ（抗CTLA-4抗体）などがすでに臨床で使用されており、今後、続々と新薬が登場すると考えられます。最初、有効な治療法がほとんどなかった悪性黒色腫に認可され、その後、肺癌などに適応が拡大しています。当初よりは薬価は引き下げられていますが、2018年の段階で年間約1000万円になっています。もっとも、脊髄性筋萎縮症の遺伝子治療が1回とはいえ1億6000万円なので、だんだん高額医療に麻痺してきています。免疫チェックポイント治療薬は、いまのところ有効か有効でないかを投与前に鑑別することができません。有効性の指標が確立すれば高額医療の問題は軽減されるでしょう。また、投与中止後も癌抑制効果が比較的長期に持続されるようです。癌ワクチン（癌特異的なペプチドの投与）との併用も期待されています。

有害作用は当初は少ないとされていましたが、免疫を活性化するために、自己免疫疾患が生じることが明らかになっています。たとえば、膵島攻撃などによる1型糖尿病が発生します。また、すべての癌に有効というわけでもなく、長期の完治についても評価段階です。

図 46-5 免疫チェックポイント阻害薬（ニボルマブ）の作用機序

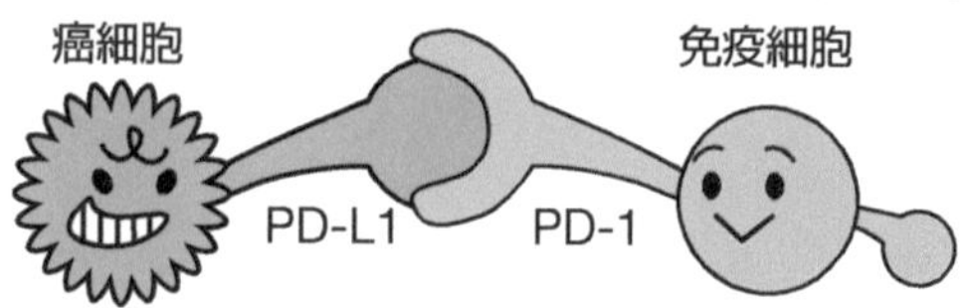

癌細胞は免疫細胞と手打ち（受容体に結合）して、
免疫細胞からの攻撃を回避している。

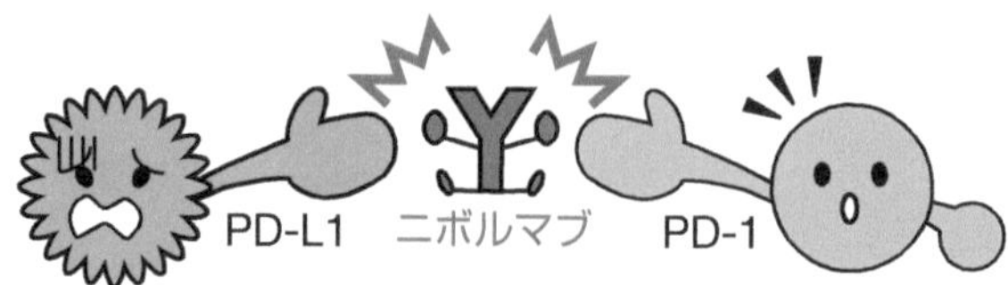

ニボルマブは癌細胞による免疫細胞の抑制を解除する

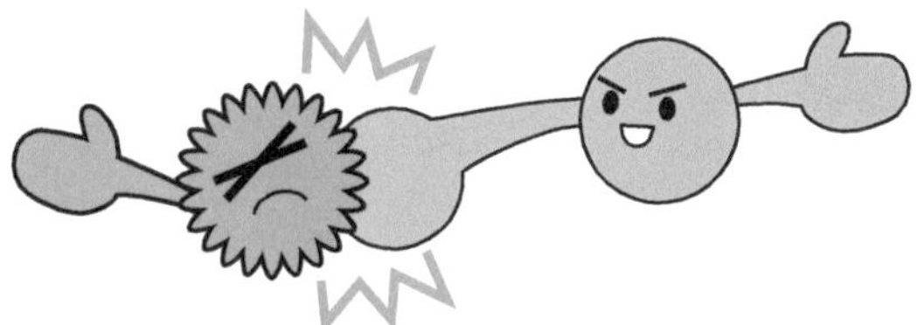

抑制を解除された免疫細胞は
癌細胞を非自己と認識して攻撃する

プチcolumn 抗癌薬の有効性

イマチニブは慢性骨髄性白血病の治療に革命を起こし、生存率を著しく改善しました（図）。しかし、癌「新薬」の多くは余命をほんの少し延長させるだけであることを理解しましょう。

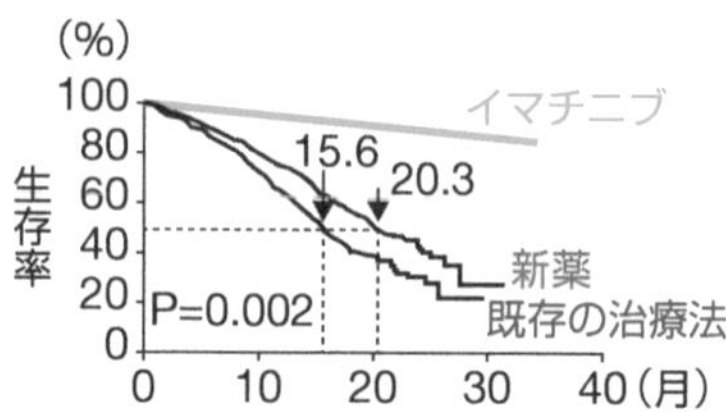

POINT 46

1 レチノイン酸：急性前骨髄球性白血病の分化誘導療法
2 アスパラギナーゼ：癌細胞が必要とするアスパラギンの供給を遮断
3 抗性ホルモン薬：性ホルモンで増殖が促進される乳癌あるいは前立腺癌
4 サリドマイド：多発性骨髄腫（優秀な睡眠薬であるが催奇形性が強い）
5 免疫チェックポイント関連薬：癌の生体防御回避の解除

Stage 47 高血圧

原因手段によらず降圧する

血圧がある基準（おおむね 140/90 mmHg）以上に上昇した状態が数ヵ月以上継続していると高血圧といわれます。どのような作用機序であってもとにかく血圧を下げれば、高血圧がもたらす血管、心臓、脳、腎臓障害のリスクを著しく低下させることができます（図 47-1）。

収縮期血圧と拡張期血圧

血圧には、心臓が収縮したときの**収縮期血圧**（心臓の収縮力と血管抵抗を反映）と大動脈弁が閉じて心臓が拡張しているときの**拡張期血圧**（血管の弾力性を反映）があります。血圧は、ストレスなどで緊張したとき、家でリラックスしているときなど、そのときの状態で大きく変動します。そのため、落ち着いた状態での測定が重要とか（病院での測定値よりも自宅での自己測定値を優先する）、ストレスなどによる一時的な上昇が危険とかいわれ、いつどこで測定するかというタイミングが問題です。基本的には倒れない限り、血圧は**低ければ低いほどよい**とされています。

正常血圧（治療の必要がない血圧）の定義も時々で変化して、以前は 140/90 mmHg 以下だったのが 130/85 mmHg 未満（家庭血圧では 125/80 mmHg）（「高血圧治療ガイドライン 2009」）になったと思ったら、欧州高血圧学会は 2013 年に降圧目標を 140/90 mmHg 未満としました。結局、140/90 mmHg 以下ならだいたい安心ということでしょう。日本の「高血圧治療ガイドライ

図 47-1　動脈圧の簡単なモデル

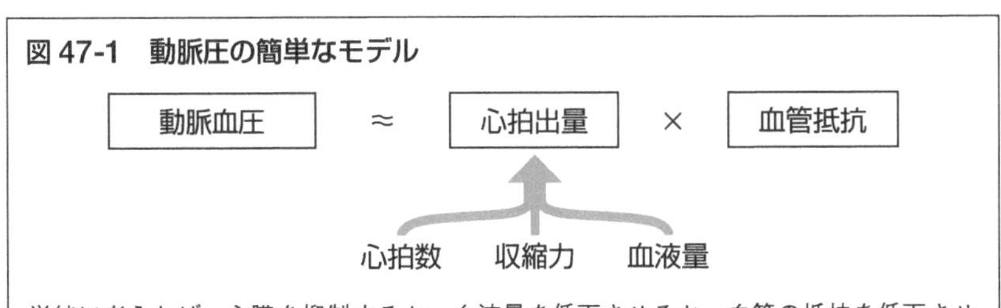

単純に考えれば、心臓を抑制するか、血液量を低下させるか、血管の抵抗を低下させれば血圧は低下することになる。

図 47-2 高血圧治療ガイドライン 2009 と 2014 と 2019 の比較

2009

	診察室血圧
若年者・中年者	130/85mmHg 未満
高齢者	140/90mmHg 未満
糖尿病患者 CKD 患者 心筋梗塞後患者	130/80mmHg 未満
脳血管障害患者	140/90mmHg 未満

2014

	診察室血圧
若年者・中年者 前期高齢者	140/90mmHg 未満
後期高齢者	150/90mmHg 未満 （忍容性があれば 140/90mmHg 未満）
糖尿病患者 CKD 患者 （蛋白尿陽性）	130/80mmHg 未満
冠動脈疾患患者 脳血管障害患者	140/90mmHg 未満

2019

	診察室血圧	家庭血圧
75 歳未満の成人 脳血管障害患者 （主動脈の閉塞なし） 冠動脈疾患患者 慢性腎不全患者（蛋白尿あり） 抗血栓薬服用患者	130/80 mmHg 未満	125/75 mmHg 未満
75 歳以上の高齢者 脳血管障害患者 （主動脈の閉塞あり） 慢性腎不全患者（蛋白尿なし）	140/90 mmHg 未満	135/90 mmHg 未満

2019 年では、基本的には診察室では 130/80 mmHg 以下、高齢者は従来の 140/90 mmHg 未満が目標となっている。また、家庭血圧が重視されている。

ン 2014」でも、**診察室血圧**よりも**家庭血圧**を重要視する、さらに、降圧目標は 140/90 mmHg（75 歳以上の後期高齢者では 150/90 mmHg）としています。それが高血圧ガイドライン 2019 では 120/80 mmHg 未満を正常高血圧と定義され、特に疾患がある場合には降圧目標は 130/80 mmHg 以下となってしまいました。家庭血圧ではさらに低く設定されています。そうはいうものの、概ね 140/90 mmHg 以下と認識しておいて大きな問題はないでしょう（図 47-2）。

同じ血圧でも、危険因子（糖尿病、慢性腎臓病 **CKD**：chronic kidney disease、心血管疾患など）が存在すると危険度が上昇します（図 47-3）。最近注目されている**メタボリック症候群**は、糖尿病、高脂血症、高血圧のどれか2項目と肥満が重なっているものを示します。

血圧の測定

本来は動脈に管を刺して血液と釣り合う水銀の高さを計るべきですが、現実的ではありません。そのため、上腕にカフを巻いて空気で圧力をかけ、肘部の聴診器で音（コロトコフ音）が聞こえてくるときを収縮期（最高）血圧、音が消えるときを拡張期（最低）血圧としています。上腕を上げれば見かけ上血圧は低下しますし、下げれば上昇します。自動血圧計によっても若干の誤差があります。したがって、同じ血圧計で、ほぼ同じ時間に、同じ条件で継続的に測定することが大切です。

プチcolumn　腹囲とメタボリック症候群

現行の診断基準である数値（腹囲：男性85 cm、女性90 cm以上）にどれほどの意義があるのか疑問視されています。肥満は問題であることはだれもが認めていますが、ある数値の上と下で著しく差が出ることはなく、危険性は段階的に増加していくのです。

図47-3　血圧管理のための危険因子と治療方針

正常血圧 120/80 以下
→健診などで血圧を測定しながら、血圧上昇がないことを確認

正常高血圧（120 ～ 129/80 以下）
→減塩など食生活に注意して様子見

高値血圧（130 ～ 139/80 ～ 89）
→減塩など食生活に注意
→自宅での家庭血圧測定
→それ以上、高値にならないことを確認
→他に疾患がある場合には内科的管理の開始

高血圧（140/90 以上）
→家庭血圧測定で高血圧の確認
→内科的管理は必須
→他に疾患がある場合にはただちに薬物療法を検討
→家庭血圧が一定して高値の場合には薬物療法を検討

日本高血圧学会、高血圧治療ガイドライン2019を参考に簡略化して作成

高血圧の治療戦略

高血圧の原因は複雑ですが、なんらかの要因で血管の抵抗が増加したために、それに対抗して循環量を維持しようとして圧力が増加している状況といえます。高血圧というのは発熱と同じような症状であり、それをもたらしている原因はさまざまです。ただし発熱の場合には、感染症には抗菌薬、炎症性疾患には抗炎症薬というように原因に合致した薬物を投与する必要がありましたが、高血圧の場合には、原因（多くは不明の本態性高血圧）は気にしないで、**とにかく血圧を下げれば**、将来の有害事象（心不全、脳血管障害、腎障害など）をより予防できるという考え方になっています。

高血圧の手術療法とワクチン療法

高血圧治療の大きな障壁が「一生、薬を飲み続けること」への躊躇です。既述の降圧薬の安全性はほぼ担保され、価格も十分安価になっています。それでも飲み続けることには抵抗があり、降圧療法を開始することの障壁ではあります。そのため1回の介入で降圧できるとして、アンギオテンシン系に対するワクチン療法や、腎臓の神経を離断する手術療法が検討されています。

◆ワクチン療法

1990年代から血圧上昇因子であるアンギオテンシンへのワクチン療法の臨床研究が行われています（たとえば、アンギオテンシンをコードするDNAを投与するDNAワクチン）。安全性は問題ないようですが、十分な降圧効果が得られていないようです。

◆腎除神経術

血圧維持の主要な交感神経系である腎臓の交換神経を離断します（腎デナベーション（除神経）治療）。2010年前半に行われた臨床研究では十分な降圧効果が確認できませんでしたが、2010年後半に有効性を示唆する結果が得られるようになってきました。難治性高血圧症を対象として臨床研究が行われています。

POINT 47

1 血圧＝心拍出量×血管抵抗
2 基本的には140/90 mmHg以下に血圧を保つと心血管系有害事象のリスクを軽減する（方法は問わない）

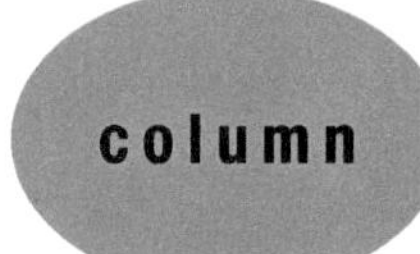

Jカーブ

以前は、特に高齢者では動脈硬化に対抗して血圧が上昇しているのだから、血圧をあまりに下げすぎると有害であるということが議論されていました。Jの字のように、血圧を下げれば有害事象が低下するが、ある時点から、逆に増えるという議論です（図）。これについての決着はついていませんが、基本的には下げれば下げるほどよいと考えられています。最近、一部の疾患では、下げすぎはよくないとの報告がありました。「エビデンス」のない直感ですが、治療ではなにごともほどほどが大切（過激な介入は弊害をもたらす）なので、たぶん、血圧の下げすぎ、あるいは急激な血圧の降下はあまりよくないと想像されます。血圧に限らず、ゆったりと個々の患者の様子を見ながら行うことが大切です。

図　Jカーブの模式図

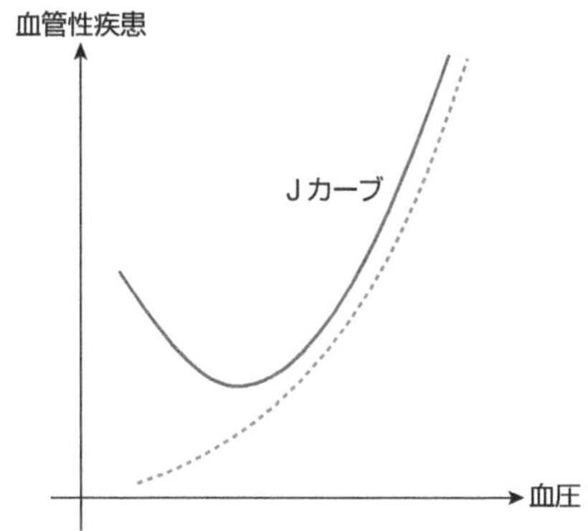

単純に血圧は下げれば下げるほどよいと考えられていたが、
特に高齢者では、下げすぎも問題と考えられるようになってきた。

Stage 48 高血圧治療薬① 主要治療薬

主な降圧薬は 4 種類

代表的な高血圧治療薬（降圧薬）は、レニン・アンギオテンシン系阻害薬、Ca ブロッカー、降圧利尿薬です。2 種以上を併用することもあります。

高血圧治療薬

血圧を下げる戦略としては、最も強い血管収縮系とされるレニン・アンギオテンシン系（RAS：renin-angiotensin system、図 48-1）を阻害する薬物（**アンギオテンシン変換酵素阻害薬 ACEI**、**アンギオテンシン受容体阻害薬 ARB**）、血管平滑筋収縮セカンドメッセンジャーのカルシウム系の抑制薬（**Ca ブロッカー**）、体液量と血管抵抗を低下させる**チアジド（サイアザイド）系利尿薬**が推奨されています（表 48）。これらの薬物を 2 種組み合わせる併用療法も可能です（ACEI と ARB の併用は推奨されません）（図 48-2）。最近の高血圧症への処方としては、レニン・アンギオテンシン系阻害薬で治療を始めて不十分な場合には利尿薬か Ca ブロッカーを併用することが多いようです。以前は心拍出量を低下させる β ブロッカーも第一選択薬でしたが、

図 48-1 単純なレニン・アンギオテンシン系（RAS）

アンギオテンシノーゲン
↓ レニン ❶
アンギオテンシン I
↓ ACE ❷
アンギオテンシン II
↓ ❸
AT1 受容体
↓
血管収縮、血圧上昇

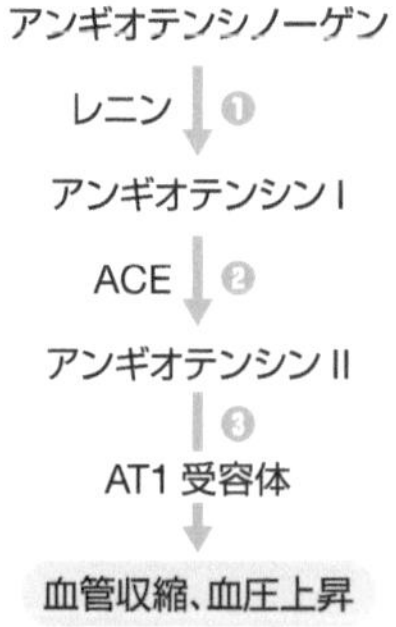

❶肝臓で産生され血中に分泌されたアンギオテンシノーゲンは、血圧が低下すると腎臓から分泌されるレニンによってアンギオテンシン I に分解される。

❷アンギオテンシン I は細胞膜蛋白質である ACE（アンギオテンシン変換酵素）によって切断されてアンギオテンシン II となる。

❸アンギオテンシン II は血管収縮などにより血圧を上昇させる。レニン、ACE、および AT1 受容体阻害によって RAS を抑制して降圧することができる。

この単純な経路以外にも非常に複雑な経路のあることが明らかになっていて、記憶などにも関与していることが示唆されている。また、膜蛋白質である ACE は SARS ウイルスの受容体（侵入経路）にもなっている。

図 48-2　治療薬の選択と併用

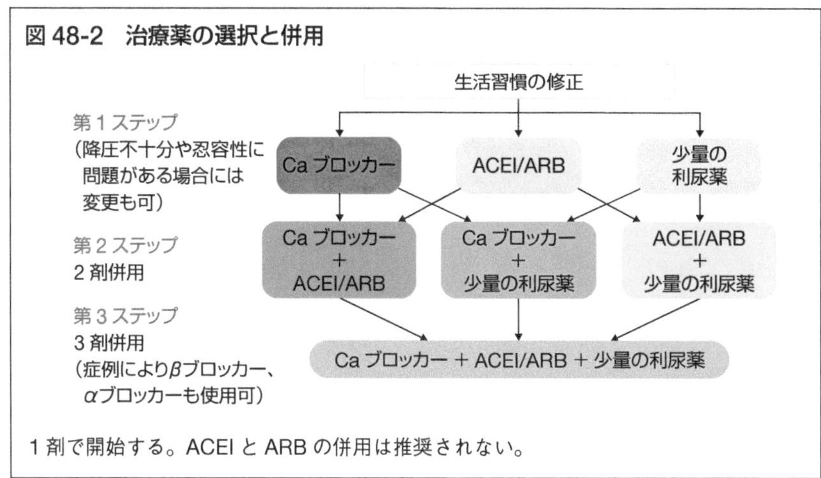

1 剤で開始する。ACEI と ARB の併用は推奨されない。

心疾患が合併しているときに推奨するとなりました。βブロッカーはほかの降圧薬よりも心抑制作用（急性心不全の増悪）や気管支収縮（喘息発作誘発）などが有名であり、やや使いづらいということが第一選択薬から外れた要因と思われますが、重要な高血圧治療薬の 1 つです。

レニン・アンギオテンシン系阻害薬

ACE 阻害薬（ACEI）は、アンギオテンシン I を活性型のアンギオテンシン II に変換する酵素 ACE（アンギオテンシン変換酵素）を阻害する薬物です。血管拡張作用と気管支収縮作用のあるブラジキニンの代謝も阻害して濃度を上昇させるために空咳が出現しやすいのですが、この空咳によって誤嚥性肺炎を予防するために投与されることもあります。

アンギオテンシン受容体阻害薬（ARB）は血圧維持に主要な AT1 受容体をブロックします。レニン・アンギオテンシン系の最上流のレニン阻害薬として、2009（平成 21）年秋に日本でアリスキレン（経口薬）が認可されました（2000 年に開発、2003 年に米国で認可）。

Ca ブロッカー（Ca 拮抗薬）

心筋や平滑筋は細胞外からのカルシウム流入により収縮します。カルシウム流入経路であるカルシウムチャネルをブロックするのが Ca ブロッカーです。短時間作用型では、心筋梗塞を増加させることが議論となりましたが、現在のところは、有用な降圧薬のグループと評価されています。

降圧利尿薬

Caブロッカーや ACEI/ARBが出現するまで、利尿薬は高血圧治療の主流でした。利尿薬のなかでも特に降圧作用が優れているのはチアジド系利尿薬です。忘れられていたのですが、2002（平成14）年12月に発表されたALLHAT（オールハット）臨床試験でチアジド系利尿薬がACEIやCaブロッカーに勝るとも劣らない降圧作用のあることが報告されて（とにかくなんでも血圧を下げればいいんだ！という結論）、急激に処方数が増えました。副作用としては低カリウム血症、高尿酸血症、高血糖などがあるので、メタボリック症候群には使いづらいように思えますが、少量では問題ありません（**表48**）。ARBとの併用が特に有益とされ、ARBとチアジド系利尿薬の合剤が発売されています。

表48　主要降圧薬の禁忌もしくは慎重使用例

降圧薬	禁忌	慎重使用例
ACEI	妊娠 高カリウム血症	腎動脈狭窄症 両側性腎動脈狭窄の場合は禁忌
ARB	妊娠 高カリウム血症	腎動脈狭窄症 両側性腎動脈狭窄の場合は禁忌
Caブロッカー	徐脈	心不全
利尿薬（チアジド系）	低カリウム血症	妊娠、痛風、耐糖能異常

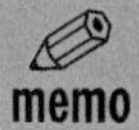

ALLHAT臨床試験概要

ALLHAT：Antihypertensive and Lipid-Lowering Treatment to Prevent Heart Attack Trial

発　　表：2012年12月
対　　象：米国の冠動脈疾患のハイリスク高血圧患者4万2418例
追跡期間：平均4.9年
目　　的：心血管系疾患の抑制における降圧薬治療（Caブロッカーアムロジピンと ACEIリシノプリル）の有用性の検討
対 照 薬：すでに長期大規模臨床試験で有用性が確立されている利尿薬クロルタリドン
結　　論：アムロジピン、リシノプリル、クロルタリドンは冠動脈疾患死および非致死的心筋梗塞を同等に抑制した。

POINT 48

◆代表的な降圧薬はACEI/ARB、Caブロッカー、チアジド系利尿薬である

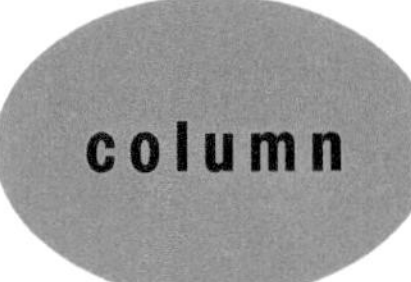

薬物の日本語名称（ローマ字読み）

チアジド（サイアザイド）系利尿薬の例

トリクロルメチアジド、ヒドロクロロチアジド、ベンチルヒドロクロロチアジド。みな「～チアジド」となっています。thiazideを「サイアザイド」と表記することもあります。薬物の日本語名称は、できるかぎりローマ字読みされていますが、外国では日本名（発音）では理解されないことがあります。

ACEIの例

カプトプリル、エナラプリル、アラセプリル、デラプリル、シラザプリル。みな「～プリル」となっています。カプトプリルが最初のACEIです。

ARBの例

ロサルタン、カンデサルタン、テルミサルタン、オルメサルタン。みな「～サルタン」となっています。ロサルタンが最初のARBです。バルサルタン（ディオパン®）では臨床研究の不正が行われました（p.20 column参照）。

Caブロッカーの例

ニフェジピン、アムロジピン、ニカルジピンなど「～ジピン」の系統がよく使われています。ほかにベラパミル、ジルチアゼムもよく使われます。

βブロッカーの例

プロプラノロール、カルベジロール、アルプレノロール。みな「～ロール」となっています。プロプラノロールが最初のβブロッカーです。

低血圧と起立性変動

客観的症状を伴わない低血圧（定義としては収縮期血圧が100 mmHg未満）は原則として治療の必要はありません。主観的症状（倦怠感やめまい）は心理的影響が強いと考えられていますが、血圧を直接上昇させる薬物はあまり適用されません。

起立性変動とは、自律神経系の調節がうまくいかず、体位の変化によって血圧が著しく変動することをいいます。起立性低血圧と起立性高血圧があります。なにか特別の病因が存在しないかを検索する必要があります。シャイ・ドレーガー症候群を含む脳の多系統萎縮症の起立性低血圧が有名です。起立性変動で著しく血圧が上昇するのは血管障害の危険因子という説もあります。

Stage 49 高血圧治療薬② そのほかの治療薬

妊婦の降圧薬

妊婦の高血圧治療には催奇形性の問題からレニン・アンギオテンシン系阻害薬は使えません。代わりに**メチルドパ**が用いられます。静注降圧薬は半減期が短く、細かく血圧を調節することができます。

◆βブロッカー

βブロッカーは心筋とレニン分泌を抑制することにより降圧します（図 49-1）。重篤な副作用として、気管支喘息の悪化があります。心臓を抑制するので過去には心不全には禁忌とされてきました。しかし、心不全状態では心臓は交感神経系によって過度に刺激されているため、それをβブロッカー（**カルベジロール**）で回避すると、慢性心不全では心筋保護作用により予後が改善することが見出されました。「高血圧治療ガイドライン 2014」では、Stage48 で説明したレニン・アンギオテンシン系阻害薬、Ca ブロッカー、利尿薬が扱いやすいため、第一選択薬となり、βブロッカーは外れました（「高血圧治療ガイドライン 2009」では第一選択薬）。

図 49-1 βブロッカーの降圧作用と気管収縮作用

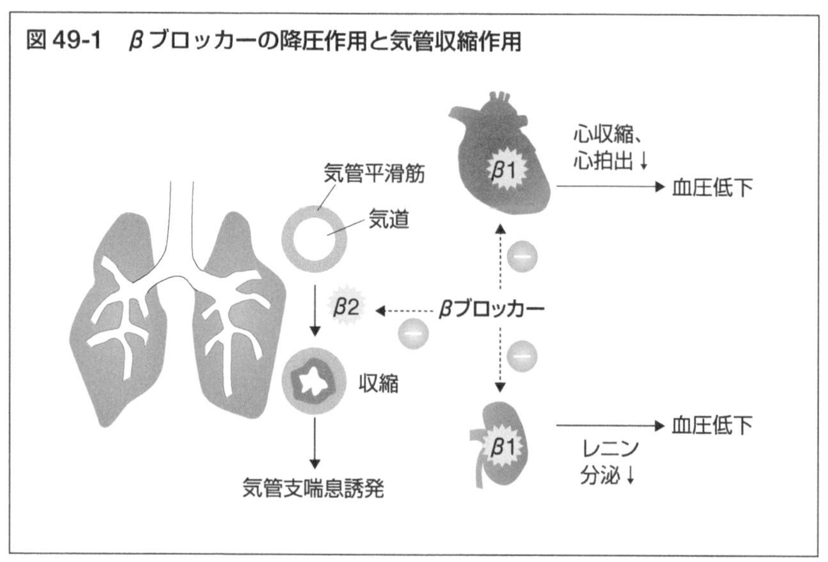

そのほかの降圧薬

鉱質ステロイドである**アルドステロン**の拮抗薬（従来型の**スピロノラクトン**、より選択性の高い**エプレレノン**）は低レニン性高血圧症に有効です。血管や心臓という末梢ではなく中枢（脳の血圧制御中枢）に作用して血圧を下げるとされるメチルドパは通常はあまり使われませんが、妊婦にはほぼ安全に使えるとされます。**ACEI と ARB は催奇形性のために妊婦には禁忌です。**そのため妊婦への第一選択薬はメチルドパとなっています。Ca ブロッカーと利尿薬は、有用性が明らかであれば妊婦にも注意して投与できるとされます。

◆静注降圧薬

ほとんどの高血圧症は経口薬で長期に管理されます。しかし、高血圧クリーゼと呼ばれる急激に血圧が上昇した場合や脳血管障害超急性期（発症から 3 時間以内）には静注薬で降圧を行う必要があるかもしれません。静注薬では半減期の長い降圧薬では投与量の設定が困難なため、半減期が短く瞬時に作用が出る薬物が用いられます（注入すればすぐに血圧が低下し始め、投与を中止すればただちに血圧低下を回避できます）。**ニトロプルシド**は、投与されるとただちに NO を放出して血管を弛緩させ、血圧の低下をもたらします（図 49-2）。ニトロプルシドの半減期は数分であり、産生される NO もただちに作用して消失するため、上記条件に合致した降圧薬です。分解産物としてシアンが作られますが、通常はシアン中毒は問題とはなりません。Ca ブロッカーの静注も有効ですが、半減期が長いことが問題となります。

図 49-2 ニトロプルシド

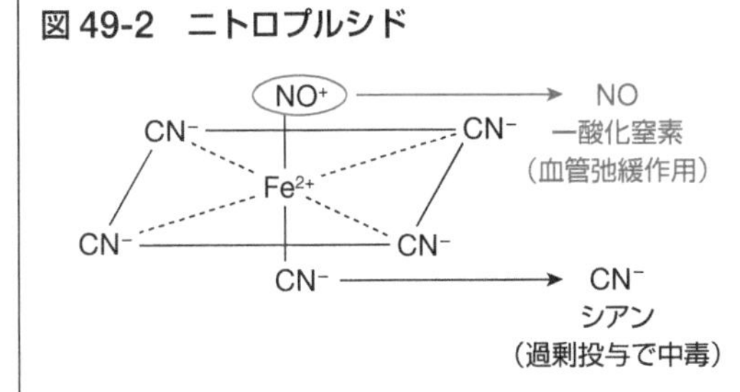

ニトロプルシドは NO を放出して血管を弛緩させて血圧を下げる。ニトログリセリンも同じように NO を放出するが、主に冠動脈の弛緩（狭心症）*に用いられる。

POINT 49

1 βブロッカーは心抑制に注意する必要があるが、慢性心不全にも用いられる
2 静注降圧薬ニトロプルシドは、NO を放出して血管を弛緩させる

＊静脈も弛緩して心臓の前負荷（静脈血の心臓への灌流量）を軽減させます。

Stage 50 胃のはたらき

胃に作用する薬

胃では、**胃酸**ともいわれる強い酸（塩酸）で食物を消化し、そして「消毒」もします。さらに、酸性条件ではたらく蛋白質分解酵素（ペプシン）によって蛋白質はアミノ酸もしくは短いペプチドにこまぎれにされます。

胃酸にさらされても胃自身が溶けないのは、胃の表面は粘液で覆われていて、細胞が酸に触れないようになっているからです。また、塩酸にやられても粘膜の細胞が増殖して補っているからです。しかし、そのバランスは非常に微妙で、薬物（アスピリンなどの抗炎症薬）やストレスにより胃粘膜の防衛機構が少しでも低下すると、あっという間に粘膜が障害されて胃潰瘍になってしまいます。また、粘膜細胞の増殖コントロールがうまくいかなくなると悪性腫瘍、すなわち胃癌となってしまいます。ストレスがなくなれば、ただちに修復作業が始まるので、ほとんどの場合は疾患までには至りませんが、悪条件が重なると胃壁が障害されてしまいます。

胃酸分泌　ヒスタミンとプロトンポンプの役割

胃酸は胃の壁細胞という特別な細胞から分泌されます。胃酸の分泌は**ヒスタミン**によって促進され、その最終段階では細胞の中から外（胃腔）へ水素イオンを運び出す過程（**プロトンポンプ**）が重要なはたらきをしています。

ヒスタミンは花粉症などでよく知られる物質で、アレルギー性反応とともに胃酸の分泌も促進します。それらのヒスタミン受容体は異なり、アレルギー系は **H_1 受容体**、胃酸分泌は **H_2 受容体**といわれています。そこで、ヒスタミンの構造を変化させて、H_2 受容体を選択的に阻害する薬物[*1]が開発されました（Stage43 参照）。

プロトンポンプ阻害薬[*2]（オメプラゾール）は、塩酸を作り出すプロトンポンプを直接阻害するのでさらに胃酸分泌抑制作用が強力です。オメプラゾールは、小腸で吸収され、血流に乗って壁細胞に取り込まれます。塩酸とともに

*1 テレビコマーシャルでおなじみのガスター® は、H_2 受容体阻害薬（H_2 ブロッカー）です。
*2 プロトンポンプインヒビター（proton pump inhibitor：PPI）ともいいます。

に分泌されて、その酸性条件下で活性化され、プロトンポンプを細胞の外から非可逆的に阻害し続けるのです。そのためオメプラゾールは、体内からなくなった後もプロトンポンプを阻害し、新しいプロトンポンプ蛋白質の合成が行われるまでその阻害は消失しません（**図50**、Stage43、51 参照）。

H_2 ブロッカーとプロトンポンプ阻害薬を同時に服用すれば、非常に効果的と思われますが、H_2 ブロッカーはプロトンポンプ阻害薬の活性化を阻害するために、その効果が低下してしまいます。そのため併用することはありません。

図 50　胃酸抑制薬

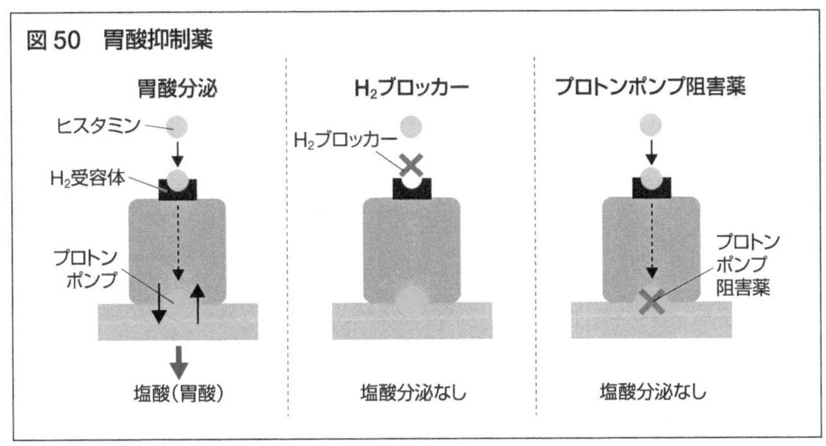

memo　胃に潜む細菌

強酸性の胃液中には、細菌は存在しないと考えられていました。ところが、胃の中にも細菌が存在することが明らかになりました。特に注目されているのがピロリ菌で、ピロリ菌が感染していると胃潰瘍や胃癌になる確率が高くなるといわれています。極端にいえば、ピロリ菌を介して胃潰瘍や胃癌が「感染」する、ヒトからヒトにうつる可能性があるのです。胃の検査では、ファイバースコープを口から送り込んで胃の内部を観察する胃カメラが有力な方法です。ところが、このファイバースコープを患者ごとに十分に消毒しないと、検査によってピロリ菌がうつってしまうことになります。胃のさまざまな疾患でピロリ菌の除菌（数種の抗菌薬とプロトンポンプ阻害薬を併用）が重要な治療法となっています。

POINT 50

1 胃では強酸性の胃液が分泌されている
2 胃液分泌と胃粘膜防護のバランスが崩れると、胃障害が生じる。
　プロトンポンプ阻害薬や H_2 受容体阻害薬は、胃酸分泌を抑制する

Stage 51 胃十二指腸潰瘍

H_2 ブロッカーと PPI

胃酸によって消化管の粘膜が傷害されるのが潰瘍性疾患です。また、胃に生息するピロリ菌も深く関与しています。胃酸分泌抑制（**図 51-1**）と除菌が消化管潰瘍の治療戦略となります。

図 51-1　胃酸分泌と分泌抑制薬

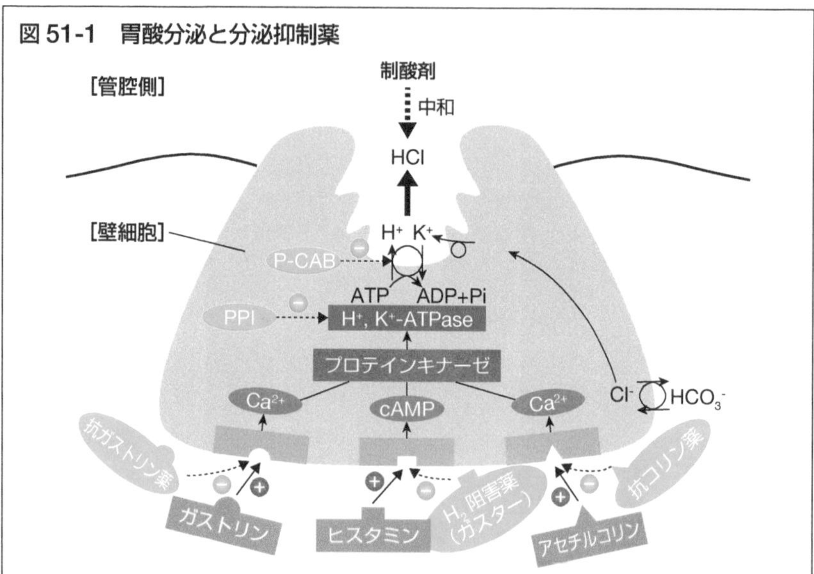

胃酸分泌を促進するのはガストリン、ヒスタミン、アセチルコリンである。ガストリン拮抗薬は開発中であり、臨床使用されていない。また抗コリン薬はほかの組織でも抗コリン作用を発揮して副作用が出現しやすい。そのため、H_2 ブロッカーやプロトンポンプ阻害薬が登場してからは、あまり使用されなくなった。
PPI（プロトンポンプ阻害）P-CAB（カリウムイオン競合的プロトンポンプ阻害）

胃十二指腸潰瘍とは

胃十二指腸潰瘍（**消化性潰瘍**）の原因は胃十二指腸粘膜の防護因子よりも攻撃因子のほうが強くなったことです。このバランスが崩れる要因はさまざまですが、現代社会では精神的ストレスが深く関係しているようです。Stage43、

50 で説明したように、胃十二指腸の粘膜は消化酵素にさらされているため、ほんの少しでも防護（粘液分泌や粘膜細胞の増殖による修復）が不調になると穴があいてしまいます。

H_2 ブロッカー

アレルギーなどに関与している神経伝達物質の**ヒスタミン**は、胃の壁細胞ではプロトン（H^+）を分泌する刺激となります（図 51-2、Stage43、50 参照）。**H_2 ブロッカー**はそのシグナル伝達経路の受容体であるヒスタミンの H_2 受容体を阻害します。経口薬と静注薬があり、静注薬は重症患者のストレスによる胃潰瘍の予防治療に用いられます。

シメチジン（H_2 ブロッカー）の適応外使用

適応外使用とは、本来の適応症以外に用いることで、狭義には、保険診療で認められていない使用法をいいます。学術的には作用機序は不明ながら経験的な使用法も含まれます。適応外使用から新しい治療法が確立したり、新たな薬物が開発されることもあります。

◆適応外使用の例①　石灰沈着性腱板炎に有効なシメチジン

石灰沈着性腱板炎は肩関節などの腱板にカルシウムが沈着する炎症性疾患で、いわゆる五十肩、四十肩の重症タイプです。H_2 ブロッカーの**シメチジン**が原発性副甲状腺亢進症や透析患者の石灰沈着に有効なことが報告され、さらに石灰沈着性腱板炎にも使用されるようになりました。その作用機序は確定していませんが、適応外

図 51-2　ヒスタミンと H_2 ブロッカー

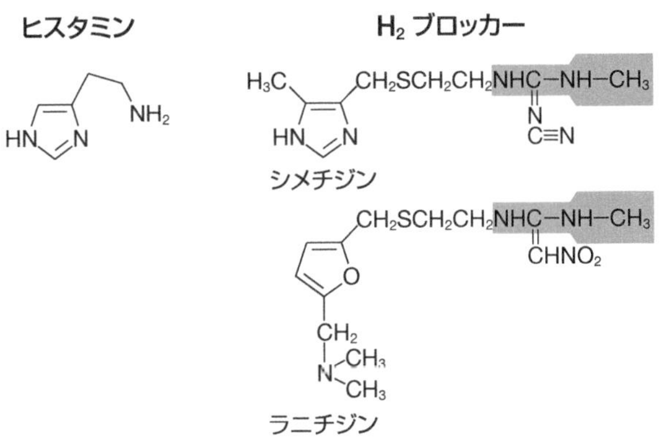

ヒスタミン

H_2 ブロッカー

NH_2, HN, N

H_3C, $CH_2SCH_2CH_2NHC-NH-CH_3$, N, C≡N, HN, N

シメチジン

$CH_2SCH_2CH_2NHC-NH-CH_3$, $CHNO_2$, O, CH_2, N, CH_3, CH_3

ラニチジン

使用の代表例となっています。

◆適応外使用の例② 帯状疱疹に有効なシメチジン

帯状疱疹は、小児期に水痘をもたらすヘルペスウイルスが三叉神経節や脊髄神経節に潜伏して、大人になってから神経分布領域に神経痛と水疱などの皮膚症状をもたらす疾患です。胃潰瘍と帯状疱疹の患者にシメチジンを投与したところ、帯状疱疹が軽快しました。これにより、十分なエビデンスがあるわけではないのですが、帯状疱疹にしばしばシメチジンが用いられるようになっています（免疫増強作用とされますが、シメチジン以外の H_2 ブロッカーは無効らしいです）。

プロトンポンプ阻害薬

従来の胃十二指腸潰瘍治療薬は粘膜を防護するというものでしたが、消化器粘膜の最大の攻撃因子である胃酸の分泌を直接抑制することが容易になりました。胃酸（プロトン、H^+）はATPを消費しながらプロトンポンプによって胃に分泌されます。このプロトンポンプを直接阻害するのが**プロトンポンプ阻害薬**（**PPI**）である**オメプラゾール**です（**図51-3**）。オメプラゾールは酸性で活性化されるので、経口の場合には胃内（壁細胞からの距離がある胃内腔）で活性化されないように腸溶剤となっています（静注も可能）。つまり、錠剤を適切にコーティングして、剤形を維持したまま胃内を通過させ、腸内で溶解して吸収されるようにしています。腸で吸収されたオメプラゾールは胃壁細胞に達し、プロトンポンプがプロトンを放出している管腔へ到達します。その酸性条件で活性化されたオメプラゾールは、管腔側（つまり細胞の外側）からプロトンポンプのSH基に非可逆的に共有結合で結合して、プロトンポンプを不活性化するのです。

カリウムイオン競合的（可逆的）プロトンポンプ阻害薬

ボノプラザン vonoprazan は2015年に認可された新しい機序の胃酸分泌抑制薬です。プロトンポンプはプロトンを管腔に分泌する際に、カリウムイオンを取り込みます。このカリウムイオンの取り込みを競合的に阻害することによってプロトンの分泌を阻害します（P-CAB：potassium competitive acid blocker）。利点は、酸による活性化が不要なために、オメプラゾールよりも酸分泌抑制効果が表れるまでの時間が短いことです。多型の少ない（個人差が少ない）CYPで代謝されるために効果発現の個人差が少ないようです。

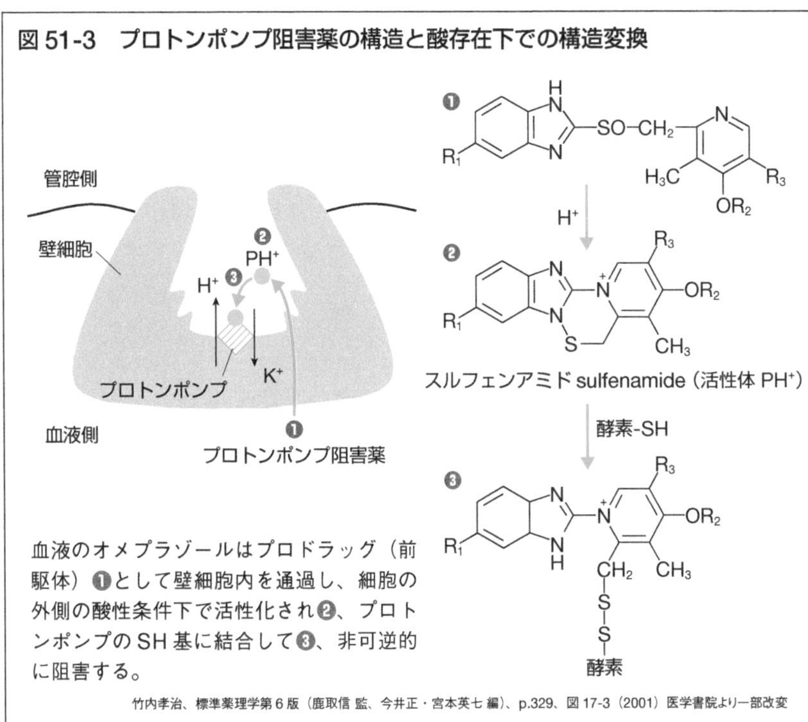

図 51-3　プロトンポンプ阻害薬の構造と酸存在下での構造変換

竹内孝治、標準薬理学第6版（鹿取信 監、今井正・宮本英七 編）、p.329、図17-3（2001）医学書院より一部改変

NSAIDとミソプロストール

プロスタグランジン（図51-4）の生理機能の1つは炎症を促進する作用であり、もう1つは胃粘膜の防護作用です。プロスタグランジンの胃の防護作用は、胃酸分泌の抑制や粘膜保護など複雑です。防護的プロスタグランジンは、恒常的に発現しているCOX-1という酵素でおおむね産生されます。一方、炎症性プロスタグランジンは炎症時に発現が増加する（誘導される）COX-2によって産生されます。非ステロイド性抗炎症薬（NSAID）はこのCOXを抑制することによって炎症反応（発熱や疼痛）を軽減します。しかし、多くのNSAIDはCOX-1とCOX-2の両者を阻害するために、胃粘膜の防護的プロスタグランジンも低下させてしまいます（Stage40参照）。そこでプロスタグランジンE_1誘導体の**ミソプロストール**によって防護的プロスタグランジンを補充します。NSAIDによる胃十二指腸潰瘍に有効です。ただし子宮収縮作用があるために、妊婦には禁忌となります。

図 51-4 ミソプロストールと生理的なプロスタグランジンの比較

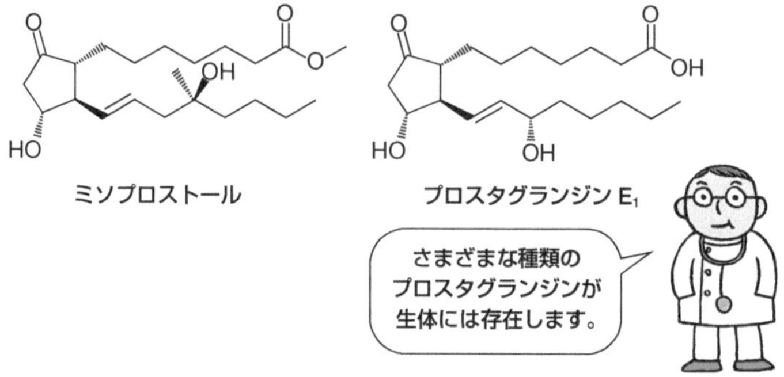

ミソプロストール

プロスタグランジン E_1

さまざまな種類のプロスタグランジンが生体には存在します。

スクラルファート 粘膜保護薬／抗ペプシン薬

スクラルファートはスルホン酸ショ糖に水酸化アルミニウムが結合した化合物です。粘膜上皮を覆うように膜を形成して物理的に粘膜を保護します。さらに攻撃因子である蛋白質分解酵素のペプシンと結合して、その活性を抑制します。体内にほとんど吸収されないため、比較的安全に長期に使用できることが利点です。強力な胃酸抑制薬を投与するほどではないけれど、なんとなく胃の調子が悪いという場合に有用な薬物です。ほかの薬物と結合してその吸収を抑制することがあるので、併用薬がある場合には注意が必要です。

レバミピド 胃粘膜防護薬からドライアイ治療薬へ変身

レバミピド rebamipide は 1990（平成 2）年以来、胃潰瘍の治療薬（防護的プロスタグランジンの増加作用を持つ）ムコスタ錠®として用いられていました。この粘膜防護作用が点眼薬としてドライアイにも有効なことが見出され、2012（平成 24）年にドライアイ治療薬として認可されました（Stage77 参照）。すでに臨床使用されている薬物の場合には、安全性がほぼ担保されているので、1 つの有力な創薬戦略です。

POINT 51

1 H_2 ブロッカー、PPI は胃酸分泌を抑制する
2 NSAID は胃粘膜防護的プロスタグランジンの産生を阻害する

Level Up

腫瘍細胞は均一か？と癌幹細胞

癌細胞の特徴として遺伝子変異が起こりやすいことがあります。そのため、1つの癌組織に含まれる癌細胞も非常に雑多な集団と考えられます（その詳細は細胞1個のゲノムや遺伝子発現解析によってまもなく明らかになるでしょう)。だからこそ、ある抗癌薬に対する耐性も生じやすいことになります。大部分の癌をやっつけることができても、どうしても生き残るやつがいます。

図　癌のゲノムの安定性についての模式図

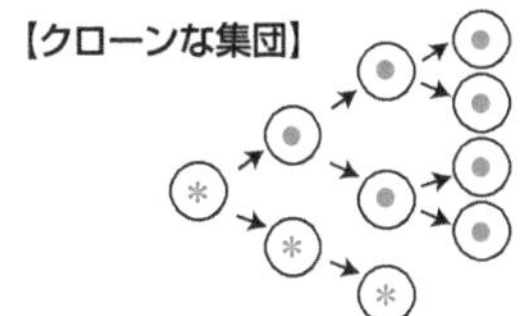

AAGGtTTAGCCGA　A→T変異
AAGGtTTAGCCGA　A→T変異
AAGGtTTAGCCGA　A→T変異
AAGGtTTAGCCGA　A→T変異
AAGGATTAGCCGA　正常配列

＊：正常遺伝子
●●▲▲■：変異遺伝子

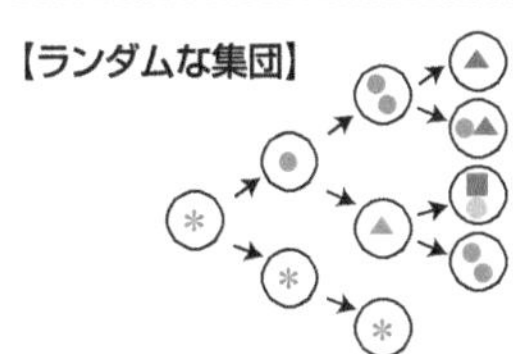

AAGGgTTAGCCGA　さまざまな変異
AAGGggTAGCCGA　さまざまな変異
AAGGtTTAaaCGA　さまざまな変異
AAccggTAGCCGA　さまざまな変異
AAGGATTAGCCGA　正常配列

幹細胞というのは、さまざまな種類の細胞に分化することができる細胞のことです。個体を完全に構築することができる受精卵は最強の幹細胞となります。しかし、組織にもある程度の種類の細胞に分化できる幹細胞が見出されました。また、分化した細胞でもある遺伝子（4種類ほど）を人為的に発現させるだけで、分化能を再獲得することも日本人研究者によって報告されました。そして、癌細胞のなかにも癌幹細胞と呼ばれる特殊な細胞が見出されつつあります。普段は細々と分裂していますが、ある条件では、爆発的に分裂する癌細胞を作り出すと考えられます。この癌幹細胞は治療戦略に大きな影響を及ぼします。

多くの抗癌薬は分裂している細胞を標的にします。したがって、がんがん増えている「分化した」癌細胞をやっつけることができます。しかし、癌幹細胞は抗癌薬に抵抗します。そして、再び癌細胞が「分化」して再発することになります。「耐性が生じる」ことといい、「幹細胞がある」ことといい、癌細胞はまさに体の中に新しく生まれた新生物です。

Stage 52 肝・胆・膵疾患

いたわりが大切

肝臓と膵臓は消化管という管に「分泌管」がつながっている臓器です（図52-1）。腸管のように明白な管腔を持たないので実質臓器といわれることもあります。肝臓と十二指腸を連結しているのが胆管（その途中に胆嚢がある）です。膵臓は膵管で連結されています。それぞれ胆汁や膵液という外分泌だけではなく、肝臓のさまざまな代謝や膵臓のインスリン分泌など、全身機能でも重要な役割を担っています。これらの臓器の代表的な疾患の治療薬を概説しましょう。

肝保護薬① 強力ネオミノファーゲンシー®

非特異的に肝臓を庇護する作用があり、肝機能低下がみられるときに使用される薬物です。「**強ミノC®**」として日本では従来から愛用されています。「強ミノCのジェネリック薬（後発品）は、微妙に組成が異なり効果が違う」という「噂」があります（ジェネリック薬は薬物としては同じですが薬剤としては異なります、Stage02参照）。この薬剤の薬効本体は漢方の甘草の主成分グリチルリチンです（図52-2）。静注で1回40～50 mLを投与します。（うーむ、見るからに効きそうだ！！）ワンショットでこのような大量を静注する薬物は、グルコース（ブドウ糖）や生理的食塩水以外にはほとんどないので、心理的インパクトは大きいと思われます。薬理作用としては、コルチゾールの代謝を遅らせる、ホスホリパーゼ（アラキドン酸カスケード）の阻害、リンパ球の活動に影響を及ぼす、ウイルス増殖を抑制することなどが提唱されています。肝障害で投与すると**AST**や**ALT***値の改善が認められます。また、抗アレルギー作用を

図52-1 肝臓、胆嚢、膵臓、十二指腸

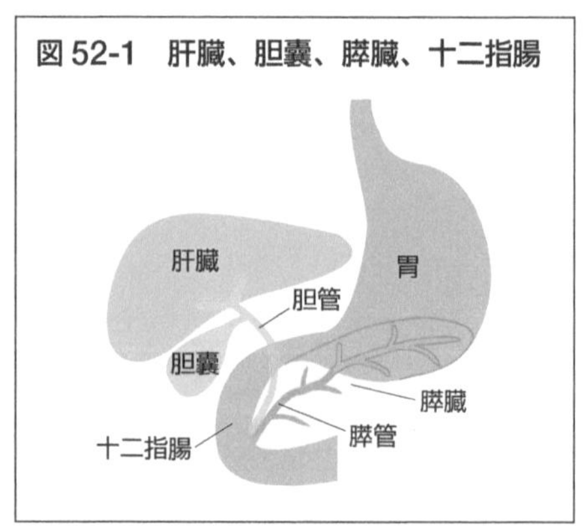

図 52-2　グリチルリチン

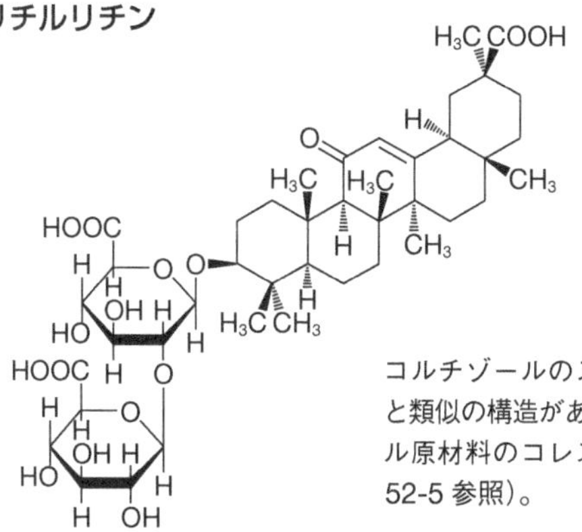

コルチゾールのステロイド骨格と類似の構造がある（コルチゾール原材料のコレステロール、図 52-5 参照）。

期待して蕁麻疹などにも用いられます。

肝保護薬② アミノレバン®

アミノレバン®は分枝アミノ酸を主成分とする肝不全用成分栄養剤です。アミノ酸のなかで**バリン**、**ロイシン**、**イソロイシン**はメチル基が伸びた構造を持っており（図 52-3）、特に筋肉で代謝されるために肝臓への負荷が少ないと考えられています。そのために肝障害時の栄養補給に有効とされます。フィッシャー比（**分枝アミノ酸／芳香族アミノ酸**）が肝不全で低下していることも、分枝アミノ酸補給の根拠となっています。

図 52-3　分枝アミノ酸と芳香族アミノ酸

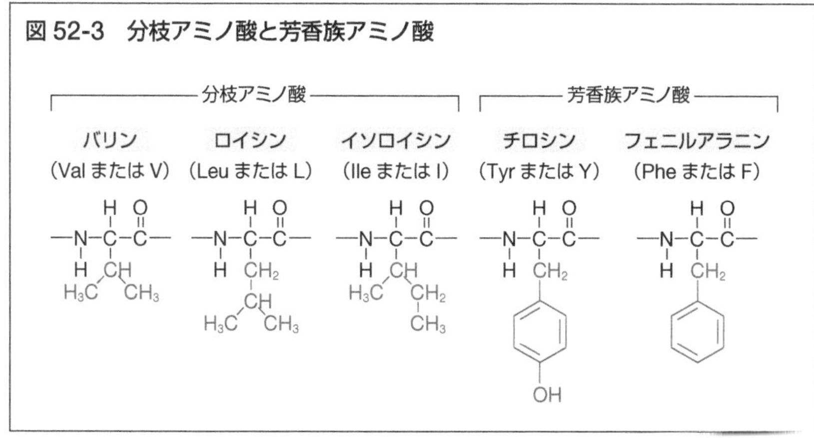

＊AST や ALT：AST（GOT）や ALT（GPT）は細胞内のトランスアミナーゼで、細胞傷害が生じると血中に漏れ出て血中濃度が高値となるので、肝障害の指標となります。

利胆薬　ウルソデオキシコール酸

胆嚢疾患には感染症や胆石があります。特にここでは特異な薬物として**利胆薬**を説明しましょう。利尿薬は尿量を増やす薬物ですが、利胆薬はその名のとおり、胆汁の分泌を促進して、肝機能を改善しようというものです。**ウルソデオキシコール酸**（**図52-4**）は、胆汁流量、ビリルビン分泌量、肝血流量の増加により、胆道系疾患、胆汁うっ滞を伴う慢性肝疾患の肝機能改善が期待されます。実際、肝機能障害の改善の指標として、トランスアミナーゼ（AST、ALT）値の低下をもたらします。また、胆汁中の液晶形成によりコレステロール（**図52-5**）を可溶化するためコレステロール系胆石の溶解も期待されます。比較的安全な経口薬です。ヒトの胆汁酸にも数%存在する化合物です。

図52-4　ウルソデオキシコール酸

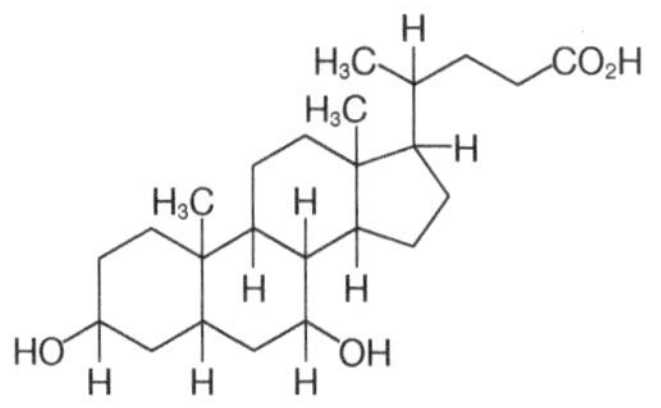

図52-5　コレステロール

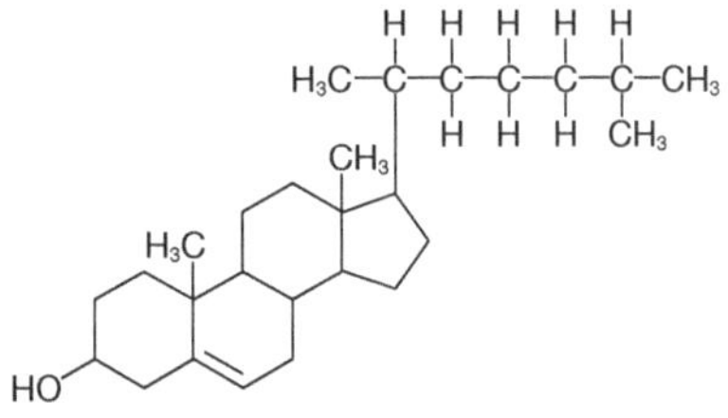

膵酵素阻害薬　カモスタット（経口）、ガベキサート（静注）

膵炎では、破壊された膵臓組織からさまざまな分解酵素（プロテアーゼなど）が漏出するのでそれらのはたらきを阻害する必要があります。蛋白質分解酵素（トリプシン、カリクレイン、プラスミン、トロンビン、C1エステラーゼなど）に対し、**カモスタット**や**ガベキサート**は阻害作用を発揮します。急性膵炎、慢性再発性膵炎の急性増悪時、術後の急性膵炎などにおける膵疾患の症状を寛解します。

また、血液凝固系ではヘパリンと異なりアンチトロンビンⅢを必要とせず、トロンビンおよび活性型第X因子に対する阻害作用があります。そのため、血液凝固系が病的に活性化された**播種性血管内凝固**（**DIC**）にも使用されます。

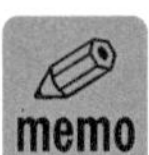

結石

消化管すべてに「石」が出現する可能性があります。あまり問題にはなりませんが、消化管（特に虫垂）にも石灰化した結石ができることがあります（腸結石）。たまに炎症の原因となることがあります。膵臓の中にできるのが膵石で、これも膵炎の原因となります。が、代表的な結石は、胆嚢の中にできる胆嚢結石（比較的無症状でエコー検査などで見つかる）と胆管の胆管結石（強い痛みが生じ、糞詰まると黄疸となる）です（図 52-6）。

図 52-6　胆嚢結石と胆管結石

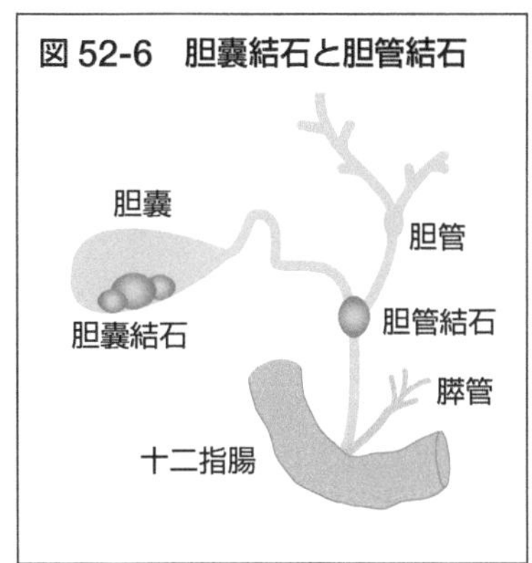

ウルソデオキシコール酸の歴史

ツキノワグマやヒグマの乾燥胆嚢は、熊胆（ゆうたん）あるいは熊（くま）の胆（い）ともいい非常に苦みが強い漢方薬の1つです。健胃効果や利胆作用などがあり、従来より消化器系全般の薬として用いられていました。この主成分がウルソデオキシコール酸です。1957（昭和32）年に利胆薬として日本で発売されました。欧米の教科書にも記載されています。

POINT 52

1「強ミノ C®」は肝機能の改善効果がある
2 ウルソデオキシコール酸は利胆薬である
3 急性膵炎には蛋白質分解酵素阻害薬が用いられる

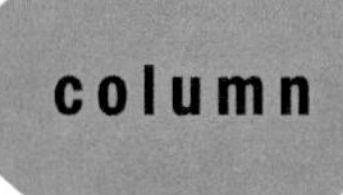

精神疾患のマウスモデル

マウスなどの実験動物を使った精神疾患の研究には、いろいろ難しい点があります。統合失調症やうつ病はマウスにもあるのでしょうか。行動をこまかく観察して、異常行動がヒトで臨床使用されている治療薬で改善したら、その精神疾患のモデルとしているのが現状です（たとえば、抗うつ薬が有効ならうつ病モデル）。が、当然ながら、どの程度ヒトの疾患を反映しているかについては議論があります。

動物にも認知症はあるのでしょうか。野生では認知症になる前に寿命となるので、あるいは認知症になっては生きていけないので、現実的には存在しないと考えられます。しかし、「十分なケア」を受けたペットでは著しく高齢になるとヒトの認知症に近い行動が観察されます。高齢な犬ではアミロイドの蓄積が観察されます（タングルは見られないようです）。

チリの砂漠に生息する寿命6、7年のネズミの一種、デグー *Octodon degus* は3年ほどでアルツハイマー病と類似の変化が出現します。老化の新たなモデルとして注目されています。ヒトとマウスは似ている点もありますが、当然、異なっている点も多々あります。ヒトの病気の解明にはマウスだけではなく、いろいろな種類の動物を検討する必要があるでしょう。治療開発に必要な研究は、直結していそうなiPS細胞の研究だけではなく、趣味的ともいえる動物の行動観察の研究を含めて多彩な分野の研究が大切です。

Stage 53 ウイルス性肝炎

特効薬が開発された

ヘルペスやアデノウイルスなどさまざまなウイルス感染によっても肝障害は生じえますが、代表的な肝炎ウイルスはA型からE型までが特定されています（表53）。特異的抗ウイルス薬治療の対象になるのは**B型**と**C型**です。

表53　ウイルス性肝炎の特徴

	A型	B型	C型	D型	E型
ウイルスゲノム	RNA	DNA	RNA	RNA	RNA
感染経路	経口	血液 濃厚な接触 （STD*）	血液 濃厚な接触 （STD*）	血液	経口 イノシシやシカの生肉
感染様式	急性／一過性	急性／一過性／慢性化	急性／一過性／慢性化	急性／一過性	急性／一過性
発癌の危険性	ほぼなし	中	大	まれ	ほぼなし
予防	ワクチン	ワクチン	――	――	――
治療と経過	安静／対症療法 予後良好	抗B型肝炎ウイルス薬 劇症化、慢性化	抗C型肝炎ウイルス薬 慢性化、発癌	B型肝炎ウイルス感染と併発 重症化、慢性化 日本ではまれ	比較的予後は良好

＊ STD：性感染症、sexually transmitted disease

POINT 53

◆ B型とC型ウイルス性肝炎には抗ウイルス薬が開発されている

Stage 54 ウイルス性（B型）肝炎治療薬

抗HIV薬から発達

B型肝炎（HB）ウイルス（HBV）による感染症をB型肝炎といい、血液を介して感染します。C型肝炎よりも感染しやすいとされます。母子感染は無治療の場合にはほぼ必発となります。抗HBヒト免疫グロブリンやHBワクチンの投与により母子感染をほぼ予防することができます。医療従事者では針刺し事故による感染の危険性がHCVよりも高いようです。血液との接触の可能性が高い医療従事者はHBワクチンの投与がすすめられます。消毒を怠った不衛生なピアスや入れ墨、針治療などでも感染します。性交渉によっても感染し、劇症肝炎となることもあります。舌をかみ合うようなキスも危険です。ごく微量のウイルスであっても感染するので、感染初期の患者の血液製剤はウイルス検査をすり抜ける危険性があります。しかしながら、日常的な接触程度ではヒトからヒトへの感染はほとんどないとされます。HBV陽性血液で汚染された部位の消毒用アルコールによる清掃の効果は不十分です。手指の場合には十分な流水と石鹸で洗浄することが有効とされます。

感染経過

感染後、肝炎症状が出現する急性肝炎と、症状がほとんど出現しないまま持続的に感染している状態（HBVキャリア）があります。キャリア化はほとんどが母子感染の結果です（免疫寛容）。キャリアもやがて肝炎が出現し、肝硬変や肝癌へと進行する可能性が高いとされます。

血液中で、**HBe抗原**から**HBe抗体**へと変化することをセロコンバージョンといいます。抗原（ウイルス本体）よりも防御システムである免疫系（抗体）が優位になったということで、1つの治療目標とされています。しかし、体内から完全にウイルスが除去されたわけではないので再燃の危険性はあります。

抗HIV薬

HBVはDNAウイルス（ゲノムがDNA）ですが、その生活環の一部でRNAの時期があります（図54-1）。そこでRNA依存性DNAポリメラーゼ

図 54-1　B型肝炎ウイルスの生活環

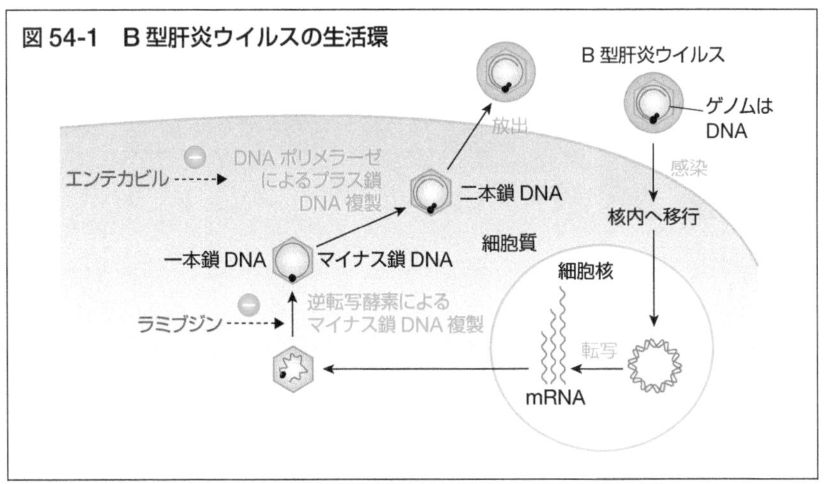

（**逆転写酵素**）が作用します。そのため RNA ウイルスである**ヒト免疫不全ウイルス**（**HIV**）の治療薬である**ラミブジン**が有効なことが見出されました（**図 54-2**）。ラミブジンは核酸を構成する塩基の**シトシンアナログ**であり、ウイルスの逆転写酵素を阻害します。耐性ウイルスが出現することが問題です。**エンテカビル**もラミブジンと同様の作用機序ですが、**グアノシンアナログ**であり、逆転写酵素を含む DNA ポリメラーゼを阻害します（**図 54-3**）。エンテカビルはラミブジン耐性ウイルスにも有効です。同様の新世代薬としてアデホビルやテノホビルが登場しています。

図 54-2　ラミブジンとシトシン

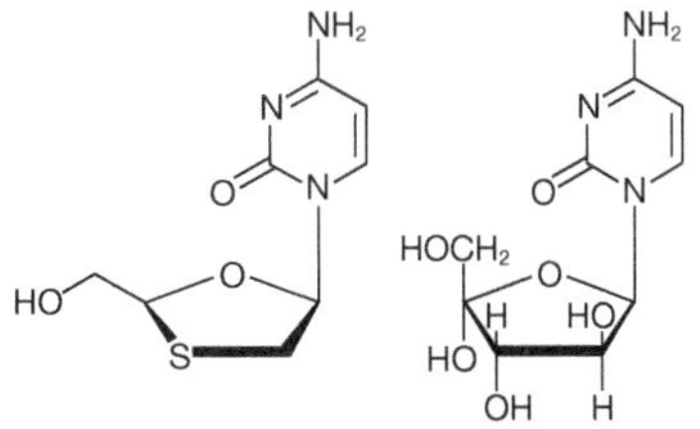

ラミブジン　シトシン

図 54-3　エンテカビルとグアノシン

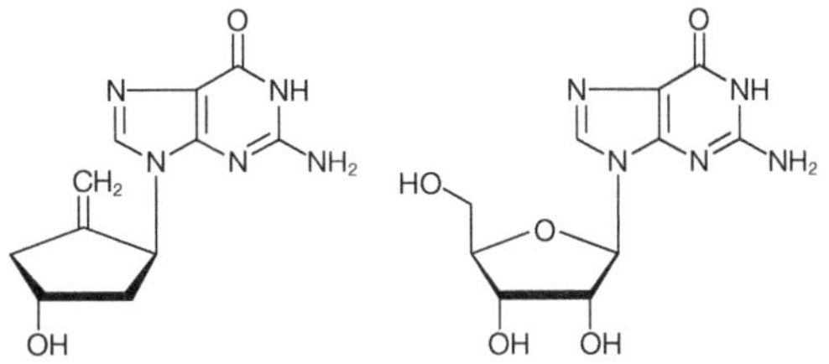

エンテカビル　グアノシン

POINT 54

◆B型肝炎には抗 HIV 薬が用いられる

Stage 55 ウイルス性（C型）肝炎治療薬

特異的抗C型ウイルス薬

C型肝炎（HC）ウイルス（HCV）による感染症をC型肝炎といいます。血液を介して感染します。医療従事者では**針刺し事故**による感染がまれならず発生しますので注意しましょう（注意していても針を刺してしまうことは、ときとして発生します）。ただ、感染血液で汚染された針刺し事故でも、その感染率は2%程度といわれています。針刺し事故の際には冷静に検査をしていきましょう。一般では、消毒を怠った不衛生なピアスや入れ墨、針治療などで感染することがあります。また、性病（**性感染症STD**：sexually transmitted disease）として不適切な性交渉により感染する危険性もあります。しかし、日常的な接触程度ではヒトからヒトへの感染はほとんどないようです。母子感染や性交時感染も比較的少ないとされます。学校や介護施設内での感染の危険性も少なく、HCV感染を理由に区別する必要はありません。HCVに感染している医療従事者の勤務制限も必要ありません。

HCV陽性血液で汚染された部位の消毒用アルコールによる清掃の効果ははっきりしません。手指の場合には十分な流水と石鹸で洗浄することが有効でしょう。明らかな外傷がなければ感染の危険はほとんどないとされます。

インターフェロンとリバビリン

感染後慢性に経過し肝硬変となり肝臓癌の発生率が高くなります。スタンダードな治療法として**インターフェロン＋リバビリン**が確立されています。

インターフェロンは蛋白質で、細胞表面の受容体に結合してリン酸化カスケードにより複雑な細胞反応（遺伝子発現の変化）をもたらします。C型肝炎にはインターフェロンαとリバビリンの併用療法が有効です。インターフェロンにポリエチレングリコールを添加して半減期を延長したペグインターフェロンでは1週間に1回の投与で済みます。皮下注か筋注されます。蛋白質なので経口投与はできません。代表的な副作用に**間質性肺炎**と精神症状（**抑うつ**）があります（**図55-1**）。抑うつにより自殺することもあります。肝疾患に用いられる**小柴胡湯**（しょうさいことう）と併用すると間質性肺炎の発症率が高くなるこ

図 55-1　インターフェロン治療の副作用

急性期(1〜2 週目)

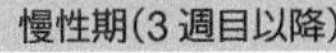

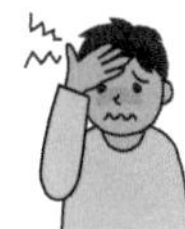

・インフルンザに似た症状
（高熱、頭痛、筋肉の痛み、
食欲不振）

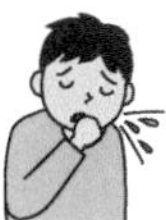

・抑うつ状態
・間質性肺炎

インフルエンザ様症状はインターフェロン治療の初期に高い頻度で出現する。休薬の必要はなく、非ステロイド性抗炎症薬（NSAID）などで対処する。抑うつ状態や間質性肺炎については、早期に発見して減量や中止が必要になる。

とから、併用禁忌となっています。

単独では無効で、インターフェロンと併用されて効果を発揮するリバビリン（図 55-2）は**グアノシンアナログ**です。HCV の逆転写酵素が本来の塩基であるグアノシンと誤ってリバビリンを取り込むことによって RNA 合成やその機能を阻害します。しかし、詳しい作用機序は不明です。新薬ではなく以前から抗ウイルス薬として知られていました。

図 55-2　リバビリンとグアノシン

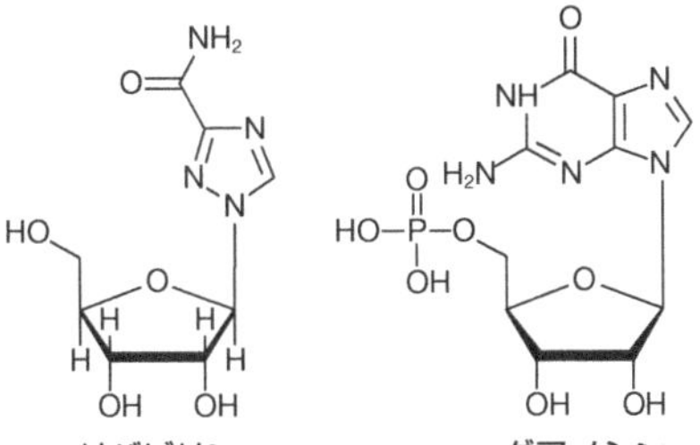

リバビリン　グアノシン

次項の DAA が登場したために、インターフェロン＋リバビリンは歴史的な記述となってしまいました。

経口特異的抗ウイルス薬

インターフェロンもリバビリンも HCV に特異的な薬物ではありません。2010 年ぐらいから、HCV を特異的に直接的に阻害する薬物が登場しました。**直接作用型抗 C 型肝炎ウイルス薬**（**DAA**：direct acting antiviral agent）（ウイルスプロテアーゼ阻害薬など）は経口薬であり、注射しなくてはならないインターフェロンを使用しなくても C 型肝炎の治療が可能になりました。

POINT 55

1 C 型肝炎にはインターフェロンとリバビリンが併用されていた
2 C 型肝炎ウイルスに特異的な経口抗ウイルス薬による治療が 2014（平成 26）年にほぼ確立した

Stage 56 消化管機能性疾患① 機能性胃腸症

気のせい胃炎の特異的治療薬

精神的ストレスによって胃が重くなるなど、消化管機能と精神状態は深く関係しています。はっきりとした器質的異常が見出せない胃腸症状を機能性疾患といいます。

機能性胃腸症とは

機能性疾患とは現在の検査方法では異常（器質的疾患）が見つからないのに症状が出現している疾患のことです。精神状態を含めて、なんらかの神経的な変調による疾患と考えられています。上部消化管（口腔から十二指腸あたり、口からの内視鏡で観察できる範囲）の機能性疾患の代表である、いわゆる「胃もたれ」を**NUD**（non-ulcer dyspepsia）あるいは**FD**（functional dyspepsia）と呼ぶようになっています。冗談として「気のせい（機能性）胃炎」ということがあります。NUDの一部として、**逆流性食道炎**（胃食道逆流症**GERD**：gastro-esophageal reflux diseaseの一種）があります。これは胃液が食道に逆流して上腹部症状が出現するとされます。しかし、内視鏡検査で下部食道にこれといった病変が認められないこともしばしばです。

治療薬

これらの疾患には**H_2ブロッカー**、**プロトンポンプ阻害薬**、漢方薬が処方されます。抗うつ薬や抗不安薬が併用されることもあります。ストレスを避けるといった心療内科／精神科的アプローチも大切です。2013（平成25）年に承認されたアセチルコリンエステラーゼ（分解酵素）阻害薬**アコチアミド**は、消化管のアセチルコリンを増加させて運動性を改善します（図56）。

スルピリド

スルピリド（**ドグマチール®**）は非常に不思議な薬で、適応疾患が投与量によって異なります。筋注もできますが原則として経口投与され、投与量は次のようになっています。

図 56　アセチルコリンエステラーゼ（分解酵素）阻害薬アコチアミド

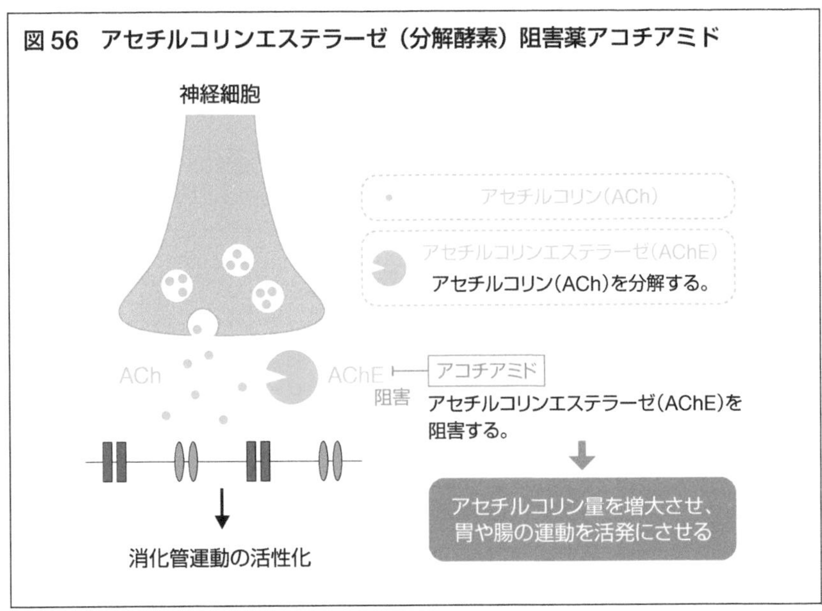

〔胃十二指腸潰瘍〕　1 日 150 mg
〔うつ病・うつ状態〕　1 日 150 ～ 300 mg（1 日 600 mg まで増量可能）
〔統合失調症〕　1 日 300 ～ 600 mg（1 日 1200 mg まで増量可能）

低用量で消化管潰瘍、中用量でうつ病、そして高用量で統合失調症という適用です。作用機序はドパミン受容体遮断作用があるとされていますが、はっきりしません。欧米ではあまり使用されていませんし、米国の薬理学の教科書にはほとんど掲載されていません。しかし、消化器症状を伴い、向精神薬を投与するほどではない精神症状を訴える場合には選択肢の 1 つとなるでしょう。

POINT 56

1 脳内で作用するアセチルコリンエステラーゼ阻害薬（Stage64）は認知症に用いられるが、末梢で作用する阻害薬のアコチアミドは FD に用いられる
2 スルピリドは向精神作用がある消化器治療薬である

Stage 57 消化管機能性疾患② 嘔吐と過敏性腸症候群

セロトニン受容体拮抗薬

嘔 吐

嘔吐は下痢（Stage58 参照）と同じように有害な飲食物を排泄するための防衛反応でもあります。しかしながら、特別な要因が不明な嘔吐は、食道を損傷したり誤嚥性肺炎の原因となります。また、抗癌薬の副作用としての嘔吐（不快感）は精神的にかなりの負担となることから、積極的に対処する必要があります。とはいうものの、残念ながら、有効な薬物はあまりありません。

嘔吐にはムスカリン受容体、ヒスタミン受容体、セロトニン受容体、ドパミン受容体が複雑に関与しています。それぞれの受容体拮抗作用を持つ薬物が制吐薬として用いられています。

メトクロプラミドは、嘔吐や上腹部不快感があるときによく処方される薬物です。経口剤と注射剤があります。GERD にも使用されます。ドパミン受容体遮断作用があり、中枢性嘔吐や末梢性嘔吐を抑制し、消化管の蠕動運動を是正します。中枢（脳）に作用するので、副作用として錐体外路症状（震えなどの不随意運動、悪性症候群）が出現することがあります。

抗癌薬による嘔吐に対処するために、**セロトニン受容体拮抗薬**（オンダンセトロン、グラニセトロン、ドラセトロンなど）が開発されました。これらの薬物は動揺病（乗り物酔い）の嘔吐には無効です。第一世代抗ヒスタミン薬（**ジフェンヒドラミン**）は血液脳関門を通過して鎮静作用を発揮し、動揺病に有効です。抗精神病薬やベンゾジアゼピン類にも制吐作用があります。抗炎症作用の強い副腎皮質ホルモンにも制吐作用があります。

過敏性腸症候群

過敏性腸症候群は腹痛を主症状とし、慢性あるいは反復性に便秘、下痢、あるいは便秘・下痢交替の便通異常を示す機能的疾患です（図 57）。腸管に器質的病変が認められず、腸管の運動異常はストレスにより増強されることが特徴です。心身症などの自律神経系の異常に伴って発生する全身性疾患に

図 57　過敏性腸症候群

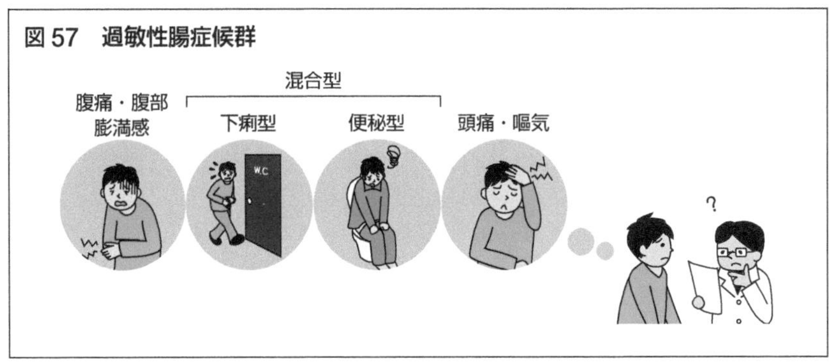

属すると考えられます。昨今の社会的ストレスの増加と比例して、患者数も増えています。確実な診断法がないので詳細な問診と除外診断を正確に行ったうえで診断を下すことになります。以下のような対処が行われます。

1. 生活指導：規則正しい食生活、適度な運動。
2. 食餌療法：腸管粘膜を直接刺激する食物や調味料を用いないようにする。
3. 心理療法：ライフスタイルの改善、支持的療法、自律訓練法、交流分析など。
4. 薬物療法：抗不安薬、抗うつ薬、抗コリン薬、消化管運動改善薬、自律神経調節薬。心身症的なのでプラセボでも結構有効なことがある。漢方のほうが再燃が少ないともいわれている。

特異的な治療法としてセロトニン受容体拮抗薬が開発されました。米国食品医薬品局（FDA：Food and Drug Administration）が女性の過敏性腸症候群の治療薬として、セロトニン受容体拮抗薬アロセトロン（ロトロネックス®）を販売承認しています。男性への有効性は確認されていません。日本では2008（平成20）年にセロトニン受容体拮抗薬**ラモセトロン**（イリボー®）が男性の過敏性腸症候群の治療薬として認可されました。臨床試験では女性への効果は認められませんでした。

memo

アロセトロンの米国での認可について

FDAは2000（平成12）年にロトロネックス®の販売を承認しましたが、虚血性大腸炎や便秘の副作用の報告や死亡例が出たことで自主回収されました。しかし、2002（平成14）年にFDAは再認可しました。FDAに製薬企業から認可料が提供されたことが問題として指摘されています。

POINT 57

◆過敏性腸症候群には男女で効果が異なるセロトニン受容体拮抗薬がある

Stage 58 下痢と便秘

下痢よりも便秘が問題

下痢と便秘はありふれた症状です。本来はその原因を特定すべきですが、多くの場合は**対症療法**が行われます。2017年ごろから便秘の新薬が続々と登場しています。

下痢

下痢は異物を排泄しようとする防御反応です。原因となっている疾患にまず対応する必要があるでしょう。対症療法としては下痢そのものを止めるのではなく、下痢によって失われる水分と電解質の補給が大切です。安全性の問題から可能な限り経口で補給すべきです。状態が悪くなければ、ポカリスエット® を飲んでいれば十分でしょう。静注などで補液する場合には、水分量や電解質のバランスを十分に計算しないと、腎臓や心臓への負担増大など、重大な問題をもたらす危険性があります。

通勤途中などでやむを得ない場合にはストッパ下痢止め® を服用することがあるかもしれません。これらの薬物は「口腔内速崩壊技術」により口腔内で、わずかな唾液でもすぐ崩壊させて服用できるように工夫されています。その主要成分はタンニン酸ベルベリン（腸内でベルベリンとタンニン酸に分解され、それぞれ抗菌作用、腸管の収斂・防腐作用を発揮）とロートエキス（ハシリドコロという薬草の根の抽出物で、副交感神経に抗コリン作用を発揮して、胃液分泌や胃腸管運動亢進を抑制）です。

便秘は癌疼痛緩和薬として用いるモルヒネやオキシコドンの副作用となります。**オピオイド**は強力な便秘作用を持っています。**ロペラミド**もオピオイドに分類されますが、血液脳関門を通過しにくく乱用の危険性がないため、OTC（over the counter、処方箋なしで購入可能）薬にも含まれています。

社会的生活に問題が生じなければ、便は少しゆるいぐらいのほうが無難ともいえます。便秘のほうが肛門に負担がかかり、痔など疾患の原因にもなりえます。

便秘

便秘の一律的な定義は難しいのですが、便の回数や量が減少し、排便に困難感を伴う場合を一般的に便秘といいます。日常生活において3～4日以上便通がない場合を便秘とします。しかし、便回数が減少しても規則的な排便があり、滞留による不快な症状がなく、排便に困難を感じない場合は便秘とはいいません。とはいうもののトイレに座って30秒以内の快便が望ましいという意見もあります。いずれにしても、過度の便秘は不利益をもたらすために対処する必要があります。ときとして腸の通過障害など器質性便秘もありますので、状況によっては、十分な検査が必要です。また、薬物の副作用による便秘もあります。便秘の診療の**図58-1**のような、便の客観的分類を用いて行われるようになってきました。なお、念のため、便秘治療薬のほぼ共通の副作用には下痢があります。これは主作用に近いものではありますが、作用が強すぎると下痢になります。また、下痢で腹痛が伴いやすいように、副作用として腹痛もしばしば生じます。

図58-1　便の正常の分類（ブリストル便形状スケール）

スコア	便の性状	
1	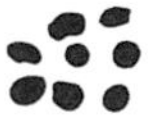	硬くてコロコロの兎糞状の便
2	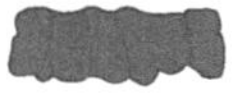	ソーセージ様だが硬い便
3	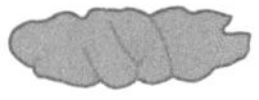	表面にひび割れのあるソーセージ状の便
4	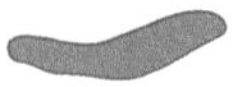	表面が滑らかでやわらかいソーセージ状の便
5	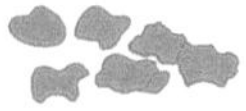	半固形のやわらかい便
6	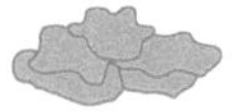	境界不明、不定形の泥状便
7	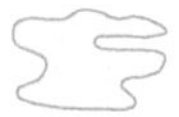	固形物を含まない液体状の便

4のようなバナナ状、あるいはとぐろを巻くような便が理想とされる。
Longstreth GF, et al. *Gastroenterology* .130(5)：1480-1491.2006 を参考に作成

便秘の分類

＜機能性便秘＞

・弛緩性便秘：アウエルバッハ Auerbach 神経叢の興奮性低下により腸管が弛緩性となり、便の移送が遅れる。抗コリン薬、モルヒネ、鉛中毒などにおいてもみられる。

・痙攣性便秘：副交感神経の緊張により腸管の分節運動が亢進し、便の移送が遅れる。

・直腸型便秘：便の移送に遅れはないが、直腸に到達しても排便反射が鈍麻しているため便意を生じない。

＜器質性便秘＞

・腸　疾　患：大腸癌、腸結核、S 状結腸過長症、クローン病、ヒルシュスプルング Hirschsprung 病など。

・腹腔内腫瘍：肝、膵、子宮、付属器などの腫瘍。

・腹腔内炎症：腹膜炎、膵炎、胆道炎など。

・内分泌疾患：糖尿病、甲状腺機能低下症、アジソン Addison 病、ポルフィリン症など。

・神 経 疾 患：脊髄損傷、パーキンソン病など。

＜交替性便通異常＞

・腸管の不完全狭窄：大腸癌、腸結核、クローン病など。

・過敏性腸症候群

器質性便秘の場合には原因疾患に対処します。**機能性便秘**の治療は、まずは、生活改善（規則正しくトイレに行く、食物繊維を含むバランスのよい食事をする、適切に水分を補給するなど）ということになります。そのうえで以下の種類の薬物を使用します。

・膨張性下剤　　例 食物繊維、寒天

・塩類下剤　　　例 酸化マグネシウム（略称 カマ）

吸収されず胃粘膜保護と緩慢な下剤効果を発揮し、しかも安価なので（新薬の 10 分の 1 以下）、よく使われます（「にがり」の主成分は吸収性のマグネシウム、塩化マグネシウム）。健常人なら問題ありませんが、腎機能障害があると高 Mg 血症（脱力感、呼吸障害、神経症状など。ときとして人工透析が必要）をもたらす可能性があります。

・刺激性下剤　　例 ひまし油、センナ、大黄
即効性ですが、常用には注意が必要です。腹痛や常習性をもたらすことがあります（図 58-2）。
刺激性下剤ピコスルファート（ラキソベロン®）は胃のバリウム検査の後のバリウム排出促進にしばしば用いられます。

・浣腸剤　　例 グリセリンを主成分とするイチジク浣腸®
即効性ですが、習慣性が生じることがあります。

・ラクツロース
ラクツロースをヒトは利用できませんが、乳酸菌によって利用され、有機酸が遊離されます。小腸で吸収されず（浸透圧性に便を軟化）、アンモニア合成を抑制します。腸内 pH を低下させ、腸内細菌叢を好ましいものとします。肝障害時では、経口吸収されない抗菌薬リファキシミン（昔はカナマイシン）などをときとして併用し、腸内細菌叢を整えてアンモニア合成を抑制し、高アンモニア血症を軽減する目的に用いられます。

図 58-2　下剤中毒

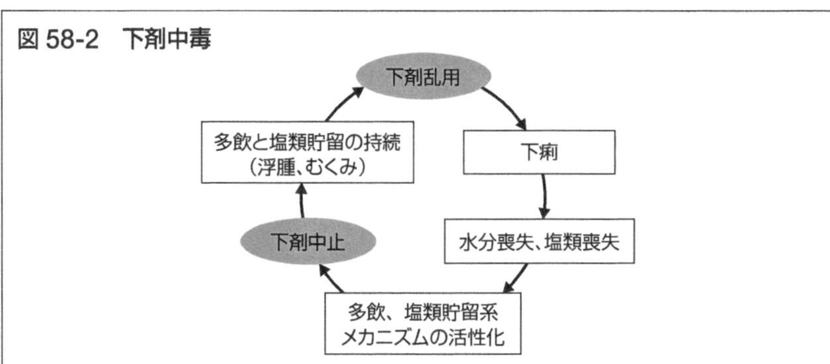

ダイエット目的などで下剤を乱用していると一種の中毒状態となる。下剤を急に中止すると、体内に水分や塩類が過剰となり、一種の退薬症状が出現するようになる。

POINT 58

1 下痢は原因治療をすべきである
2 便秘治療薬では常習性に注意する

Stage 59 新しい便秘治療薬

腸の機能を標的とした便排出促進薬

ルビプロストン lubiprostone

腸管表面の Cl- チャネルを活性化して腸管内への水分分泌を促進します（図 59-1）。腹痛が少なく、便の硬さを適切にします（表面がなめらかな柔らかいソーセージ状、あるいはとぐろを巻く便）（図 59-2）。

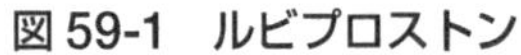
図 59-1 ルビプロストン

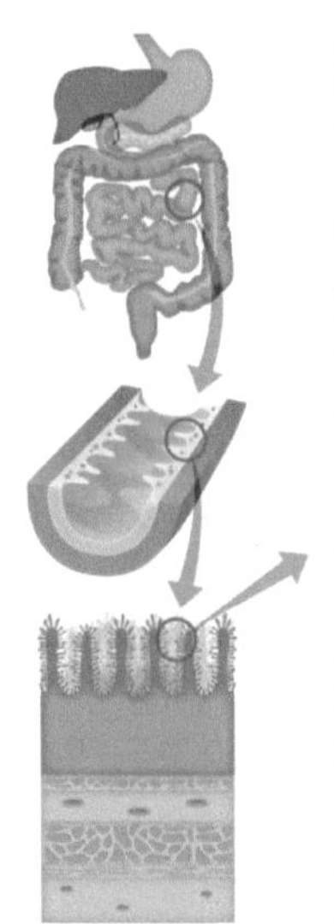

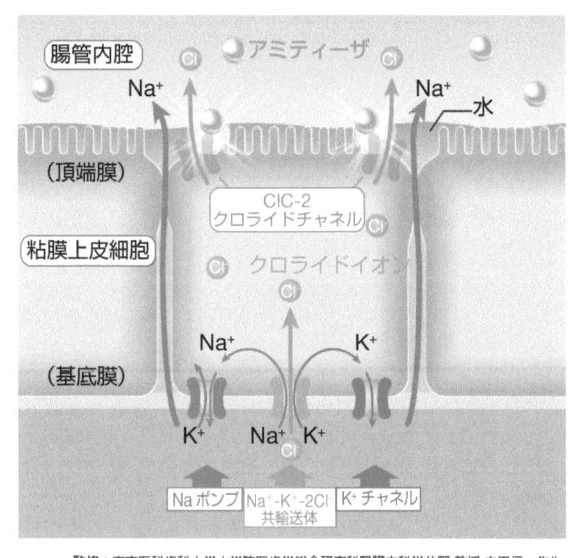

監修：東京医科歯科大学大学院医歯学総合研究科腎臓内科学分野 教授 内田信一先生

図提供：マイラン EPD 合同会社

リナクロチド

リナクロチドは下痢をもたらす病原性大腸菌の毒素をもとに開発されました。毒をもって毒を制すという感じですね。体内に吸収されることなく、腸

図 59-2　ルビプロストンの効果

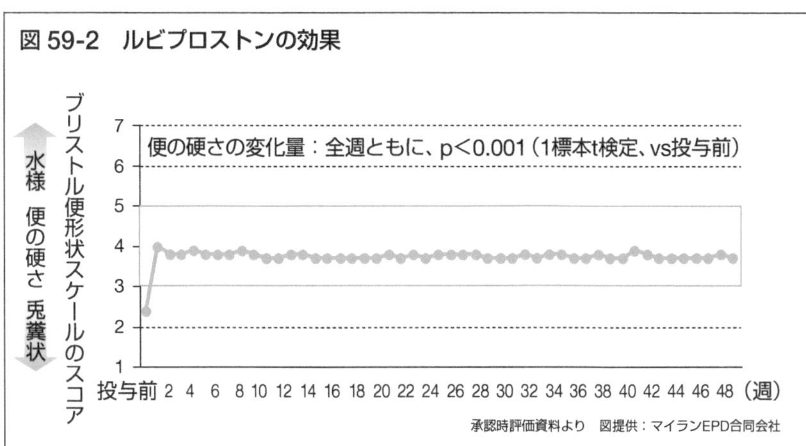

便の硬さが投与 1 週間後に正常な硬さの便に改善し、48 週後まで効果の減弱は認めず持続された

図 59-3　リナクロチドの作用機序

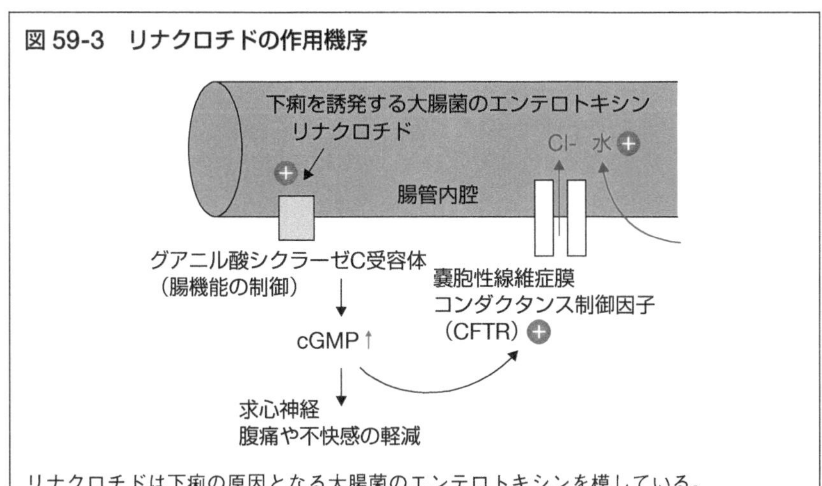

リナクロチドは下痢の原因となる大腸菌のエンテロトキシンを模している。細胞内の cGMP を上昇させ、塩素イオンの分泌を促進する。それに伴い、水の分泌も促進される。痛みの抑制効果もあることが特徴である。当初は腹痛の強い便秘型過敏性腸症候群、その後、慢性便秘症にも使用できるようになった。

粘膜の水分分泌を促進します（**図 59-3**）。

エロビキシバット

腸肝循環している胆汁酸の再吸収（Stage12 参照）を抑制して、大腸における胆汁酸の作用（運動亢進作用と水分泌作用）を促進します。もともと大腸で機能している胆汁酸の軟便化作用を増強します（図 59-4）。商品名は、Good（優れた）と Feces（便）を合わせて GOOFICE（グーフィス）® となっています。胆汁酸はコレステロールの代謝産物であり、再吸収された胆汁酸によってコレステロールが生合成されます。そのためエロビキシバットにより血中 LDL コレステロールが低下した報告もあります。

図 59-4　胆汁酸再吸収阻害薬エロビキシバットの作用機序

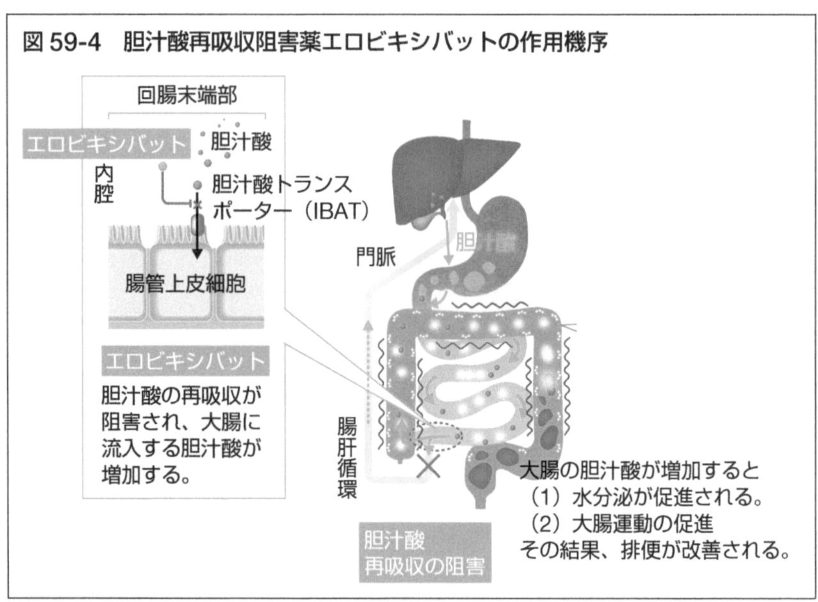

ポリエチレングリコール

ポリエチレングリコールは浸透圧性下剤に分類されます。

2 分子のエチレングリコールが結合したジエチレングリコールは、少量なら甘みを増して味を改善するために安物ワインに混入されました。エチレングリコールが何個も結合したのがポリエチレングリコールです。蛋白質製剤に結合させると（PEG 化インターフェロン）半減期を延長させることが

図 59-5　浸透圧性下剤ポリエチレングリコール

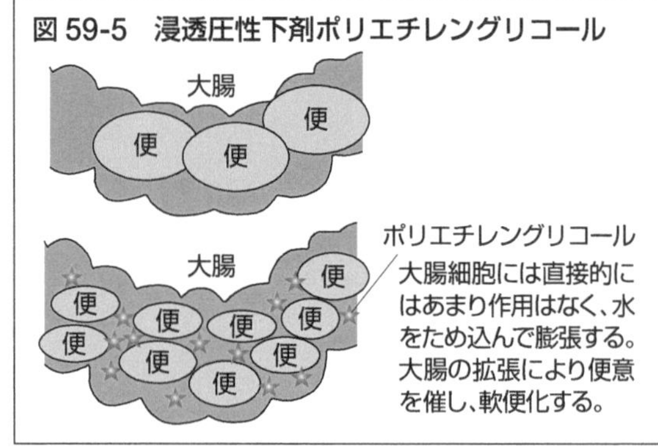

できます。

ポリエチレングリコールは安定で、経口投与すると吸収されず無害です。そのため2歳から使用が認可されています。そして、古典的な酸化マグネシウムのように水を保持して、便を軟化させます（図59-5）。また、錠剤ではなく、散剤（粉）で、コップ1杯によく溶かして服用します。なお、塩分バランスを維持するために塩化ナトリウムなどの電解質が含まれています。

ナルデメジン

麻薬性鎮痛薬による便秘の治療薬です。癌性疼痛に用いられる麻薬のモルヒネの副作用に便秘があります。これは腸管の麻薬受容体（オピオイド受容体）に作用して、消化管運動を抑制することが原因です。このオピオイド受容体への麻薬の結合を防ぐのがナルデメジンです。癌性疼痛に麻薬が処方されている場合の便秘に使用されます。中枢性作用が小さいために、麻薬の鎮痛効果を抑制することなく、便秘を改善することができます（図59-6）。

図59-6　腸管オピオイド受容体拮抗薬ナルデメジンの作用機序

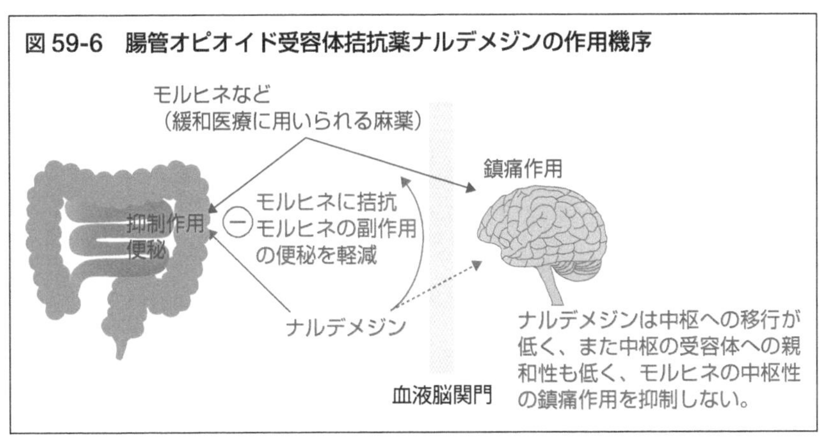

POINT 59

1 ルビプロストンは水分分泌を促進する
2 リナクロチドは下痢をもたらす大腸菌毒素から開発された
3 エロビキシバットは胆汁酸吸収を阻害する
4 ポリエチレングリコールは浸透圧下剤である
5 ナルデメジンはオピオイド便秘に有効である

Stage 60 パーキンソン病① 病態

動き出しにくく止まりにくい

高齢の方が前屈みになって「よたよた」歩いている姿を見かけることがあると思います（図60-1）。足腰が弱くなって力強く一歩を踏み出すことができなくなり、うまく姿勢のバランスが取れなくなっています。**パーキンソン病**は、脳の底のところにある**黒質**（メラニンを多く含むために肉眼で黒く見える神経細胞のかたまり）の**ドパミンニューロン**が変性したことが原因で、このような症状が出現する疾患です（図60-2）。日本人では10万人に100人程度とされています。著名人では映画『バック・トゥ・ザ・フューチャー』のマイケル・J・フォックス、ヘビー級ボクサーのモハメド・アリ*らが知られています。

パーキンソン病とパーキンソン症候群

パーキンソン病類似の症状を出現する一連の疾患を**パーキンソン症候群**

図60-1 パーキンソン病の典型的な前屈み姿勢

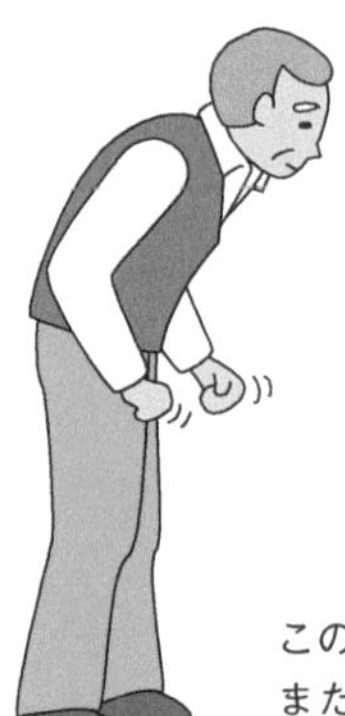

このまま歩き出しにくく、歩き出すと止まりにくい。
また、軽く押しただけでよろめいてしまう。

＊モハメド・アリ：新進気鋭の最強ボクサーといわれていたジョージ・フォアマンにぼかすかやられながらノックアウトで逆転勝利した試合は「おじさん」を勇気づけたタイトルマッチでした。もっともフォアマンも辛苦の人生を経ながら45歳にしてヘビー級チャンピオンに返り咲きました。

図 60-2　パーキンソン病病態の模式図

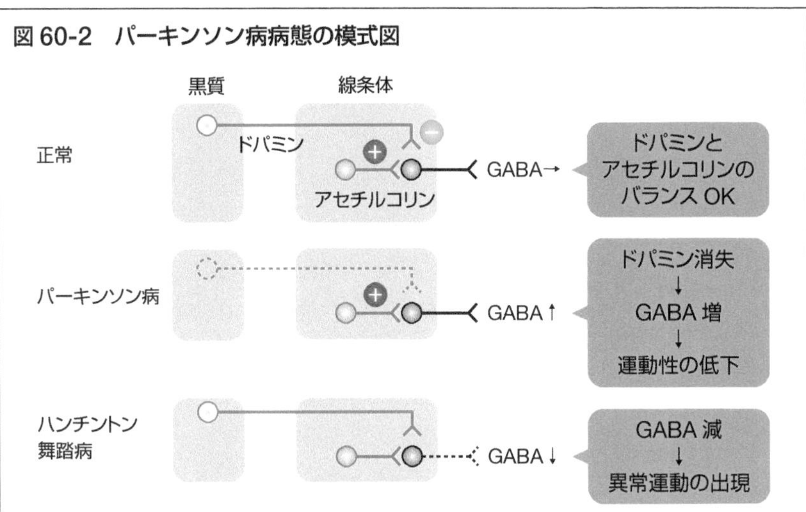

黒質からのドパミンは線条体からの抑制性神経伝達物質 GABA の分泌を抑制する。それを促進するアセチルコリンとのバランスが、正常では保たれている。パーキンソン病ではドパミンが消失するために抑制性 GABA が過剰になり、運動が低下する。ハンチントン舞踏病では逆に GABA が低下して異常運動が出現する。抗ドパミン作用がある薬物（抗精神病薬ハロペリドールなど）は、パーキンソン病を悪化させる、あるいは薬剤性パーキンソン症候群の原因となる。

parkinsonism と総称します。薬剤性や脳血管性障害など要因はさまざまですが、抗パーキンソン病薬（Stage61、62 参照）があまり効きません。逆に、抗パーキンソン病薬が有効であればパーキンソン病ということになります。

パーキンソン病の症状

振戦といういわゆる手が震える症状です（手に限りませんが、目立ちやすいのは手です）。この振戦には何もしないときに出現する**静止時振戦**（何かをしようとするとき、意図した動きをするときには消失します）と、**企図振戦** intention tremor（何かをしようとすると震え始めます。多発性硬化症などで出現します）があります。パーキンソン病では静止時振戦が出現します。

姿勢反射障害は体のバランスが保ちにくくなることです。特徴的な姿勢反射障害の例としては、歩き始めは大変な一方、一度歩き出すと今度は止まりにくくなる**突進現象** pulsion があります。

遺伝性パーキンソン病

まれですが、遺伝性のパーキンソン病が存在します。ほとんどのパーキンソン病は孤発的に発症（家族にパーキンソン病患者がいる・いないで発症率が変化しないこと）しますが、明らかに遺伝することがあります。例外的病態ともいえますが、遺伝子異常を特定することによって疾患の分子病態が明らかになることが期待されます。いまのところ、20個弱の遺伝子が特定されています。最初に特定されたのは**α-シヌクレイン**という蛋白質です。この蛋白質欠損マウスはほぼ正常であり、黒質変性薬**MPTP**（memo参照）に抵抗性となります。このα-シヌクレインがたまる認知症（**レビィ小体型認知症、DLB**）も知られており、脳の変性疾患を紐解く鍵となる蛋白質の1つと考えられています。昔はパーキンソン病は運動神経疾患と考えられていましたが、現在では認知症と深く関係していると考えられるようになりました。

memo

MPTP（1-methyl-4-phenyl-1,2,3,6-tetrahydropyridine）

1980年ごろ、麻薬（MAPP）を密造していた米国大学生が、最初はまじめに産物を精製していたのに、手抜きをするようになり、未精製の薬物を乱用してパーキンソン症候群を発症したことから発見されました。

MPTPをサルやマウスなどの動物に投与すると黒質ドパミン含有ニューロンが選択的に障害され、パーキンソン病のモデルとなることが確認されました。MPTPは脳内グリア細胞内でモノアミンオキシダーゼB（MAO-B）により1-メチル-4-フェニルピリジニウム（MPP^+）となり、ドパミンニューロンのドパミン再取り込み機構によって選択的に取り込まれて細胞毒性を発揮します。α-シヌクレイン・ノックアウトマウスはMPTPに抵抗性を生じます。α-シヌクレインの生理機能は不明です。

POINT 60

1. パーキンソン病の主体は黒質ドパミン系の機能不全である
2. MPTPは黒質ドパミン含有ニューロンを選択的に障害し、モデル動物作成に用いられる

Stage 61 パーキンソン病② 治療戦略

ドパミン補充

パーキンソン病ではドパミン系が不足しています。したがって、治療はドパミン系を補うことになります。

ドパミン補充

血液中の**ドパミン**は脳の中に入ることができません（血液脳関門）。そのため、脳の中でドパミンに変わる、ドパミンの原材料となる**L-dopa**（レボドパ、levodopa）が経口で投与されます（図 61-1）。L-dopa により劇的に症状が改善され、パーキンソン病は克服されたと思われました。しかし、長期（数年以上）の治療により、

(1) **燃え尽き wearing-off 現象**：有効時間が徐々に短縮し、症状が服薬に伴って軽快、増悪を繰り返すようになる

(2) **オン・オフ on-off 現象**：服薬と無関係に突然の症状増悪

の 2 点が、多くの場合、出現してしまいます。そこで、ドパミンそのものを補充するのではなく、ドパミンと同じ作用を発揮する**ドパミンアゴニスト**（たとえばブロモクリプチン）が使用されるようになりました（図 61-2）。治療戦略は状況によって異なりますが、最近では、まずドパミンアゴニストから開始して、効果が不十分なら L-dopa を追加するのが常道となっています（L-dopa 開始がよいという考え方もあります）。

L-dopa が脳に入る前に末梢で代謝されて脳への移行量が低下したり、脳の外で産生されたドパミンが作用してしまうこと（L-dopa の副作用）があります。そのために末梢ではたらく L-dopa 分解酵素の阻害薬や脳の中ではたらくドパミン分解酵素の阻害薬が併用されます。インフルエンザ治療薬である**アマンタジン**もパーキンソン病に有効なことがわかっていますが、その作用機序ははっきりしません。

非薬物療法

薬物療法ではありませんが、脳に深く電極を刺して電気刺激を行う深部脳

刺激療法（DBS：deep brain stimulation）は薬物が無効な場合に、ときとして著効が得られます。

図 61-1　ドパミン補充

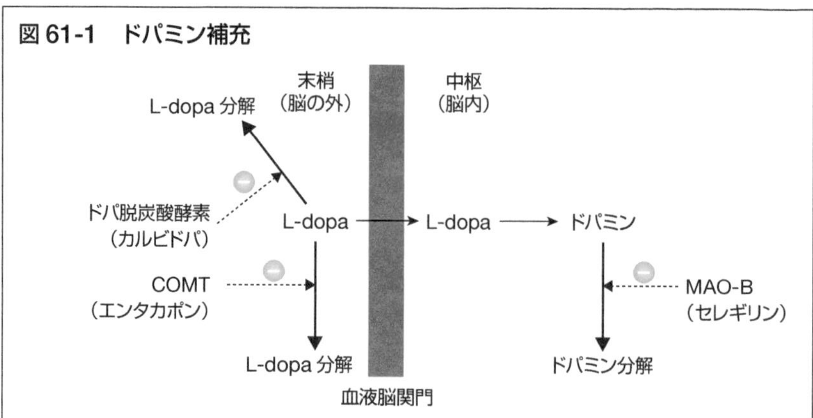

黒質にドパミンを補充したくても、ドパミンは血液脳関門を通過できない。そのため L-dopa が用いられる。L-dopa の末梢（脳の外）での分解を抑制するためにカルビドパとエンタカポン、中枢（脳内）での分解を抑制するためにセレギリンが L-dopa と併用される。セレギリンは肝臓でアンフェタミンに代謝されるため、高用量で依存性が出現することがある。また覚せい剤密造の原料となる。

図 61-2　パーキンソン病治療戦略の模式図

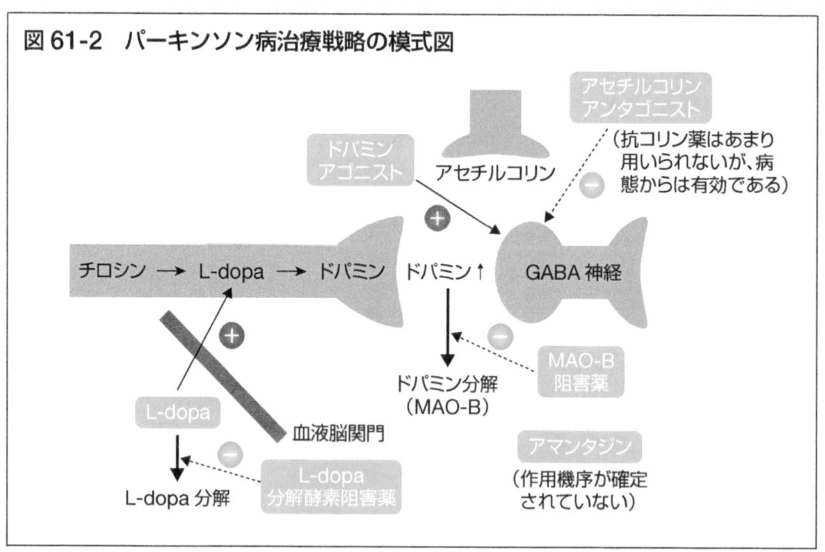

POINT 61

◆ L-dopa はドパミン生成の材料である

Stage 62 抗パーキンソン病薬（パーキンソン病治療薬）

ドパミンアゴニスト

ブロモクリプチン

ブロモクリプチンは**麦角アルカロイド**に分類されるドパミンアゴニストです（図 62-1）。アルカロイドは言葉のとおりアルカリ様物質で窒素を含んだ植物の複雑な天然化合物の総称です。ヒトや動物にさまざまな効果を発揮する薬物の宝庫でもあり、アヘンも含まれています。そして、ライ麦などイネ科植物の花底部の麦角菌に含まれるアルカロイドを麦角アルカロイドといいます。麦角菌汚染ライ麦による食中毒（幻覚や流産）も欧米ではいまだにあるようです。

図 62-1　ブロモクリプチン

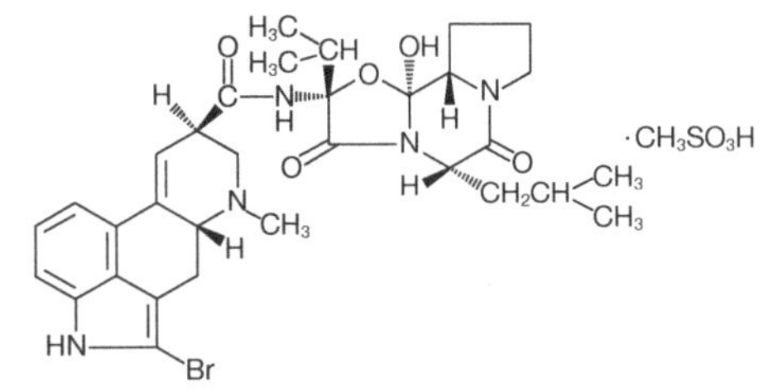

幻覚作用で有名な **LSD（リゼルグ酸ジエチルアミド）**、子宮筋特異的に収縮作用が強くはたらくことから子宮出血の治療に用いられるエルゴメトリン、脳血管の拡張が原因の片頭痛で血管収縮作用を発揮する治療薬エルゴタミン、そしてブロモクリプチンなどさまざまな薬物がこのグループに属します。

ブロモクリプチンは1960年代後半に**高プロラクチン血症***治療薬として開発されました。**プロラクチン**は乳汁の分泌を促進するホルモンで、下垂体前葉から分泌されます。1970年代にドパミンアゴニストであることが見出されました。そして、ドパミン系が低下しているパーキンソン病に用いられるようになりました（図 62-2）。パーキンソン病については、最近ではより副作

＊高プロラクチン血症：以前は無月経・乳汁漏出症候群としてアルゴンツ・デルカスティロ Argonz del Castillo 症候群（妊娠とは無関係）、キアリ・フロンメル Chiari Frommel 症候群（分娩後）、フォーブス・オルブライト Forbes Albright 症候群（下垂体腺腫が原因）などと分類されていました。薬剤の副作用（主としてドパミン抑制作用による）として出現することもまれではありません。

図 62-2 ブロモクリプチンの作用機序

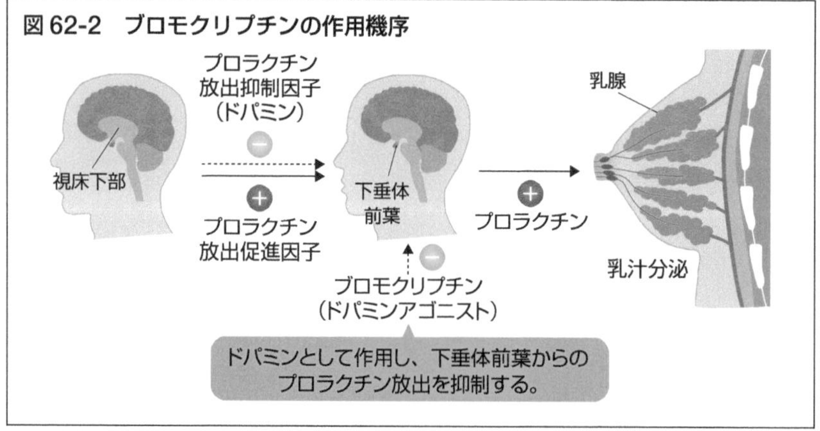

用の少ない新しい非麦角アルカロイド系のドパミンアゴニストが用いられるようになってきています。

ブロモクリプチンは、成長ホルモンが過剰となる先端巨大症（末端肥大症）では成長ホルモンの分泌を抑制します。成長ホルモンが正常な場合には逆に分泌を促進します。これを利用して診断にも用いられます。

ゾニサミド

ゾニサミドは、てんかんを併発したパーキンソン病患者に投与して、抗パーキンソン作用が偶然発見されました。抗てんかん薬としては1日300 mg程度を投与しますが、パーキンソン病には1日1回25 mgとなります。運動症状、L-dopa長期使用中の効果の不安定化（wearing-off現象など）に一定の効果が認められます。その作用機序は不明です。同じ薬物ですが、パーキンソン病治療薬の**トレリーフ®錠**の薬価は抗てんかん薬**エクセグラン®錠**の100倍以上となっています。開発費（臨床試験の費用など）を考えれば、安易に批判すべきではないでしょう。

POINT 62

1. ドパミンアゴニストのブロモクリプチンは下垂体腫瘍や高プロラクチン血症にも用いられる
2. 抗てんかん薬のゾニサミドはパーキンソン病にも有効なことが臨床で発見され、新たなパーキンソン病治療薬として確立した

Stage 63 認知症

いろいろな「呆け」

認知症にもある程度治療できるものがあります。治療できる認知症を見落とさないためにも初期に受診することは大切です。また、認知症といえばアルツハイマー病ですが（図63）、さまざまな要因による認知症があります。

認知症の定義

WHOの定義では、「認知症とは通常、慢性あるいは進行性の脳の疾患によって生じ、記憶、思考、見当識、概念、理解、計算、学習、言語、判断など、多数の高次脳機能の障害からなる症候群である」とされています。具体的には、「それまでに学習で得た知的能力が発揮できなくなり、その能力低下を自覚できない状態」と定義すると症状を理解しやすいでしょう。

認知症が進行すると神経組織の破壊が進みます。再生医療で組織的に再生で

図63　アルツハイマー病の定義

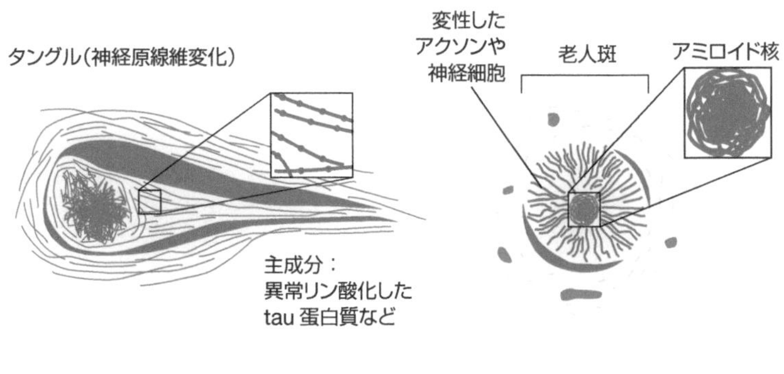

アルツハイマー病は、病理学的に神経細胞内にタングル、そして細胞外に老人斑が蓄積した認知症である。このタングルや老人斑によって神経細胞が変性しているのか、あるいは、別の要因で神経細胞が変性した焼け野原（結果）が両者なのかは、実は、決着がついていない。老人斑が犯人というのが「アミロイド仮説」である（Stage64参照）。病因はなんであれ、コリン系が低下しており、それを補うのがコリンエステラーゼ阻害薬である。

渡邊康裕 編、改訂2版 カラーイラストで学ぶ 集中講義 薬理学、p.50、図1（2015）メジカルビュー社より一部改変

きたとしても、その人の人格や記憶を再生させることは不可能でしょう。そのため、認知症の初期段階での介入が重要です。**軽度認知障害**（**MCI**：mild cognitive impairment）はアルツハイマー病の初期段階とされ、MCIをいかに診断して治療を開始するかが課題となっています（MCIの段階でも手遅れという意見もあります）。

治療可能な認知症

一部の認知症は治療が可能です。**慢性硬膜下血腫**や**特発性正常圧水頭症**（歩行障害、尿失禁、認知症を特徴とします）は早期に診断されれば、手術による治療が可能です。また、**ビタミン欠乏症**や**甲状腺機能低下症**では、不足しているビタミンや甲状腺ホルモンの投与による治療が可能です。アルツハイマー病などの神経変性疾患は現状では早期診断したとしてもあまりよいことはありませんが、これらの治療可能な認知症は早期治療が重要です。これらを見落とさないためにも、少しでも認知症かなと思ったら医療機関を受診することは有益でしょう。

認知症の原因疾患

血管性の障害で起こる脳血管性認知症やアルツハイマー病などの神経変性疾患のほかに、正常圧水頭症、ビタミンなどの代謝・栄養障害、甲状腺機能低下などの疾患が原因で認知症になります。また、高齢者において薬物の中枢神経系の副作用によって認知機能が障害されることがあるので、鑑別が必要です。

著者略歴：1957年生、東京大学医学部医学科卒（1981年）、東京大学医学系大学院（薬理学）修了（1985年）。修了後、オーバードクター（学位取得後のプー太郎のこと）となり、カナダ・トロント大学医学部で3年間の博士研究員。それでも職が得られないため内科研修医となる。が、家庭の事情により臨床医を断念。東京都精神医学総合研究所、国立生理学研究所などを転々とし、2000年より埼玉医科大学・医学部・薬理学教室教授。基礎医学と臨床医学の橋渡し教育を目指すも、60歳からはピック病（Stage65参照、教室スタッフの診断）を発症しているらしい。認知症患者も活躍できる社会を望んでいる。
研修医になるまで年金未納付だったため老後破綻に直面している。

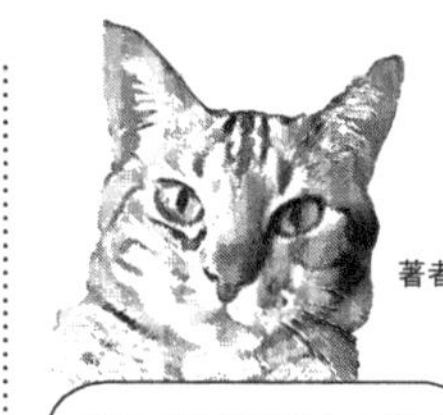

著者近影

著者も実は認知症（ピック病）で『認知症でも医大教授』執筆中、という噂。最近では、ボケ〜と過ごすことが多いらしい。

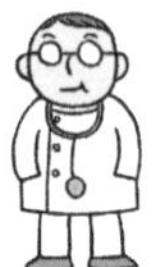

POINT 63

1 手術で治る認知症がある
2 甲状腺機能低下症に注意

Stage 64 アルツハイマー病
「コリン仮説」と「アミロイド仮説」

「コリン仮説」

アルツハイマー病患者の死後脳の大脳皮質において**アセチルコリン**（ACh）合成酵素（ChAT：choline acetyltransferase）活性の低下していることや、ACh作動性神経細胞の顕著な脱落が認められることが報告されました。ChAT活性の低下と記憶力の減少が相関されることなどから、アルツハイマー病患者の脳内のACh量を高めれば記憶が改善されるという「**コリン仮説**」に基づいた薬物が開発されています（**図64-1**）。残念ながら、これらの薬物は、アルツハイマー病症状の進行を見かけ上は遅らせせることはできても、止めることはできません。そのため、根本的治療薬の開発が望まれています。

図64-1　AChE阻害薬の作用部位

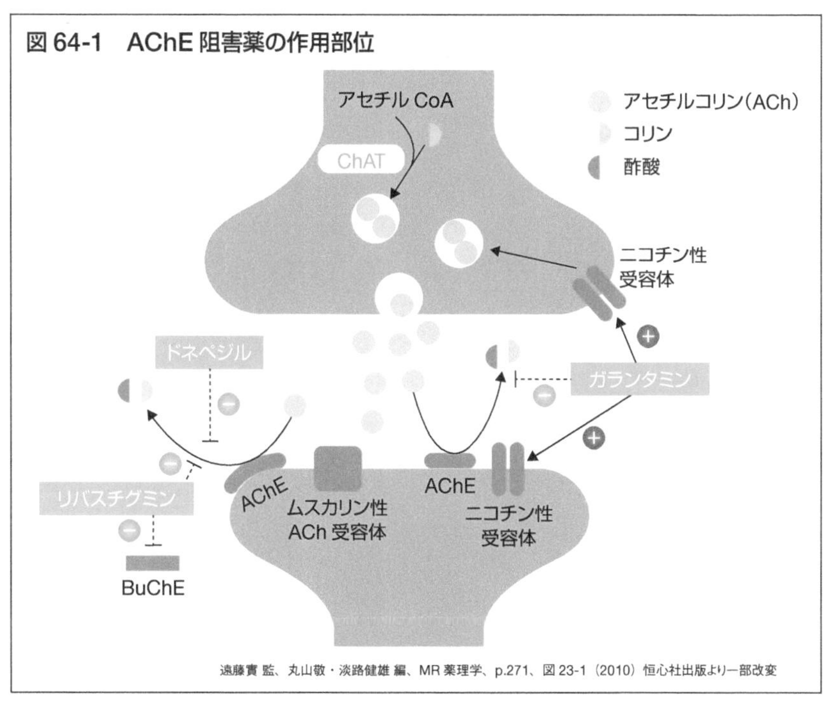

遠藤實 監、丸山敬・淡路健雄 編、MR薬理学、p.271、図23-1（2010）恒心社出版より一部改変

◆ドネペジル（アリセプト®）

日本で最初にアルツハイマー病に対する薬剤として認可されたのが**ドネペジル**（アリセプト®）で、ACh を分解する酵素であるアセチルコリンエステラーゼ（AChE：ACh esterase）を阻害します。1999（平成 11）年に軽～中等度のアルツハイマー病の進行抑制剤として認可され、最近では重度のアルツハイマー病についての臨床試験も行われました。

◆そのほかの AChE 阻害薬

ドネペジルに先駆けてタクリンが米国 FDA にアルツハイマー病の治療薬として認可されましたが、肝毒性が強く、広く使われるには至りませんでした。**リバスチグミン**と**ガランタミン**は日本でも認可されました。リバスチグミンは、AChE とブチルコリンエステラーゼ（BuChE：butylcholine esterase）の両方に対して阻害活性を示します。ガランタミンは、ニコチン性受容体に対してアロステリック（立体構造を変化させる制御機構）な作用を持ち、ACh シグナルを増強することも考えられています。

◆メマンチン

AChE 阻害薬以外で認知症に適応している唯一の薬物に**メマンチン**があります。**NMDA**（*N*-methyl-D-aspartic acid）**受容体**の非競合的アンタゴニストで、グルタミン酸による神経細胞障害に対して保護作用を発揮すると考えられています。ドネペジルとの併用療法が行われます。

「アミロイド仮説」

アルツハイマー病患者の脳内には、神経細胞の萎縮・脱落と、老人斑や神経原線維変化の異常構造物が認められます。老人斑と神経原線維変化の主成分はそれぞれ、**アミロイド前駆体蛋白質**（**APP**：amyloid precursor protein）から産生された**βアミロイド**（**Aβ**）と過剰にリン酸化された**タウ tau** です。時系列や疾患特異性、遺伝学的な見地から、Aβ の蓄積は結果ではなくアルツハイマー病の原因として捉える「アミロイド仮説」が広く認識され、Aβ 除去や産生抑制を目標とした薬剤の開発が進んでいます（図 64-2）。

memo

ワクチン療法

ワクチン療法とは、合成 Aβ で免疫して体内で抗 Aβ 抗体を作らせる、あるいは抗 Aβ 抗体を直接投与することによって抗原抗体反応を介して脳内の老人斑を消失させるという免疫療法です。アルツハイマー病モデルマウスに、Aβ をワクチン（抗原）あるいは抗 Aβ 抗体を投与すると、老人斑が消失することが示されました。ヒトでの治験の第 I 相試験は問題なく終了したものの、第 II 相試験において髄膜脳炎症状の副作用が約 6%

出現したために中止となりました。老人斑がほとんど消失し、記憶機能の低下が有意に抑制されたと報告されましたが、長期の経過観察では、結局、有意な改善はみられないとされました。その評価は今後の課題です。

2020 年現在では抗 A β抗体の 1 つが大用量で有効なことが示されつつあります。

図 64-2　アルツハイマー病の「アミロイド仮説」

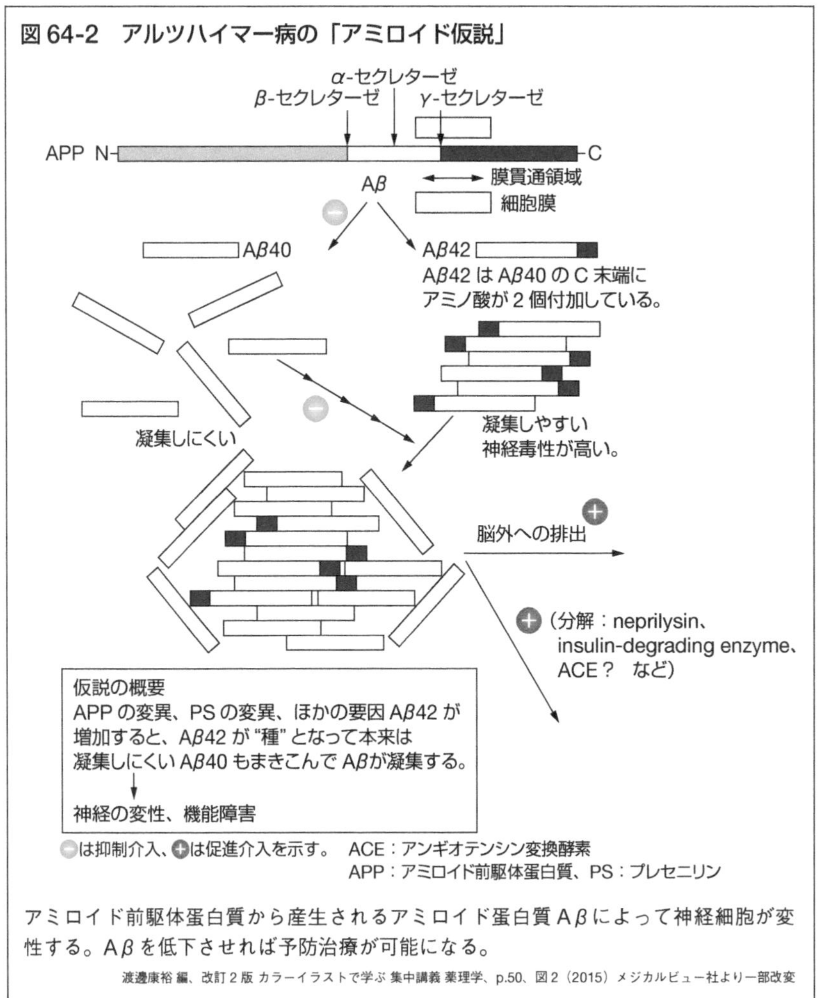

アミロイド前駆体蛋白質から産生されるアミロイド蛋白質 Aβによって神経細胞が変性する。Aβを低下させれば予防治療が可能になる。

渡邉康裕 編、改訂 2 版 カラーイラストで学ぶ 集中講義 薬理学、p.50、図 2（2015）メジカルビュー社より一部改変

POINT 64

1 アルツハイマー病では対症療法としてアセチルコリンエステラーゼ阻害薬が使用される

2 アルツハイマー病はアミロイド仮説が有力である

Stage 65 さまざまな認知症

凝集蛋白質と認知症

蛋白質凝集性神経変性疾患

2005（平成 17）年ごろから、神経変性疾患で**凝集体**を形成する蛋白質が次々と明らかになってきました（**表 65**）。この凝集体形成が神経変性の本質的原因であるなら、共通の治療法が期待されます。逆に、なんらかの変調の結果、感染症における膿のように蓄積するものであるなら、膿の本体である白血球を抑制しても何もよいことはないように、凝集体形成の抑制は治療標的にはなりません。

表 65　神経変性疾患と凝集蛋白質

細胞外に凝集する蛋白質	疾　患
Aβ	アルツハイマー病
tau（リン酸化）	アルツハイマー病、ピック病
TDP-43（リン酸化）	前頭葉型変性症、ALS（筋萎縮性側索硬化症 amyotrophic lateral sclerosis）
α-シヌクレイン（リン酸化）	DLB*（レビィ小体型認知症 dementia with Lewy bodies）、パーキンソン病

＊DLB はある人物が存在するという幻視が特徴的である。コリンエステラーゼ阻害薬が比較的有効であるが、抗精神病薬で過度な反応が生じることがある。提唱された当初は非常にまれな認知症とされたが、見聞が広まるにつれて、いつのまにか、脳血管性認知症、アルツハイマー病と並ぶ三大認知症となった。

前方型認知症

ピック病を代表とする前頭葉、側頭葉に萎縮を示す疾患の特徴を以下に示します。

1. 病識の欠如
2. 常同行動（stereotyped behavior）
3. 脱抑制、反社会的行為（性欲の亢進、性的な無分別、無作法、抑制の欠如）
4. 注意の維持困難
5. 被影響性の亢進
6. 無関心、自発性の低下
7. 人格変化（痴呆というよりも精神病的）
8. 感情障害（怒りっぽさ、抑うつ状態、逆に多幸）
9. 言語障害（同じ言葉を繰り返して発声）
10. CT/MRI で脳の萎縮を示す。特に前頭葉、側頭葉に萎縮が強い
11. アルツハイマー病（頭頂葉など大脳の後方領域の障害）との鑑別
    （1）知能障害に先行して人格変化が強いこと
    （2）CT/MRI で前頭葉、側頭葉の萎縮が特に高度であること

アルツハイマー病が“陰性（抑制的）”な認知症であるのとは対照的にピック病は“陽性（脱抑制的）”な認知症です。アルツハイマー病以外の神経変性が原因の認知症も、思ったほどまれではないことが明らかになってきました。これらの治療法はまだ確立していません。

脳血管性認知症

脳血管性認知症は、脳血管性障害に関連して生じる認知症の総称で、病因、病態、神経症候、経過は各症例でさまざまです。アルツハイマー病などそのほかの認知症との鑑別が難しく、ときに両者を合併している**混合型**がみられます。

脳血管性認知症は予防が特に重要となります。脳血管性障害の危険因子である高血圧、糖尿病、心疾患などを適切にコントロールするとともに、脳梗塞や脳出血が生じてしまった場合には、再発予防のための厳格な危険因子の軽減が重要になります。

POINT 65

◆ DLB やピック病など、さまざまな認知症がある

Stage 66 てんかん

小児だけではない

てんかんというと若い人が突然倒れてバタバタしながら口から泡を吹くというイメージがあるかと思います。しかしながら、高齢者でもてんかん発作が多いことがわかってきました。特に高齢者の場合には、倒れるということではなく、一瞬、上の空になったり、箸を落としたりと、なかなか気づきにくい発作が多いです（部分発作。後述）。その間の記憶がないため、認知症に間違えられる場合もしばしばです。当然ながら、抗認知症薬は無効であり、抗てんかん薬が有効です。高齢者ドライバーの逆走でもてんかん発作が原因の可能性があります。

部分発作と全般発作

てんかん（癲癇：癲は倒れる病気を意味し、癇は引きつけ、痙攣を意味する）には脳のある領域で発生した神経の異常活動が、ある領域に限定して発生する**部分発作**（意識障害なし：**単純部分発作**、意識障害あり：**複雑部分発作**）と、広範囲に広がる**全般発作**（欠神発作、ミオクロニー発作、脱力発作、強直発作、間代発作、強直間代発作）があります（図 66-1）。（暇な権威者達は部分発作を焦点発作と言い換えていますが、ひとまずは従来の分類でも大きな問題はないと思われます。）部分発作が発生後に全体に広がると全般発作様になるために、実は、この区別もそう簡単ではありません。

てんかん発作はてんかんによる意識、行動、運動器の異常症状を意味します。痙攣は特に筋肉が震える症状を指しています。痙攣を含むてんかん発作に類似した症状は熱性痙攣、アルコール中毒、心因発作、脳腫瘍など、さまざまな要因で生じます。てんかんは脳波異常を伴っているので、診断には脳波検査が重要です。典型的な脳波異常が発作時に見出されれば、確定診断されますが、脳波異常がないからといって、てんかんではないとは言い切れません。

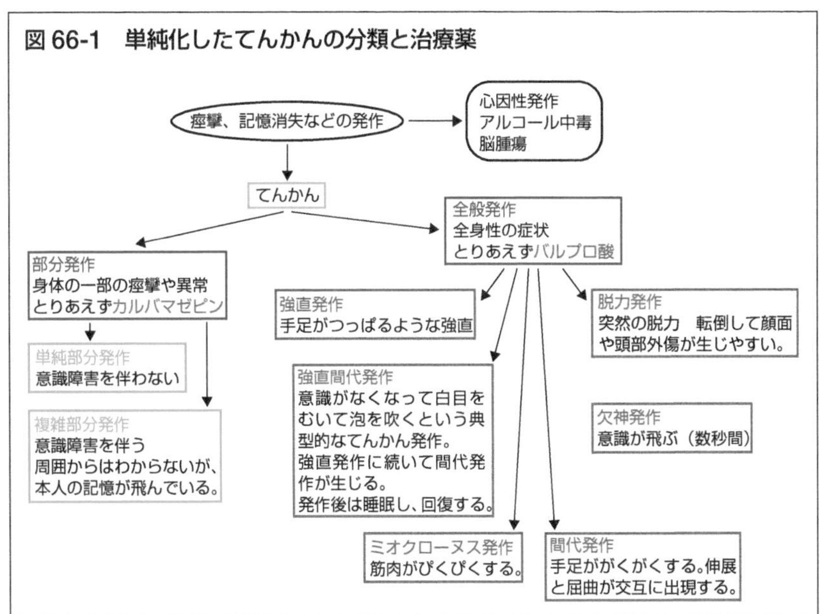

てんかんの分類

本書の分類（全般発作、単純部分発作、複雑部分発作）は2020年現在で古典的な昔の分類である（1981年に原案が作成）。

2017年に、要約すると以下のような新しい分類が提唱された。基本的には単純を焦点に、複雑を意識障害に変えて整理したものであり、旧来の分類も慣れ親しんでいるために、いまだに汎用されている。

（1）発作型

「focal onset（焦点発作）（旧部分発作）」→意識障害（＋）、意識障害（－）

「generalized onset（全般発作）」→運動発作、非運動発作

（2）てんかんの型

焦点性てんかん（focal epilepsy）

全般性てんかん（generalized epilepsy）

焦点性および全般性合併型てんかん（combined generalized & focal epilepsy）

分類不明のてんかん（unknown epilepsy）

（3）てんかん症候群

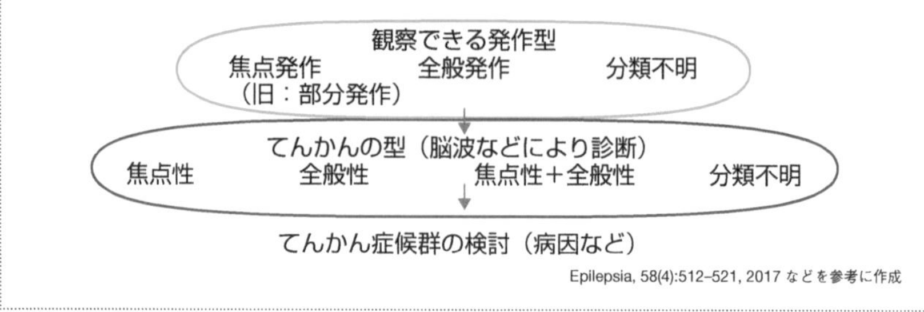

Epilepsia, 58(4):512–521, 2017 などを参考に作成

高齢者のてんかん

高齢者でも、てんかんはまれではありません。アルツハイマー病にも合併しやすいとされています。食事中に突然箸を落として口をもぐもぐさせる部分発作が多いとされています。時々、高速道路の逆走やブレーキ踏み間違いによる暴走など高齢者による事故が生じています。この事故のときに部分発作が生じている可能性があります。そして、認知症と間違えられますが、ドネペジルといった抗認知症薬は無効です。副作用の少ないラモトリギン（後述）が有効とされています。

てんかんの診断

てんかんの診断には本人や家族の詳細な病歴の確認が重要です。もし、身の回りの人が発作で倒れた場合は、スマホでその様子をビデオ撮影しましょう（そのほかの対処は後述）。これらの情報をもとに、CT や MRI の画像診断（主として器質性疾患の除外）、脳波検査で確定診断します。側頭葉てんかんでは、典型的な海馬硬化症を MRI で見出せることもあります。

診断に有用なのは、入院して、数日間の間、ビデオと脳波を連続して記録して、発作時の脳波を観察する**長時間ビデオ脳波検査**です。発作時にてんかんの脳波異常が確認できれば確定診断することができます。しかし、発作が起こらなければわかりませんし、脳波検査で安易にてんかんと診断してしまうこともあります。

特に難しいのが、**心因性非てんかん発作**（**PNES**：psychogenic non-epileptic seizure）です。これは脳波異常がないのに、現在の医学では原因不明でおそらく心因性にてんかん発作が生じる状態です。PNES からてんかんに移行することはないとされていますが、てんかん患者がときとして PNES

を併発することがあります。PNESには抗てんかん薬は無効であり、精神療法などが試みられます。

抗てんかん薬

単純には、**部分発作にはカルバマゼピン、全般発作にはバルプロ酸**が第一選択薬となります（**表66-1**）。抗てんかん薬にはCYPを介した相互作用が多いので、併用療法では注意する必要があります。

バルプロ酸の有名な有害作用に口蓋裂や神経管閉鎖不全などの催奇形性があります（ほかの抗てんかん薬でも生じえます）（胎児性バルプロ酸症候群）。フェニトインの歯肉増殖やSIADH（抗利尿ホルモン不適合分泌症候群）も有名です。妊娠（予定あるいは妊娠中）女性では、できるかぎりバルプロ酸を避けて（絶対的禁忌ではない）、単剤で維持します。そして、葉酸やビタミンKのサプリメントを投与することが推奨されています。

表66-1　代表的な抗てんかん薬

薬物名（商品名）	適応	副作用、その他
バルプロ酸 （デパケン®）	全般てんかん 第一選択薬	催奇形性
カルバマゼピン （テグレトール®）	部分てんかん 第一選択薬 三叉神経痛にも使用される	薬疹
レベチラセタム	全てんかん（第二選択薬） 高齢者てんかんによく使用される	
ラモトリギン	全てんかん（第二選択薬）	
トピラマート	全てんかん（第2.5選択薬）	尿路結石／無汗症
ゾニサミド	全てんかん（第2.5選択薬） パーキンソン病にも有効	尿路結石／無汗症
フェニトイン	部分てんかん	歯肉増殖
ガバペンチン	部分てんかん（第二選択薬）	
クロバザム	レスキュー薬	
クロナゼパム	レスキュー薬	
エトスクシミド	欠神発作	

てんかん重積

てんかん発作で倒れたときは、昔は舌をかまないように口にタオルを突っ込むというようなことがいわれていました。現在では、タオルを入れることにより口に怪我することがあったり、タオルを入れる人の指がかまれることがあることなどにより、何もしないようになっています。倒れたり、痙攣によって怪我をしないように、周りの危険なもの（瓶など）を取り除きます。体をぶつけないように、周りに毛布などを置きます。そして、ビデオ撮影をします。ほとんどの場合、数分で発作は治まります。その後、不用意に動いて怪我をすることもあるので、痙攣が治まった後も観察が必要です。

5分以上てんかん発作が持続するのがてんかん重積です。呼吸不全により致命的な障害をもたらす危険性があります。(1) ジアゼパム（ミダゾラムがよく使われるようになりました）(2) フェニトイン (3) バルビツール酸系の順に静注します（図66-2）。呼吸抑制に注意する必要があります。

図66-2　てんかん重積の治療

ジアゼパム
↓
ホスフェニトイン
↓
フェノバルビタール（呼吸抑制に中止）
↓
ミダゾラム（ICUで慎重に投与する）

ホスフェニトインはフェニトインのプロドラッグであり、静脈炎などの有害作用が少ない。

抗てんかん薬の作用機序

てんかんの分子生物学も、抗てんかん薬の作用機序も、未解明の点が多いです。脳のある領域の、なんらかの異常興奮がてんかんに生じているのは間違いないので、抗てんかん薬は基本的には神経活動を抑制します。極度に眠くなるようなことはないようです。有効性が高く、有害作用が少ないとされる新薬が次々に導入されています。代表的な作用機序は、興奮性チャネルの代表であるナトリウムチャネルや細胞活動を活性化するカルシウムチャネルの抑制、抑制系であるGABA系の増強（GABA濃度上昇、GABA受容体促進）などです。

POINT 66

1 てんかんには部分発作と全般発作がある
2 部分発作にはカルバマゼピン（カルは軽いと覚える）、全般発作にはバルプロ酸が用いられる
3 高齢者にもてんかんはまれではなく、レベチラセタムやラモトリギンが汎用される

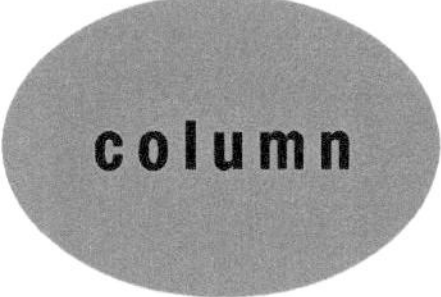

精神にはたらく薬物

セロトニンとうつ病

セロトニンは運動系、摂食、性行動、攻撃性、幻覚などの精神活動と密接な関係が明らかになりつつある化学伝達物質です。睡眠との関係が提唱されているメラトニンもその同類です。

古典的な降圧薬レセルピンは、セロトニンやカテコールアミンの小胞体への取り込みを抑制し、副作用としてうつ病などの精神症状が出現します。

軽症うつ病やパニック症候群に選択的セロトニン再取り込み阻害薬（SSRI：selective serotonin reuptake inhibitor）が使われるようになってきました。

メラトニンと睡眠障害

メラトニンは両生類の皮膚色素細胞を退色させますが、ほ乳類での機能ははっきりとわかっていません。松果体からのメラトニン分泌は、24時間周期で夜9時から朝4時ごろまで上昇するというサーカディアンリズム（概日リズム）を示し、動物では生殖器などのリズムに関与しているとされます。トリプトファンからセロトニンを経て合成されます。

避妊、抗酸化作用、AIDS治療、うつ病治療、癌などの治療薬として期待されていました。時差ボケ（jet lag）の特効薬という人もいますが確証はありません。睡眠サイクルの乱れへの効果があるといわれていますが、ちゃんとした臨床研究はなく、用法も不明です。1回はすごく効いたという知人がいますが、その後は飲んでいないようです（プラセボ効果か）。メラトニン受容体アゴニスト（ラメルテオン）が新機序の睡眠薬（睡眠リズムを改善する）として開発されました。生殖腺に抑制的に機能します。黄体形成ホルモンとプロラクチン分泌を抑制するようです。

イボテン酸 ibotenic acid と中華料理症候群

イボテン酸はグルタミン酸と同様の興奮性アミノ酸神経伝達物質です。あまりに神経細胞を興奮させるので脳内投与の場合には神経細胞が死滅します。毒キノコによる中毒症状の要因の1つです。グルタミン酸を大量に使った中華料理を食べると、頭痛や吐き気、腕や首のしびれを起こし、「中華料理症候群」といわれたことがありました（中華料理症候群は都市伝説とする意見もあります）。

シロシンとシロシビン（マジックマッシュルーム）

マジックマッシュルームは、ハワイ、メキシコ、南アフリカなどに原生し、食べると幻覚作用を起こすキノコの総称です。乱用すると、主に中枢神経系に作用する毒性により、数分から数時間後に徴候が現れます。酒に酔ったような興奮状態になり、精神錯乱、幻覚、視力障害、意識障害などが生じ、血圧が乱高下して、心筋梗塞を起こすこともあります。成分の一部であるシロシンとシロシビン（シロシンのリン酸エステル）はセロトニンと構造がよく似たアンタゴニストであり、LSDと類似の幻覚薬で、麻薬に指定されています。毒成分を取り出して販売・摂取・所持すれば「麻薬及び向精神薬取締法」や「薬事法」に違反することになります。

Stage 67 片頭痛治療薬

頭痛発作時薬と予防薬

頭痛にはかぜや寝不足、飲みすぎなどが要因の軽度なものから脳腫瘍や脳出血など命にかかわるものまでさまざまなものがあります。CT/MRIスキャンなどの画像検査や痛みを伴う髄液検査も診断のためにはときとして必要となります。頭痛の代表である**片頭痛**[*1]には有効な薬物が登場していますが、薬物によって誘発される頭痛もあります（memo参照）。

片頭痛とは

片頭痛は頻度が高く（有病率は約10%、女性のほうが3倍程度多い）、近年、有効な薬物が開発されたこともあり、適切な診断と治療を行うべき頭痛です。

典型的な片頭痛は名前のとおり右側もしくは左側の拍動性[*2]頭痛です。日常的な動作で痛みが強くなるので、発作中は暗いところで引きこもりがちになります。視野の周辺部にジグザグ模様が見える**閃輝暗点** scintillating scotomaといった**前兆**が出現してから1時間以内に頭痛が始まることが古典的に有名です（図67）。

その病態は複雑ですが、現在のところは、三叉神経（顔面の感覚神経）の興奮と脳内の血管の異常な拡張[*3]が注目されています。診断は頭痛の原因となる特別な病変（脳腫瘍など）や原因がないことを確認したうえで、頭痛の特徴や経過から行われます。

図67 片頭痛の前兆

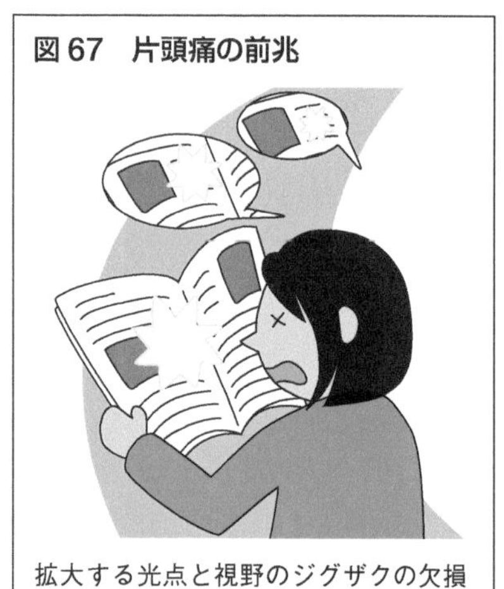

拡大する光点と視野のジグザクの欠損

＊1 片頭痛：医学用語では「片頭痛」ですが、しばしば「偏頭痛」とも表記されます。
＊2 拍動性：脈拍に同期していること。血管が関与していることを示唆します。
＊3 新しい片頭痛予防薬として、血管拡張作用のあるカルシトニン遺伝子関連ペプチド（CGRP：calcitonin gene-related peptide）の阻害薬が登場しています。

片頭痛の治療薬

治療は発作時と発作予防に分けられます。軽度発作時には**アセトアミノフェン**や NSAID、重症時には**トリプタン類**が有効です。トリプタン類が導入される前には血管収縮作用のある麦角アルカロイド（エルゴタミン）が使用されていました。予防には Ca ブロッカー、β ブロッカー、抗うつ薬、抗てんかん薬、アンギオテンシン系阻害薬（ACEI/ARB）などが用いられます。

◆トリプタン類

トリプタン類はセロトニンアゴニストです。予防にはあまり効果がないとされます。基本的には経口投与ですが、スマトリプタンは**皮下注**や**点鼻**が可能です（静注は血管攣縮の可能性があるため不可です）。虚血性心疾患（狭心症）の既往がある場合には禁忌となります。名称は、スマトリプタン、ゾルミトリプタン、エレトリプタン、リザトリプタンと、みな「～トリプタン」となっています。

◆エルゴタミン

麦角アルカロイド（Stage62 参照）に属するエルゴタミンはトリプタン類より作用は劣り、有害作用が出やすいために今日ではあまり使われません。しかし、トリプタン類が無効な症例では使う価値はあります。エルゴタミンはセロトニンアゴニストであるとともに強い子宮平滑筋収縮作用があります。エルゴタミンの吸収や効果を高めるために、エルゴタミン／カフェインの合剤が使用されます。

memo

薬物乱用による頭痛

片頭痛の治療薬である鎮痛薬、エルゴタミンやトリプタン類を過量に服用することによって頭痛を誘発することがあります。頭痛発作の恐怖からこれらの薬物を連日服用することによって、かえって頭痛が生じてしまいます。これらの薬物は 1 ヵ月に 10 日以上服用しないように指導することが必要です。

群発頭痛

片頭痛と同じように一側性で、特に眼窩部に生じる激しい頭痛です。1 年に 1、2 回程度、同じ時期に出現します。片頭痛は女性に多いのですが、この群発頭痛は男性に多く、アルコール摂取が引き金になります。患側の副交感神経活性化症状（流涙、鼻汁、縮瞳）が出現します。その痛みは強烈で、目玉をえぐられる、焼きごてで頭の中をかき回されるといった表現がなされます。三叉神経系と血管拡張が関係しているようです。急性期にはトリプタン類、予防には Ca ブロッカーと片頭痛治療薬が、有効性は片頭痛よりもやや低いものの、効果があります。

POINT 67

1 片頭痛発作にはセロトニンアゴニスト（トリプタン類）が用いられる
2 予防薬には β ブロッカーや Ca ブロッカーが用いられる
3 薬剤性頭痛に注意する

Stage 68 内分泌疾患

ホルモン異常

体内の隅々まで情報を伝えるホルモンの異常は、基本的には「**減る**」か「**増える**」かです。したがって、治療戦略は、少ない場合には「**補充**」し、過度に多い場合には「**減らす**」ことになります。

ホルモンとは

ホルモンとは、生体内の内分泌腺から分泌され、血液を介して全身に情報を伝達する化学物質のことです（図68）。局所的に情報伝達するものは、たとえば、**神経伝達物質**というように区別されていますが、ホルモンとの区別はときとしてあいまいとなっています（例：ノルアドレナリンは、副腎髄質から血中に分泌されて全身に作用する場合には典型的なホルモンですが、シナプスから放出されてシナプス後膜の受容体にごく局所的に作用する場合に

図68　代表的な内分泌器官

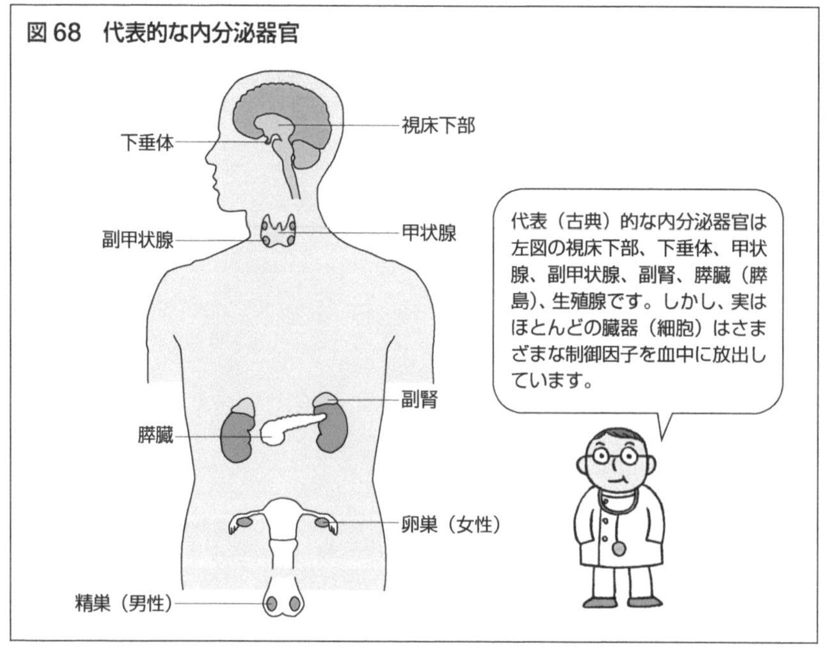

は神経伝達物質となります)。

内分泌疾患の特徴

ホルモンの異常にはその作用が低下した場合と上昇した場合があります。低下する場合は、ホルモンそのものの分泌が低下する場合と、その受容体の機能異常によりホルモンに応答できない場合があります。同様に、上昇する場合も、ホルモンそのものが上昇する場合と、そのホルモンと同様の作用を持つ物質（抗体）が出現する場合があります（例：甲状腺刺激ホルモン受容体自己抗体)。

ホルモン異常の治療はまあ単純で、**増えている場合には減らし、減っている場合には補充すればよい**だけです。ホルモンはそのときの状況によって厳密に制御されているので、補う量が非常に難しいような気がしますが、幸運なことに、異常になったホルモン以外の体の調節機構によって、だいたいの量を維持すれば、あとは体が適度に調節してくれます。たとえば、Stage72で説明する糖尿病はインスリンが欠乏した疾患です。正常では、インスリンは血糖の加減（食事後は高値、空腹時は低値）によって増減していますが、ある一定量を保持すれば、別の血糖上昇ホルモン（アドレナリンやそのほか多数）によって、だいたい適切な状態が維持されます。

すべてのホルモンにそれらが増減する疾患が存在しますが、本書では代表的なものとして、抗利尿ホルモン（Stage69)、甲状腺ホルモン（Stage70)、副腎皮質ホルモン（Stage71）について概説します。

memo

薬物としてのホルモンの例：アナフィラキシーショック（アドレナリン、グルカゴン、糖質ステロイド)

薬物、食物（そば粉、卵)、生物毒（ハチ毒）など抗原に対する免疫系の急性的な異常反応のアナフィラキシーショックはときとして致死的です（新型コロナワクチンの副反応としても注目されました)。その対処として、循環器系と呼吸器系（気道拡張）の改善を目的にアドレナリンがただちに筋注されます。降圧剤としてβブロッカーが投与されている場合には血糖上昇ホルモンのグルカゴンが併用されます（アドレナリンとは別の情報伝達経路で作用)。その後、糖質ステロイド（遅効性）が投与されます。

POINT 68

◆ホルモン異常の治療はホルモンの補充かホルモン作用の軽減である

Stage 69 抗利尿ホルモン（ADH）

バソプレシン

バソプレシン低下（尿崩症）

多尿により体の水分が不足し、口渇と多飲を伴った状態を尿崩症といいます。大きく分類すると、心理的要因などにより水をがぶ飲みする**心因性多飲症**と、腎臓の異常（バソプレシン*に反応しなくなった状況）による**腎性尿崩症**、そして、バソプレシンが不足した**中枢性尿崩症**があります。水分制限だけで多尿が改善すれば心因性多飲症、バソプレシン投与で改善しなければ腎性尿崩症、改善すればバソプレシン不足と診断することができます。

バソプレシンアゴニスト

中枢性尿崩症には、当然ながらバソプレシンが治療薬となります。バソプレシンよりも半減期が長く抗利尿効果の強い合成ペプチドの**デスモプレシン**の点鼻薬が実際には使われます（バソプレシンは血管収縮作用があるため、古典的には肝硬変による静脈瘤破裂の際に、内臓血管を収縮させて出血を減らすために使われることが記載されていますが、実際にはほとんど使われません。内視鏡による静脈硬化療法などが主流です）。腎性尿崩症にはあまり良い薬物がありませんが、不思議なことに**チアジド系利尿薬**が尿量を減らします。

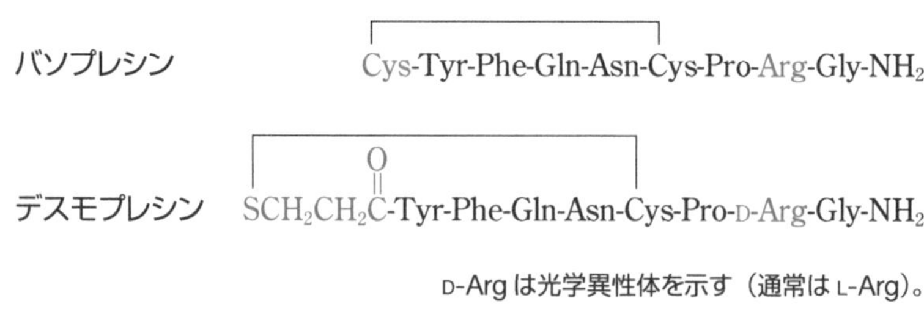

D-Arg は光学異性体を示す（通常は L-Arg）。

＊ バソプレシン：抗利尿ホルモン（ADH：antidiuretic hormone）

memo

夜尿症用のデスモプレシン経口製剤

「尿浸透圧あるいは尿比重の低下に伴う夜尿症」には水分泌を抑制するデスモプレシンの就寝前の投与が有効です。これの経口薬が開発されています。点鼻剤は鼻腔粘膜から吸収されます（Stage15 参照）。単純に考えれば、経口投与ではペプチドのデスモプレシンは消化されて無効化されてしまうはずです。本製剤は口腔内崩壊錠のため口腔内でペプチドが遊離され、主として口腔／食道の粘膜から吸収されて薬効を発揮します。バイオアベイラビリティは低く、鼻腔スプレーの 10 倍量が投与されます。

バソプレシン過剰（SIADH）

バソプレシン（ADH）が腫瘍により大量に産生され、ADH が過大となったのが、ADH 不適合分泌症候群（**SIADH**：syndrome of inappropriate secretion of ADH）です。腫瘍は下垂体腫瘍と下垂体以外が半々程度です。異所性腫瘍の種類としては**肺小細胞癌**が最も多いので、肺癌患者では常に SIADH の有無が気になります。症状は、尿が出ずに水が体内に過剰になるので、低 Na 血症となり、それに付随して、倦怠感、筋力低下、傾眠傾向、行動異常などが起こります。臨床症状のない例もまれではありません。治療は悪性腫瘍に対する抗癌治療と低 Na 血症に対して飲水制限を行います。低 Na 血症が高度の場合には、高張食塩水投与と**フロセミド**（利尿薬）の静注が行われます。

バソプレシンアンタゴニスト

バプタン類（vaptan、バソプレシンアンタゴニスト vasopressin-receptor antagonist）はバソプレシン受容体の拮抗薬です。経口投与できる小分子アンタゴニストで SIADH 治療に用いられます。また、抗利尿ホルモンの逆ですから利尿作用があり、体内の水分が過剰になりがちな**心不全**にも用いられます。

POINT 69

◆バソプレシン（ADH）低下では半減期の長い合成ホルモン（デスモプレシン）が点鼻投与される

Stage 70 甲状腺ホルモン

チロキシン

甲状腺ホルモンは生体で唯一ヨウ素化されている物質です。生体内のヨウ素のほとんどは甲状腺に集積しています。したがって、甲状腺機能亢進症の際に、**放射性ヨウ素**を経口投与すれば、そのほとんどは甲状腺に集積し、甲状腺のみに放射線照射することができます。原子力発電所事故時に飛び散る放射性ヨウ素による障害を防ぐためには、爆発直後（汚染直前）に**無機ヨウ素**を服用すれば、甲状腺はそれ以上ヨウ素を取り込まないので、放射性ヨウ素による放射線照射を防ぐことができます。念のため、予防と思って日常的にヨウ素を過剰摂取すると甲状腺機能障害（低下することも亢進することもある）が生じます。原子力発電所がぶっとんだ直後（被爆直前）の服用が最も有効です。

T_3 と T_4

甲状腺ホルモンには **T_3**（トリヨードチロニン）と **T_4**（チロキシン）があります（**図 70-1**）。血中ではチロキシン結合蛋白質やアルブミンと結合して存在します。血中の T_4 はリザーバーとしてはたらき、末梢組織で T_4 から T_3 に脱ヨウ素化され標的組織の細胞内受容体に結合して効果を発揮します。なお

図 70-1 甲状腺ホルモン T_3 と T_4

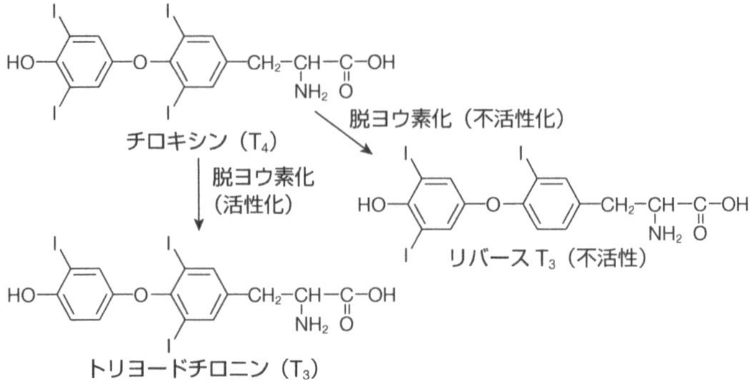

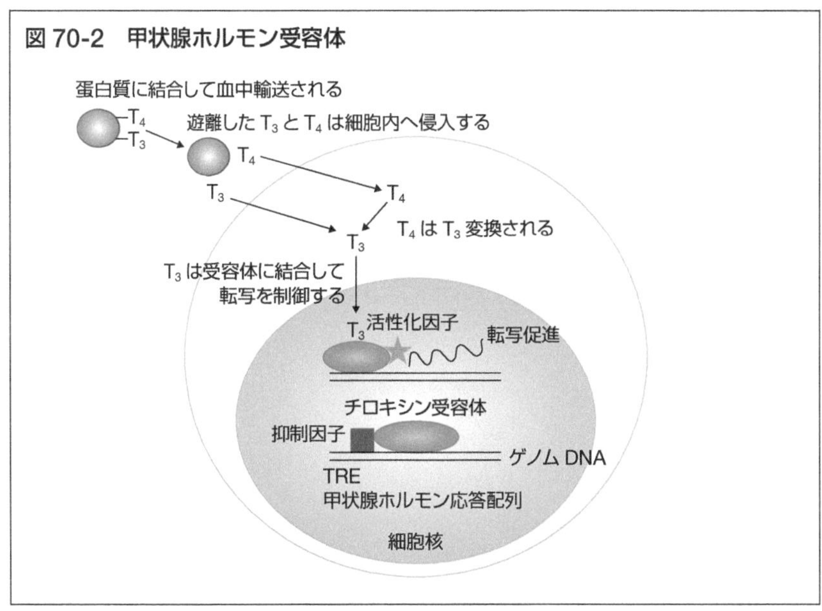

T_3 とは逆のヨウ素が除去されたリバース T_3 は活性を持ちません。T_4 は細胞内で T_3 に変換され、T_3 はそのまま核の TRE（thyroid hormone-responsive element、甲状腺ホルモン応答配列）の制御下の遺伝子の発現（転写）を促進します（図 70-2）。このいわゆる**ゲノム作用** genomic function 以外にも、イオンチャネルやミトコンドリアの遺伝子発現制御などの**非ゲノム作用** non-genomic function の存在も明らかになっています。

甲状腺ホルモンの機能について、分子レベルでの解明はまだ不十分です。甲状腺ホルモンは代謝を促進し、発生分化や機能（たとえば神経）の維持に必須です。過剰症がバセドウ病、欠乏症が甲状腺機能低下症です（表 70-1）。小児の甲状腺機能低下症（クレチン症）は精神発達遅延や発育不全、高齢者では認知症の原因として注意する必要があります。診断がつけば甲状腺ホルモンの経口投与によりかなりの改善が期待できます（表 70-2）。副作用としては、当然ながら過量で甲状腺機能

表 70-1 甲状腺機能異常の症状

	甲状腺機能亢進症	甲状腺機能低下症
皮膚	温暖で湿った皮膚	冷たく乾燥した皮膚
眼球	突出	陥凹
心血管系	高拍出、頻脈	低拍出、徐脈
胃腸系	食欲増加	食欲低下
基礎代謝	増加、体重減少	低下
神経系	情動不安定	抑うつ、知能低下
発達	——	遅延

表 70-2　甲状腺ホルモン補充薬

乾燥甲状腺末 （ブタ甲状腺の乾燥甲状腺粉末）	経口投与。安価ではあるが、余分な蛋白質があり、力価が一定しない。T_3 と T_4 の比も一定ではない。
T_3 製剤（リオチロニン）	経口薬。T_4 よりも 3 ～ 4 倍強力だが、半減期が短いため頻回投与が必要。特に心疾患の患者には注意が必要。
T_4 製剤（レボチロキシン）	経口薬。1 日 1 回の投与で維持できる。T_3 も体内で生成されるので、T_3 と T_4 両者を補充することになる。

亢進症様の症状（頻脈や発汗）が出現します。心疾患がある場合には心筋梗塞や心不全に注意する必要があります。一般的には T_4 製剤が投与されますが、T_4 は血中ではサイログロブリンなどの蛋白質と結合して存在します。したがって、これらの結合部位が充填されてから効果を発揮することになるため、効果発現までには時間がかかります。だいたい 2 週間前後様子をみながら投与量を漸増します。

甲状腺機能亢進症

甲状腺ホルモンが過剰な場合には**甲状腺ホルモン合成阻害薬**（ヨウ素化反応阻害薬）が用いられます（表 70-3）。放射性ヨウ素による甲状腺の破壊では、発癌の心配はほとんどなく、おおむね 20 歳以上で適応となります。破壊の結果、甲状腺機能低下症になりますが、それは、上述の甲状腺ホルモンの服用で比較的容易にコントロールすることができます。

表 70-3　抗甲状腺薬

チオアミド系 プロピルチオウラシル、 チアマゾール（メチマゾール）	経口薬。甲状腺のペルオキシダーゼ反応を阻害してヨウ素化を抑制する。10%程度に副作用が出現する（痒みのある丘疹）。無顆粒球症はまれではあるが致死的となる。
ヨウ素化造影剤	T_4 の合成にはヨウ素が必要であるが、過剰の場合には、甲状腺ホルモンの分泌やヨウ素化が抑制される。この抑制は一過性であり、次第に抑制効果は消失する。甲状腺手術前や甲状腺クリーゼ（中毒急性発作）に用いる。
放射性ヨウ素	^{131}I は甲状腺に特異的に集積して、ろ胞細胞を破壊する。甲状腺機能低下症となる場合がある。小児や妊婦には禁忌である。1 回の治療で済むことが利点。

POINT 70

◆甲状腺機能亢進症では甲状腺ホルモン合成阻害薬が用いられる

Stage 71 副腎皮質ホルモン

ステロイドホルモン

副腎皮質からは2種類のステロイドホルモン、糖質コルチコイド（ステロイド*[1]）と鉱質コルチコイドが分泌されます（性ステロイドホルモンもわずかに分泌されます）（表71-1）。糖質コルチコイドはいわゆる副腎ステロイドとしてさまざまな疾患に用いられています（表71-2）。基本的には抗炎症作

表71-1　副腎ステロイドホルモン概略

	糖質コルチコイド	鉱質コルチコイド
作用	主として免疫系細胞、そのほかのさまざまな組織に作用する。 ・抗炎症作用　・抗アレルギー作用 ・免疫抑制作用　・糖新生促進、血糖上昇 ・蛋白質分解促進　・精神活動高揚 ・副腎皮質刺激ホルモン（ACTH）の分泌抑制	主として腎臓遠位尿細管と集合管に作用する。 ・ナトリウム保持 ・カリウム排泄
ホルモン	コルチゾール、コルチゾン、コルチコステロン	アルドステロン
欠乏症	アジソン病 対ショック脆弱、色素沈着、虚弱、易疲労感、体重減少、低血糖、低血圧	ナトリウム低下、カリウム上昇 細胞外液量の減少、ショック、腎不全、致死
過剰症	クッシング病 皮膚の暗赤色線条、皮内出血、筋萎縮、体幹部肥満、満月様顔貌、骨粗しょう症、損傷治癒遅延、精神症状（統合失調症様）、高血圧、糖尿病	アルドステロン症 ナトリウム上昇、カリウム低下、高血圧、脱力、テタニー
ホルモン製剤	プレドニゾロン、ベタメタゾン、デキサメタゾン（副作用は上段過剰症とほぼ同じだが、緑内障、白内障、筋障害、神経障害など非常に多彩である。）	フルドロコルチゾン アジソン病の補充療法に糖質コルチコイドとともに用いられる。食塩摂取量が多い日本では、鉱質コルチコイド作用もあるコルチゾールのみで十分なことが多い。
拮抗薬	メチラポン（副腎 - 下垂体の機能検査）	スピロノラクトン（アルドステロン症、高血圧。男性ホルモン拮抗薬として多毛症、うっ血性心不全）

表71-2　糖質ステロイドの臨床適用

炎症性疾患	膠原病（慢性関節リウマチ、全身性エリテマトーデス、多発性筋炎）、気管支喘息、劇症肝炎、多発性硬化症、ネフローゼ症候群、アトピー、リウマチ熱
アレルギー性疾患	薬物アレルギー、血清病、アナフィラキシーショック
白血病	急性白血病、慢性リンパ性白血病
そのほか	臓器移植の拒絶反応防止、副腎不全、サルコイドーシス

用であり、免疫を抑制することにより症状を見かけ上改善することができます。炎症症状のみが残っている場合には、副腎ステロイドでいったん炎症反応を抑制すれば治癒させることができます。しかし、原因がほかにある場合にはかえって治癒を遅延させてしまうことになります。たとえば、真菌が感染している皮膚症状に副腎ステロイドを投与すると、皮膚症状はいったんは軽減しますが完治することはなく、より真菌の感染を進行させます。

ステロイドの臨床使用

抗炎症作用の1つとして白血球の抑制や死滅作用があるため、白血病など造血系腫瘍では、併用療法に含まれることがあります（**CHOP**[*2] **療法**）。糖質ステロイドはあたかも万能薬のように「乱用」されていますが、その効果は厳密な臨床試験で検討するとはっきりしないこともあります。たとえば、脳卒中の急性期にはグリセリンやマンニトールのような浸透圧利尿薬の効果は確認されましたが、糖質ステロイドの大量療法の有効性は見出されませんでした。天然糖質ステロイド（**コルチゾール**）はある程度の鉱質ステロイドの作用も持っています（**表 71-3**）。副腎不全（アジソン病）の場合には、両者の作用を持っているので有用です。合成ホルモン（**プレドニゾロン**や**デキサメタゾン**）は鉱質作用が弱くなっています。

表 71-3 副腎ステロイドの比較

		作用時間（時間）	抗炎症作用[*a]	塩類貯留作用[*b]	皮膚浸透性
糖質ステロイド	コルチゾール（副腎で産生される天然ホルモン）	8～12	1	1	0[*b]
	プレドニゾロン（合成ホルモン）	12～24	4	0.3	＋
	デキサメタゾン（合成ホルモン）	24～36	30	0	＋＋＋
鉱質ステロイド	アルドステロン（副腎で産生される天然ホルモン）	1～2	0.3	3000	0

＊a コルチゾールを１として　＊b 炎症が起こっているときは浸透する

POINT 71

◆糖質ステロイドの作用はコルチゾール（天然）<プレドニゾロン<デキサメタゾンの順に強力となる

＊1 ステロイド：ステロイドホルモンには説明のように３種類（糖質、鉱質、性）ありますが、医療でステロイドといえば抗炎症作用の強い糖質コルチコイドを意味します。

＊2 CHOP：cyclophosphamide（抗癌薬 シクロホスファミド）、hydroxydaunorubicin（抗癌薬 ダウノルビシン、別名 アドリアマイシン、ドキソルビシン）、Oncovin（抗癌薬 ビンクリスチンの商品名オンコビン）、prednisolone（糖質ステロイド プレドニゾロン）

Stage 72 糖尿病

インスリン機能不全

インスリン系が不足している病態が糖尿病ですが、**インスリン作用不足**よりも、**高血糖**そのものが危険という考え方が出てきました（図 72-1、図 72-2）。そのため、どんな手段でもよいから血圧を下げればよいという高血圧治療と同じように、糖尿病でも手段を選ばずに血糖を下げればよいようです。

糖尿病の病態

糖尿病には、膵臓のβ（B）細胞の機能障害により分泌されるインスリンそのものが不足した**1型糖尿病**と、肥満などによりインスリンへの反応性が低下した**2型糖尿病**があります。体のさまざまな細胞がグルコースを効率よく使うことができなくなり、全組織が障害されます。また、インスリン不足とともに高血糖そのものが細胞を障害します。特に、腎障害、動脈硬化（下肢壊疽、心筋梗塞）、網膜血管の障害による失明、神経障害が問題となります。

血糖を下げるホルモンはインスリンだけです。一方、血糖を上昇させるホルモンは、グルカゴン、副腎皮質ホルモン、副腎髄質ホルモン（アドレナリン）、甲状腺ホルモン、男性ホルモンなど多数存在します。これは、生物の進

図 72-1　糖尿病の症状

口渇、多飲
多尿
W.C.
高血糖により、それを薄めようとするために口渇を感じ、水分を多飲し、その結果、多尿となる。

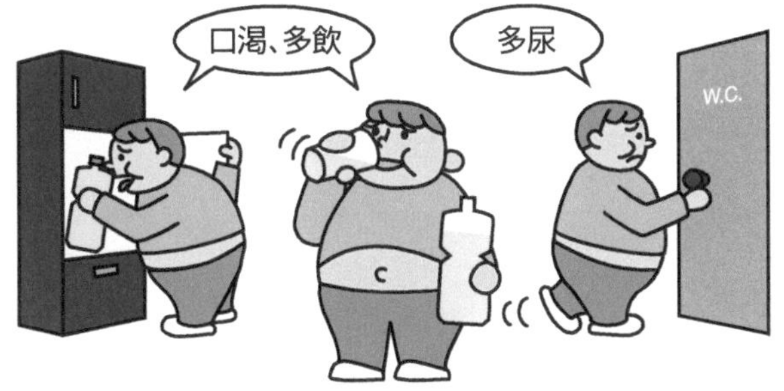

化の過程は飢えとの戦いで、飢餓時に血糖を上げる機構はさまざまに発達しましたが、満腹時（満腹になることはほとんどなかった）に血糖を下げる機構はあまり進化しなかったためとも想像されています。したがって、インスリンが不足した場合には、インスリンだけを適当量を補充すれば、あとは血糖上昇ホルモンのはたらきにより、血糖を許容範囲内の変動で維持することができるのです。

図 72-2 糖尿病と尿糖

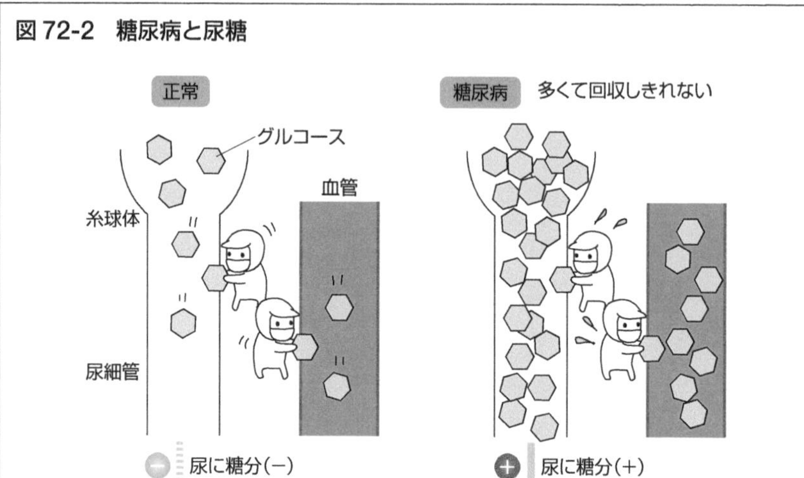

糖尿病では血糖が上昇することにより、糖が尿に漏れ出てきて尿糖（＋）となる。しかし、血糖が正常でも腎機能の異常により尿糖（＋）となることがある。また、正常な妊娠でも尿糖（＋）となることがある。逆に考えれば、尿糖はグルコースの排泄でもあり、尿糖を増やして血糖を下げる薬物（SGLT-2 阻害薬、Stage73 参照）も開発されている。

POINT 72

1 糖尿病はインスリンの量が不足しているか、インスリンへの応答性が低下している状態である。インスリンそのものが治療薬となる
2 インスリン不足よりも高血糖が問題である

Stage 73 糖尿病の治療

インスリン系補充薬と血糖降下薬

インスリン系補充薬

糖尿病の治療では、血糖上昇を避けるための食餌療法とインスリン反応性を高めるための**運動療法**が必須です。薬物療法はこの2つの療法を補佐するにすぎないとさえいえます。治療薬としては、インスリン作用が不足しているのですから、インスリンそのものが治療薬になります（**表73**）。種類としては、β細胞からのインスリン分泌を促進する**スルホニル尿素薬**（抗菌薬のサルファ剤の血糖降下という副作用から開発されました、**図73-1**）と**インクレチン関連薬**（**図73-2**）、組織のインスリン反応性を高める**チアゾリジン類**、肝臓の糖新生を抑制する**ビグアニド類**があります。これらは経口治療薬で、インスリンの作用と密接に関係しています。

血糖降下薬

食後の高血糖を穏やかにするために、グルコース吸収阻害薬（**αグルコシダーゼ阻害薬**）が用いられます（**図73-3**）。この薬物は腸管の管腔（体の外）で作用してグルコースの吸収を抑制します。

従来はインスリン不足が糖尿病で最も問題であるとされていました。そのためインスリン機能（インスリンそのものやインスリンの作用を増強する療法）を補充しつつ、血糖を下げるために、食事ではグルコースを多めに摂取することが推奨されていました。しかしながら、インスリン不足よりも高血糖そのものが組織損傷をもたらすと考えられるようになり、尿中に強制的にグルコースを排出させる**SGLT-2阻害薬**が導入されました（**図73-4**）。導入後間もない2014年の時点では脱水や尿路感染症の有害作用が懸念されていましたが、2020年の段階では心不全にも有効など全盛期を迎えています。食事療法でも、総カロリーの制限よりも、血糖を上げる糖質を制限するという糖質制限が提唱されています。糖質制限は動脈硬化を促進させるという説もあり、有効性／安全性の評価は今後の課題です。

表 73 糖尿病治療薬

インスリン作用薬	
インスリン	不足しているインスリンそのものを補う。水溶液の工夫により、注射後の作用継続時間が 1 時間以内のものから 24 時間程度のものまでさまざまなインスリン製剤が開発されている。疾患管理の点からは、頻回に投与することが好ましいので、皮下埋め込み型持続ポンプなどの開発が行われている。注射もペンシル型などなるべく患者の負担にならないものに改良され、ほとんど痛みなく容易に注射できるようになった。1 型糖尿病では下記の経口糖尿病薬は効果がなく、インスリンが絶対的に必要となる。 喘息治療薬（気管支拡張薬など）のようにインスリンを細かいパウダーにして吸入する薬剤も 2008 年ぐらいまでは盛んに開発されていた。しかし、(1) インスリンの長期吸引で肺胞上皮細胞に増殖作用（発癌）などなんらかの有害作用が生じる可能性があること、(2) たとえばかぜを引いたときなど、インスリン摂取量が不安定なこと、(3) 注射器が著しく進歩し苦痛なく正確に投与できるようになっていることなどの理由により頓挫した。しかし、2014 年に小型の吸入装置による製剤が再登場した。 <副作用> 過剰による低血糖（ときとして致死的）、注射部位の脂肪組織の異常。
経口糖尿病薬	
インスリン分泌促進薬（図 73-1）	スルホニル尿素薬（経口薬）：トルブタミド、クロルプロパミド、グリベンクラミド 膵臓の β 細胞からインスリンを分泌させる。心血管系疾患の危険性を高めるという報告がある。また β 細胞を疲弊させるともいわれる。
ビグアニド類	肝臓からのグルコース分泌を抑制する。β 細胞とあまり関係なく血糖を降下する。初期の薬物は乳酸アシドーシスが生じて販売中止となった。メトフォルミンが再評価され、欧米では第一選択薬となっている。
チアゾリジン類	標的臓器のインスリン感受性を高める。初期の薬物は肝障害のため販売中止となった。ピオグリタゾンが、インスリン抵抗性の改善に使用されている。
インクレチン関連薬（図 73-2）	インクレチンとはインスリン分泌を促進させる消化管由来の因子の総称であり、代表的なのが GLP（glucagon-like peptide）-1 である。この GLP-1 様の合成ペプチド（非経口投与）と GLP-1 を分解する酵素 DPP（dipeptidyl peptidase）の阻害薬（経口投与）がインクレチン関連薬である。これらは血糖が上昇したときに β 細胞を保護しながらインスリン分泌を促進するとされる。
直接的血糖降下薬	
α グルコシダーゼ阻害薬（図 73-3）	腸管から吸収される糖はグルコースやフルクトースのような単糖が主である。オリゴ糖や二糖類は小腸細胞の管腔側表面にある α グルコシダーゼによって分解されなければ吸収されない。α グルコシダーゼ阻害薬（アカルボース、ボグリボース、Stage82 参照）は、この酵素を阻害して糖類の吸収を抑制する。食後高血糖の抑制に非常に効果的。軽症の場合には単剤でも効果的であり、スルホニル尿素薬などとも併用される。
SGLT-2 阻害薬（図 73-4）	尿細管でグルコースは SGLT-2 によって再吸収される。SGLT-2 阻害薬は尿中へのグルコースの排泄を促進して強制的に尿糖陽性（糖尿）として血糖を下げる。

図 73-1　スルホニル尿素薬の作用機序

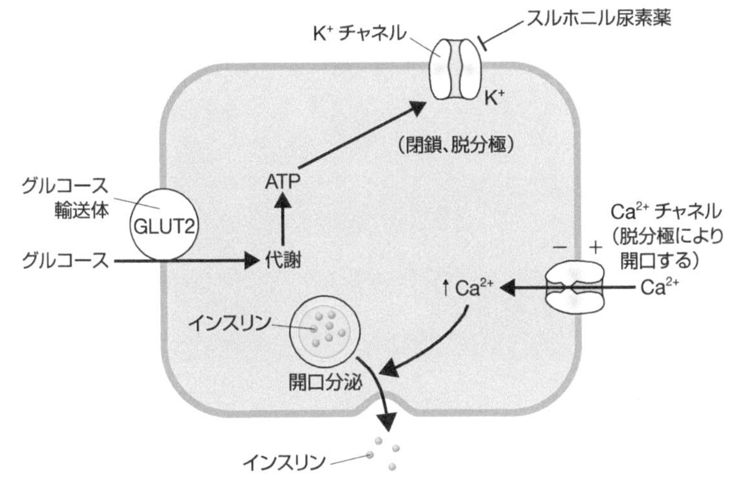

細胞外のグルコース（血糖）が上昇すると、β細胞内のATPが上昇する。するとK⁺チャネルが閉鎖し細胞は脱分極する。その結果、電位依存性のCa^{2+}チャネルが開口し、細胞内のCa^{2+}が上昇し、インスリンが開口分泌される。経口血糖降下薬（糖尿病治療薬）のスルホニル尿素は、このK⁺チャネルを閉鎖して、インスリンの分泌を促進する。

図 73-2　スルホニル尿素薬とインクレチン関連薬

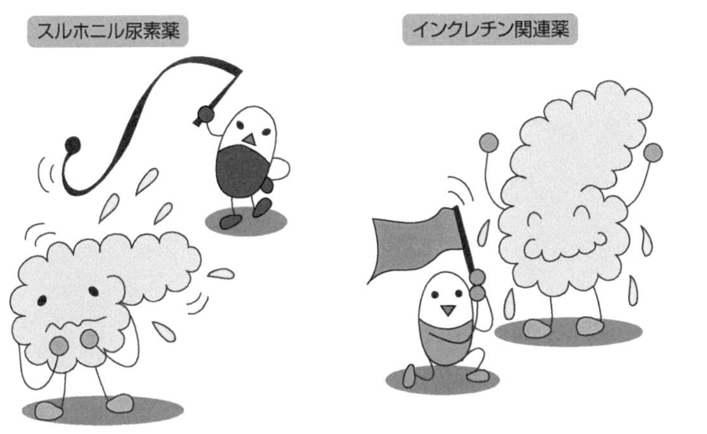

スルホニル尿素薬はβ細胞から無理矢理（血糖値に関係なく）インスリンを分泌させる。そのためβ細胞を疲弊させ低血糖をもたらす危険性がある。

インクレチン関連薬は高血糖時のみに、やさしく（β細胞を保護するように）インスリン分泌を促進させる。

図 73-3 αグルコシダーゼ阻害薬の作用機序

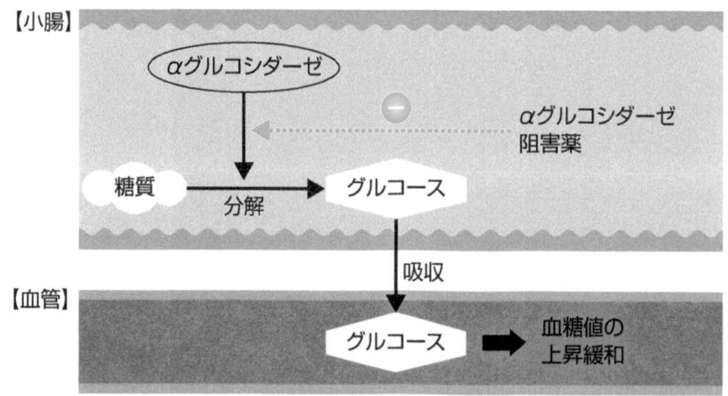

αグルコシダーゼ阻害薬は腸管の管腔（トポロジー的には口や肛門を介して外界とつながる体の外、体外となる）で作用して、糖質の吸収を阻害する。

SGLT-2 阻害薬

ナトリウム・グルコース共輸送体（sodium-glucose cotransporter：SGLT）-2 という輸送体蛋白質は尿細管（図 25-2 参照）で尿中のグルコースをどんどん取り込んでいます。この SGLT-2 を阻害すると、尿中、つまり体の外にどんどん糖が捨てられることになり、結果として、血糖が低下します。従来のインスリン機能低下こそが「悪」という考えからすれば、血糖を下げてもたいした意味はないことになります。しかし、近年の高血糖そのものが悪という考えからすれば、とにかく血糖を下げれば良いのです。DPP-4 阻害薬と同じように、新薬として、その効能が大いに喧伝されています。

尿糖が増加するので尿中でばい菌が増えやすくなり、尿路感染症の危険性が高まる可能性があります。また、尿にグルコースが増えると、その浸透圧により、尿を薄めようという作用がはたらいて、浸透圧利尿により尿量が増え、特に夏場では高齢者の脱水の危険性が高まります。当然ながら、SGLT-2 阻害薬を飲んでいると尿糖は陽性になるので、尿検査は意味がなくなります。

コレステロール降下薬のスタチン系は血管内皮改善作用、インクレチン関連薬は低血糖をもたらさないということで一時期に著しくもてはやされました。いまは SGLT2 阻害薬の全盛期で、たとえば**心不全**への適応も広がっています。

図 73-4　SGLT2 阻害薬の作用機序

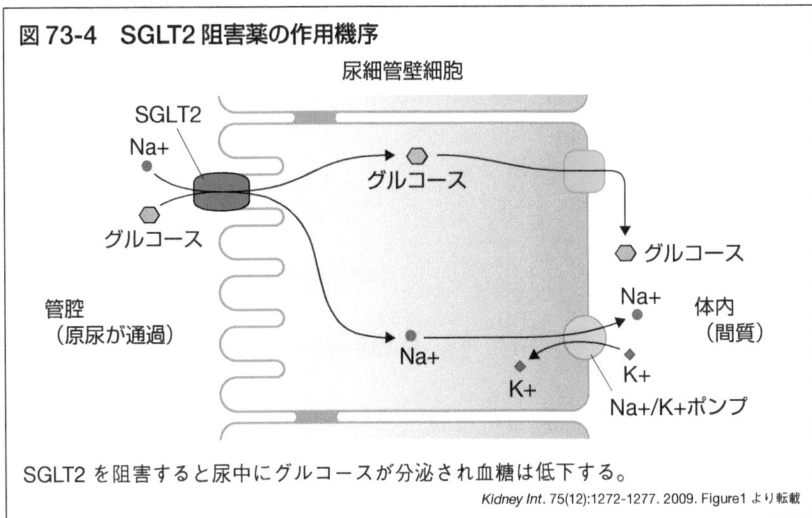

SGLT2 を阻害すると尿中にグルコースが分泌され血糖は低下する。

Kidney Int. 75(12):1272-1277. 2009. Figure1 より転載

memo

HbA1c（月）、グリコアルブミン（週）、1,5-AG（日）

HbA1c は、ヘモグロビンにブドウ糖（グルコース）が結合した糖化ヘモグロビンです。血糖値は採血した瞬間の値となりますが、HbA1c は採血までの 3 ヵ月程度の期間の平均的な血糖値を反映しているとされます。糖尿病の診断基準にも採用されています。

グリコアルブミン glycoalbumin（糖化アルブミン glycated albumin）はアルブミンが糖化したものです。アルブミンが 17 日の半減期で代謝されるので、直近約 2 週間の血糖値のコントロール状態を反映しています。

1,5-AG（アンヒドログルシトール anhydroglucitol）は、主に食物から摂取されますが、血糖のように食事に影響されることがなく、血中濃度の変動がほとんどありません。血糖と同じように腎臓でろ過された後、そのほとんどは再吸収され、一部は尿中に排泄され、血中の濃度は一定に保たれています。糖尿病の場合、血糖値が高いため、腎臓でろ過されて再吸収される血糖も多くなり、よく似た構造をしている 1,5-AG の再吸収が阻害されます。その結果、1,5-AG はより多く尿中に排泄され、血中濃度は低くなります。食後に血糖値が高くなった場合、血糖は数時間で元の状態に戻りますが、いったん低くなった 1,5-AG は数日間かけて徐々に元の状態に戻るため、直近数日間の血糖値のコントロール状態がわかります。

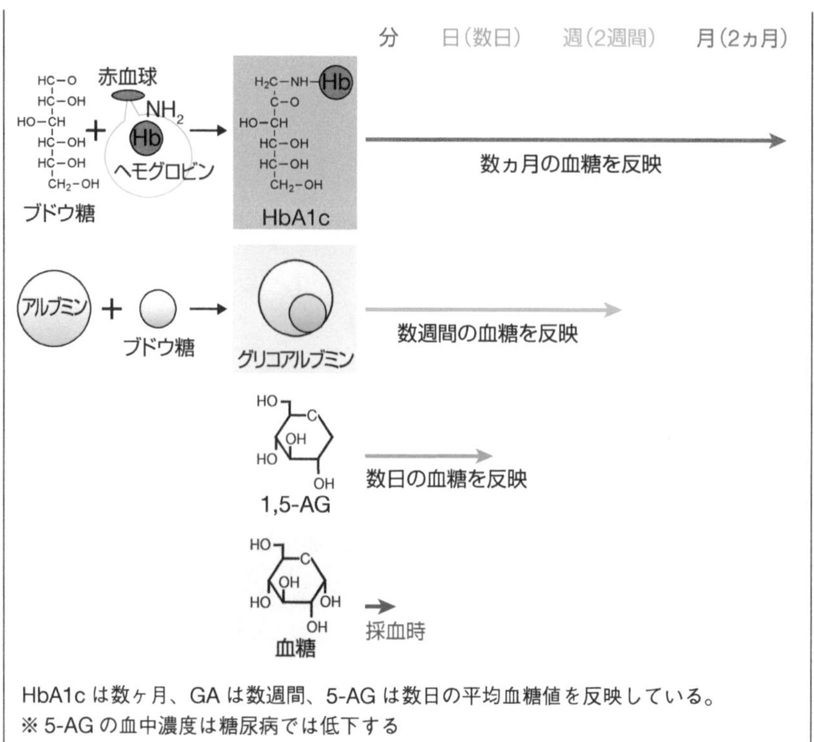

HbA1c は数ヶ月、GA は数週間、5-AG は数日の平均血糖値を反映している。
※ 5-AG の血中濃度は糖尿病では低下する

memo

低血糖時の対応

糖尿病治療（血糖降下薬）の有害作用の 1 つが低血糖です。その対処は当然ながらブドウ糖の静注や経口による補給です。砂糖（ブドウ糖と果糖が連結）の経口投与も有効ですが、αグルコシダーゼ阻害薬を服用中の場合には吸収が阻害されるのでブドウ糖を経口投与する必要があります。経口投与できない場合には、血糖上昇ホルモンのグルカゴンの点鼻粉末剤が用いられます。

POINT 73

1 スルホニル尿素薬は膵臓からのインスリン分泌を促進する
2 ビグアニド類は肝臓からのグルコース分泌を抑制する
3 チアゾリジン類は標的臓器のインスリン感受性を高める
4 αグルコシダーゼ阻害薬は糖質の吸収を阻害する
5 尿中にグルコースを分泌させる SGLT-2 阻害薬が注目されている
6 糖質制限食の有効性が議論されている

Stage 74 生活改善薬①
ED 治療薬

立て、立つんだ! シルデナフィルは肺高血圧症にも有効

本書の冒頭で治療の目的は「その個人自身と周囲（社会）の現在の不利益と将来に予想される不利益を軽減すること」としました。したがって、個人自身が主観的に不利益と評価する事象は、客観的には軽微、あるいは、正常と評価すべき事項であっても治療の対象となります。狭義の疾患（明らかな不利益をもたらす異常）以外に、生活の質をより向上させるための医療を生活改善医療あるいは**生活改善薬**と分類します。多くの美容医学もそれに含まれるでしょうか。ただし、自然の成り行き（たとえば老化）からあまりに逸脱した「欲望」を追求するために、逆に不利益が生じる危険性があります。

◆ ED 治療薬

性交は子孫を残すために必須の行為であり、また、子孫を残すことは生命の最終的な使命とされます。しかしながら、子孫の養育は特にほ乳類やヒトの親に著しい負担となるため、性交に快楽を付加して効率よく子孫を残せるように進化したと想像できます。ヒトは、性交の結果として生じる子の養育という負担を回避し、性交の快楽のみを追求できるように“工夫”しました。性交時の快楽のみが強調される傾向があります。子孫をつくるための性交にしても快楽を追求するための性交にしても、男性は勃起する必要があります（図 74-1）。性交は快楽を伴うものの、神経系や心血管系のストレスともなるために、ある程度の年齢に達すると勃起が衰えるのは自然の摂理ともいえます。しかし、より充実した性交を求めて、**性機能障害** sexual dysfunction（勃起障害 **ED**：erectile dysfunction）**治療薬**が用いられます。

◆シルデナフィル

シルデナフィルは狭心症治療薬として開発されていましたが、臨床試験の段階で勃起不全の改善作用が認められ、ED 治療薬として上市されました。勃起は情報伝達物質である **NO**（一酸化窒素）が **cGMP**（cyclic guanosine monophosphate）を増加させ、cGMP が陰茎海綿体平滑筋を弛緩させて陰茎の血流を上昇させることによって確立します（図 74-2）。シルデナフィルは cGMP を分解する酵素を阻害することによって勃起不全を改善します。

もともとが狭心症の薬として開発されたことからも想像できるように、シルデナフィルには**血管拡張作用**があります。そのため、ほかの NO 製剤（ニトログリセリン）などと併用すると血圧が低下します。この血管拡張作用に着眼して、**肺高血圧症**の治療薬としてもシルデナフィルは商品名をレバチオ® として保険適用されています。ED 改善薬のバイアグラ® は 25 mg あるいは 50 mg 錠ですが、レバチオは 20 mg 錠となっています。

シルデナフィルは網膜の酵素も阻害するために視覚異常が出現することがありま

す。また、男性力改善を喧伝するサプリメントなどに違法に含まれていることがあります。シルデナフィルの後に開発された類似薬は、バルデナフィル、タダラフィルと、「～フィル」となります（**表 74**）。タダラフィルは半減期が長く、数日効果が持続します。

図 74-1 勃起のメカニズム

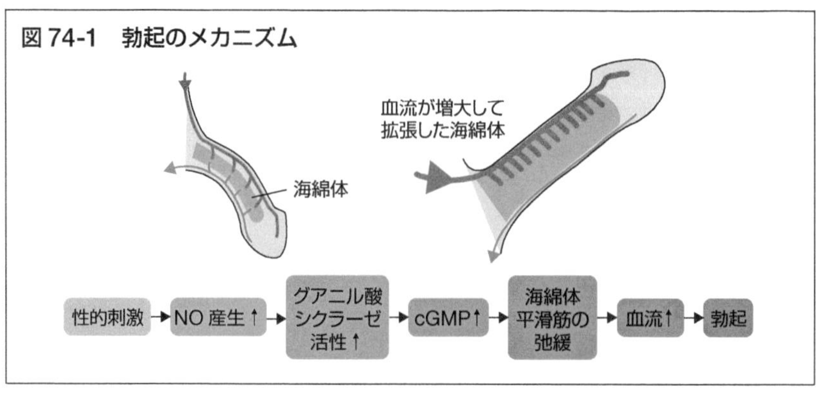

図 74-2 シルデナフィルの作用機序

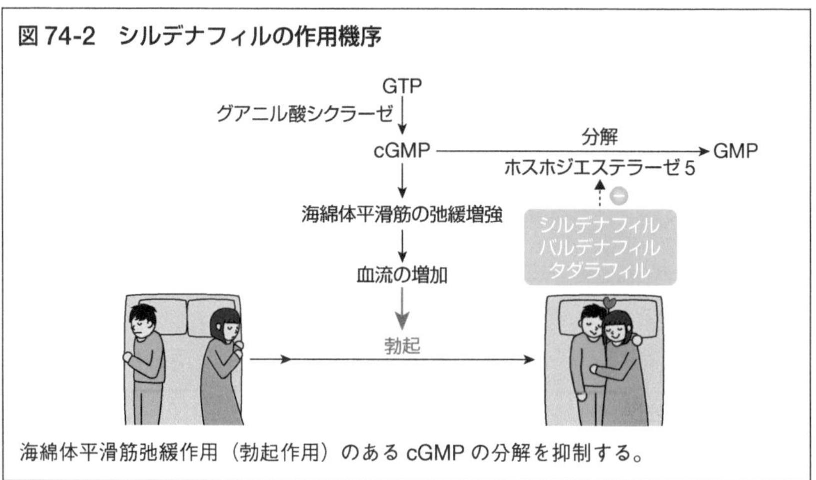

海綿体平滑筋弛緩作用（勃起作用）のある cGMP の分解を抑制する。

表 74 シルデナフィルとその類似薬

	最高濃度に達する時間	半減期	食物相互作用*
シルデナフィル	60 分	3～4 時間	あり
バルデナフィル	50 分	4～5 時間	あり
タダラフィル	120 分	18 時間	なし

＊高脂肪食と一緒に服用することにより最高薬物濃度に達する時間が遅れる。

前立腺肥大

男性の50歳以上では30％程度、80歳以上では90％程度に前立腺の腺腫様過形成、前立腺肥大が存在するといわれています。その1/4程度は排尿障害や蓄尿症状などが出現します。尿の通過障害には前立腺平滑筋の収縮亢進と前立腺肥大そのものが原因となります。前立腺平滑筋の収縮には交感神経の影響が大きいのでα受容体ブロッカーが用いられます（血管のα受容体遮断による血圧低下が副作用となります）。過活動膀胱がある場合には抗コリン薬も用いられます。前立線肥大には抗男性ホルモン薬が用いられます。抗男性ホルモン薬のテストステロン産生酵素（5α-還元酵素）阻害薬は発毛促進薬フィナステリドと同様に発毛を促進します（Stage75参照）。

EDや肺高血圧に用いられるED治療薬、PDE（ホスホジエステラーゼ）5阻害薬も平滑筋弛緩作用があります。そのためPDE5阻害薬も前立腺肥大症に用いられるようになってきました。**表74**の3種類とも効果がありますが、2020年に保険適用になっているのはタダラフィルのみです。

memo

α遮断薬と白内障手術

α遮断薬が白内障手術に影響を及ぼすことがあります。白内障手術では混濁した水晶体の中身を吸い取って眼内レンズに置換する手術が行われます。α遮断薬を服用していると、この操作時に虹彩が縮瞳してしまう術中虹彩緊張低下症候群を生じることがあります（交感神経によって散瞳することを思い出そう）。受診時には関係ないとは思わずに、服用しているすべての薬剤、そしてハーブを含めてサプリメント、食生活などの情報をできるかぎり提供することが大切です。

POINT 74

1 シルデナフィルは勃起障害治療薬であるが、肺高血圧症にも有効である
2 タダラフィルは前立腺肥大に承認された

Stage 75 生活改善薬② 発毛促進薬

ウィッグではだめなんですか? 降圧薬が育毛剤に

男性の頭髪については、はげ上がった頭（男性型脱毛症、アンドロゲン性脱毛症、AGA：androgenic alopecia）が魅力的という考え方もありますし、女性のように豊かな髪の毛が魅力的という考え方があります。髪の毛が豊富なことを望む男性で脱毛症が進行した場合や女性の薄毛では、発毛促進薬が適応となります。

◆経口薬　フィナステリド

男性ホルモンDHT（ジヒドロテストステロン）は、胎児期には男性胎児の外性器の正常な分化という重要な役割を果たします。思春期以降に過量になると男性型脱毛、前立腺肥大、ニキビなどを引き起こします。経口薬**フィナステリド**（プロペシア®）はDHTを産生する5α-還元酵素を阻害します（図75）。効果発現までに3～6ヵ月が必要です。**男性ホルモン産生抑制**なので女性の脱毛や薄毛には効果がありませんし、勃起不全など男性性機能の低下がときとして出現します。前立腺肥大には抑制的となります。

◆外用薬　ミノキシジル

ミノキシジルは**高血圧**の経口薬として開発されていましたが、毛髪を育成し脱毛症を回復させる効果が発見され外用薬として上市されました（ロゲイン®、リアップ®）。

図75　DHTを産生する5α-還元酵素を阻害するプロペシア®

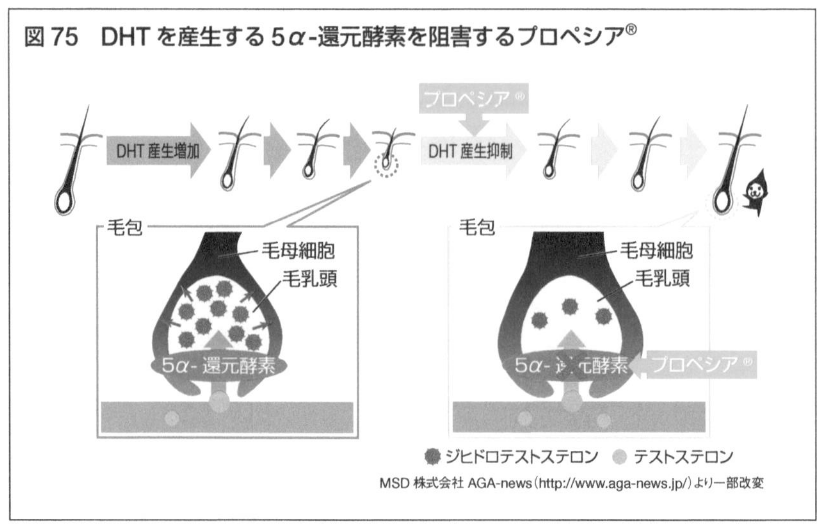

MSD株式会社 AGA-news（http://www.aga-news.jp/）より一部改変

日本では、医療用として使用される前に一般薬（OTC薬）として販売承認されました（ダイレクトOTC薬）。もともと血圧降下作用があるので（降圧剤としては国内未認可）、頭皮から大量に吸収されると低血圧となる可能性があります。作用機序は不明ですが、毛根の血管拡張作用（本来の降圧作用）や毛包細胞増殖刺激作用が推測されています。育毛効果の評価には4ヵ月を必要とします。ミノキシジルは男性でも女性でも推奨（有効）ですが、前述のフィナステリド（男性ホルモン合成阻害薬）内服は男性のみに有効であることに注意が必要です（表75）。

◆植毛術

植毛術に関しては、後頭部の毛組織を脱毛部に移植する「自毛植毛術」は生着率が80％以上と高く、有益とされました。化学繊維の人工毛を植える「人工毛植毛術」は有害作用の報告が多く、D（行わないよう勧告）となっています。米国FDAは人工毛を有害器具と指定しています。

表75　男性型脱毛症治療の推奨度

Clinical Question（CQ）	推奨度
CQ1　男性型脱毛症にミノキシジルの外用は有用か？	
1.1　男性の男性型脱毛症	A
1.2　女性の男性型脱毛症	A
CQ2　男性型脱毛症に塩化カルプロニウム*1の外用は有用か？	C1
CQ3　男性型脱毛症に医薬部外品・化粧品の育毛剤の外用は有用か？	
3.1　*t*-フラバノン*2	C1
3.2　アデノシン*3	C1
3.3　サイトプリン・ペンタデカン*4	C1
3.4　セファランチン*5	C2
3.5　ケトコナゾール*6	C1
CQ4　男性型脱毛症にフィナステリド内服は有用か？	
4.1　男性の男性型脱毛症	A
4.2　女性の男性型脱毛症	D
CQ5　男性型脱毛症に植毛術は有用か？	
5.1　自毛植毛術	B
5.2　人工毛植毛術	D

A＝行うよう強く勧められる、B＝行うよう勧められる、C1＝行うことを考慮していいが、十分な根拠がない、C2＝根拠がないので勧められない、D＝使用しないよう勧告

＊1　カルプロニウム：血管拡張作用があるという。カロヤン®。

＊2　*t*-フラバノン：花王が西洋弟切草のアスチルビン®から開発した。サクセス バイタルチャージ 薬用育毛剤®。

＊3　アデノシン：ATPの構成要素。資生堂が開発。薬用アデノゲン®。

＊4　サイトプリン・ペンタデカン：発毛促進シグナルを活性化するという。ライオンが開発。薬用毛髪力®。

＊5　セファランチン：処方内服薬。ツヅラフジ科植物のアルカロイド。免疫増強作用と抗アレルギー作用など、よくわからない作用が報告されている。放射線による白血球減少症、脱毛症、滲出性中耳カタル、まむし咬傷と、添付文書記載の適応症も複雑である。外用薬としても使われ、本評価の対象となっている。

＊6　ケトコナゾール：チトクロームP450（CYP）を阻害する抗真菌薬。フケ（真菌が原因の場合）用シャンプーとして用いられるが、育毛効果もあるという。

「男性型脱毛症診療ガイドライン」策定委員会、男性型脱毛症診療ガイドライン（2010年版）、日皮会誌、120(5)、pp.977-986(2010)より一部抜粋改変

POINT 75

1 経口薬フィナステリドは、男性ホルモンの活性化を阻害する
2 高血圧経口薬ミノキシジルは、脱毛症に外用される

Stage 76 ドライアイ治療薬① 点眼薬

目薬のさしすぎにご注意

眼疾患は眼球の表層の角膜、内部の水晶体、硝子体、そして眼底（神経細胞と血管）に生じます。眼底まで直接、医療者の肉眼（レンズを介するにしても）で観察できます。最初のiPS細胞の臨床研究が眼疾患（加齢黄斑変性）で行われるのも、移植したiPS細胞を容易に観察できることが1つの理由です。また、点眼薬としてほぼ直接的に薬物を投与できるという利点があります（抗菌薬や抗アレルギー薬など全身投与薬を併用することもあります）。

点眼薬

点眼薬は代表的な局所製剤です。角膜への作用を目的とする薬物は、点眼の後、直接標的細胞に作用することになります。ぶどう膜に作用する場合には、表面から吸収された後、短い距離を拡散して作用します。局所投与であっても、血中にも浸透するため、まれですが、全身作用が出現することがあります（特に小児など)。**アトロピン**（抗ムスカリン薬、散瞳薬）による心悸亢進（頻脈による不快感）や消化器症状（口渇)、フェニレフリン（αアゴニスト、即効性の散瞳薬）による高血圧悪化などがその例ですが、これら薬物の作用機序から自明の副作用でしょう。

ドライアイ

涙は単純な塩水ではなく、蛋白質、脂質、糖質を含んでいます。そして**図76**のように涙表面に脂質層が存在することによって、水分の蒸発を防いでいます。パソコン作業（まばたきの回数が低下する）などにより**ドライアイ**の症例が増えています。ドライアイは単純には涙が不足している状態です。そのため、不足しているものを補うという治療原則に基づけば、「**人工涙液**」を補充することになります。多くの人工涙液は基本的には生理的食塩水です。そのため水分を補充することはできますが、本来の涙に含まれている蛋白質や脂質も洗い流してしまいます。あまりに頻回に点眼すると、表面を覆っていた脂質が欠乏し、水分がどんどん蒸発することになり、ますます乾いてし

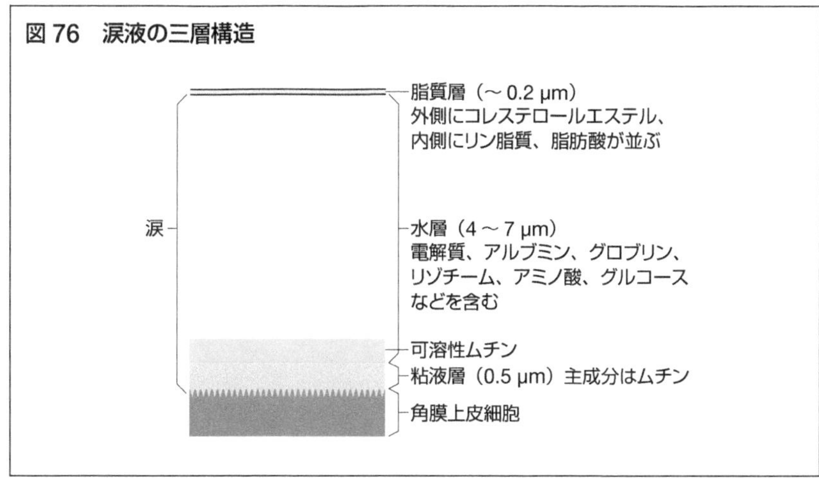

まうことがあります。自己の血清を混ぜた人工涙液は比較的本来の涙に近いものですが、保存性に問題があります。防腐剤が添加されている人工涙液では、その防腐剤による角膜障害が生じることもあります。安易な人工涙液の頻回点眼は、ある意味では危険です。

パソコンなどによる**眼精疲労**をドライアイとしている場合もあります。厳密なドライアイの定義では涙の不足による角膜障害を伴うはずですが、眼精疲労の場合には角膜障害はありません。しかし、人工涙液の点眼により一時的には楽になることがしばしばです。

涙の機能

1. 表面を濡らす（点眼薬で補助可能）
2. 異物、老廃物の除去（点眼薬で補助可能）
3. ビタミンAや上皮成長因子など角膜上皮の維持に必要な因子の供給（点眼薬での補助は非常に難しい）
4. 角膜損傷治癒に必要な因子の供給（点眼薬では非常に難しい）
5. 感染防護（抗菌薬などで補助可能）

POINT 76

◆点眼薬は、局所製剤であるが全身性作用を発揮することがある

Stage 77 ドライアイ治療薬② 涙液分泌促進薬

涙は女だけの武器ではない

従来は涙を外から補うしかありませんでした。それは、前述したように涙と同じ人工涙液は存在しないので、涙液不足の根本的な解決にはならないからです。しかし、涙の分泌を促進する薬物として、**ジクアホソル**と**レバミピド**が登場しました。両薬物は本物の涙を増加させるので、ドライアイには人口涙液の点眼よりも根本的な治療法といえるでしょう。

ジクアホソル

ジグアホソルは分解されにくいATP類似の薬物で、**ATP受容体**（$P2Y_2$受容体、G蛋白質共役型受容体）のアゴニストとして作用します（**図77-1**）。その結果、細胞内のIP_3（イノシトール3リン酸）とCa^{2+}の上昇を経て涙の

図77-1 ATP受容体アゴニストとして涙の分泌を増加させるジクアホソル

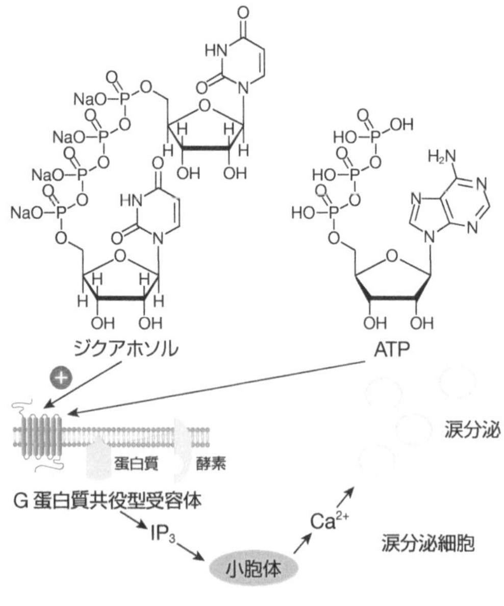

分泌が促進されます。

レバミピド

レバミピドはムコスタ錠®（粘液を意味するmucosaに由来）として胃の粘液分泌を促進する薬物として長らく愛用されています（Stage51参照）。プロスタグランジン（NSAIDはこれの産生を抑制するために胃粘膜障害が有害作用となることは説明しました）の増量などを介して胃粘膜の防護や粘液分泌を促進します（図77-2）。

図77-2　胃薬から点眼薬に華麗な転身を遂げたレバミピド

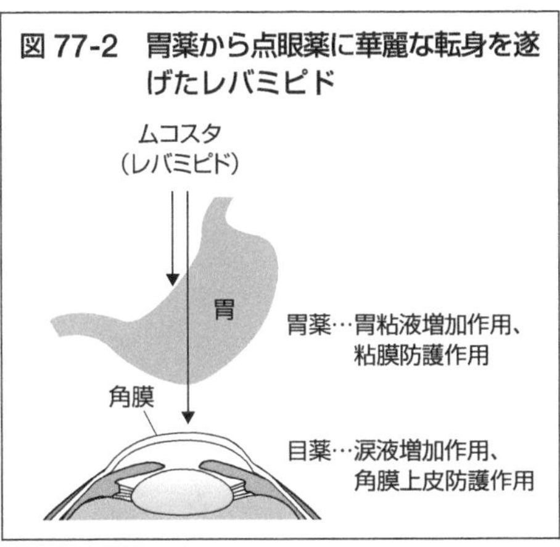

眼圧降下薬と睫毛育毛薬

緑内障は眼球内部の圧力（眼圧）が上昇する疾患です（なお、眼圧が正常であっても緑内障と同じような神経病変が進行する疾患を正常眼圧緑内障といいます）。プロスタグランジンアナログの**ビマトプロスト**は眼内の房水排出を促進して眼圧を下げる点眼薬です。ビマトプロストを点眼していると睫毛（まつげ）が増殖する現象（眼圧を下げるのが主作用なら副作用）が見出され、睫毛貧毛症治療薬として認可されました（図77-3）。

図77-3　眼圧降下薬の育毛作用

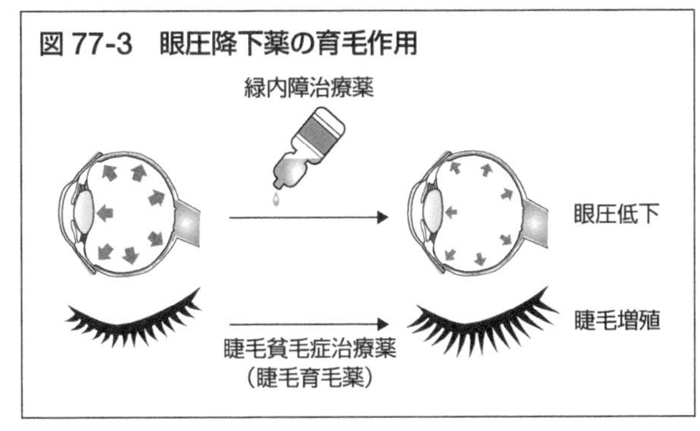

POINT 77

1 ジクアホソルは、ATP受容体アゴニストして涙液分泌を促進する
2 胃粘膜防護薬ムコスタ錠®は、点眼薬としてドライアイに有効である

Stage 78 漢方薬① 漢方の基本理念と処方例

体全体のバランスを整える薬

中国の生薬学を起源とし、日本で発展した漢方は、**補完代替医療**（CAM：complementary and alternative medicine）、いわゆる西洋医学を補うものとして注目されています。個別の症状（疾患）に基づいた処方ではなく、患者の全身状態を把握したうえでの処方となるため、西洋医学的基準からすると理解しがたいものです。また、漢方製剤にはさまざまな薬効成分が含まれており、多剤の併用療法のため、西洋医学的な論理ではなく、処方者の勘と経験に基づく処方となり、検査データに基づくマニュアル的な使用は困難です。しかし、著効が得られることもあります。漢方、針、灸などを含めて**東洋医学** East Asian medicine といいます。日本でも独自の発展を遂げています。

漢方の基本理念

患者の治ろうとする本来の治癒力（自然治癒力）を利用します。それぞれの症状にとらわれることなく、体全体のバランスを重視しています。発熱の場合は体温を下げ、体温が下がった場合には上げます。過量な場合は排泄を促進し、不足している場合には補うという考え方です。

漢方の診断基準

最初に、患者が太っているか、痩せているか、胃腸が丈夫か、胃腸が弱いかなど全身状態に基づいて分類します。この分類基準が、陰と陽、実と虚な

表 78-1 漢方の診断基準

実	虚
筋肉太り 筋肉がたくましい 暑がりで活動的 食欲旺盛	痩せ型、水太り 筋肉が弱々しい 寒がり 少し食べすぎただけで不快になる

陽	陰
生体機能は正常から過剰 暑がり、汗かき、ほてり顔 炎症反応が強い	生体機能は低下傾向 冷え性、汗は少ない、蒼白顔 炎症反応が弱い

どという漢方の「証（しょう）」です（**表 78-1**）。全身状態を把握することは西洋医学でも重要なことです。

成人のかぜ症候群への処方例

一般的な西洋医療の場合には、抗炎症薬（アスピリンなど）、抗菌薬（エリスロマイシンなど）、咳止め（デキストロメトルファンなど）が一律に処方されます（特別な場合には補液も考慮する）。しかし、漢方の場合には患者の陰陽に応じて投与する薬物が異なります（**表 78-2**）。漢方の効果は体の免疫力を賦活化する効能があるためとされます。

発熱がある場合には解熱薬が処方されますが、発熱は侵入してきたウイルスと戦うために体が防衛機構を活性化した結果です。症状としては不快ですが、適度な発熱はむしろ有益です。いわゆる統計学データ（**エビデンス**）でも、軽度のかぜの場合には解熱薬を服用しないほうが早く治ることが示されています。

表 78-2　漢方の処方例（かぜ症候群）

◆患者の全身状態との関係

実・陽（赤ら顔、発熱）	葛根湯（かっこんとう）
虚・陰（胃弱く、発熱ない）	真武湯（しんぶとう）
亜急性期の扁桃腺炎	小柴胡湯（しょうさいことう） 注：これは肝障害にも用いられるが、インターフェロンと併用すると重篤な間質性肺炎が生じることがある。
咳き込みが続く	麦門冬湯（ばくもんどうとう）

◆西洋医学との比較

・急性期　：鼻炎、咽頭炎、発熱、頭痛、悪寒を伴う発症１～２日間　→　葛根湯
・亜急性期：発熱が変動、食欲低下　→　小柴胡湯
・回復期　：解熱はしたが、易疲労や倦怠感が強い時期　→　補中益気湯（ほちゅうえっきとう）

西洋医学的にはかぜ症候群は対症療法として以下を組み合わせる。
・熱、炎症　→　解熱薬・抗炎症薬：アスピリン、アセトアミノフェン
・鼻水、くしゃみ　→　抗ヒスタミン薬：クロルフェニラミン
・二次感染予防　→　抗菌薬：ペニシリン系、エリスロマイシン
・薬物による胃腸障害予防　→　健胃消化薬：S・M 散®

POINT 78

1 漢方は患者の全身状態を診る
2 漢方薬は患者の自然治癒力を利用する

Stage 79 漢方薬② 薬効成分

漢方薬の主作用と副作用

漢方薬は天然の植物をせんじて飲むのが理想です。また、そのようにゆっくりと心穏やかに服用することによる精神的効果も大きいのですが、そのような余裕が少ないために、製薬会社からはさまざまな剤形の漢方製剤が販売されています。漢方にはもともとさまざまな薬効成分が含まれているために（表 79-1）、数種類の漢方製剤を併用することは原則として行われていません。

表 79-1　主な漢方薬の特徴

	主成分	特　徴
麻黄（まおう）	エフェドリン	・アドレナリン類似の化学構造 ・アドレナリン作動性神経終末に作用してノルアドレナリンを分泌させる ・MAO によって分解されない。長時間作用。耐性（作用減弱、アドレナリン枯渇） ・鼻充血軽減薬、昔は気管支喘息に用いられた
甘草（かんぞう）	グリチルリチン	・ステロイドホルモン様作用 ・抗炎症作用 ・鎮咳作用 ・偽アルドステロン症（浮腫、高血圧、低カリウム血症）が副作用として存在する ・砂糖の約 150 倍の甘さ。「甘い草」
大黄（だいおう）	センノシド	・刺激性下剤 ・アウエルバッハ神経叢を刺激する

漢方薬の代表的な薬効成分

西洋医学で用いられている薬物にも植物から精製されたものやそれを改変したものが多くあります（表 79-2）。ただし、原則として単独使用、あるいは併用する場合でも数種類です。漢方の場合には抽出物をそのまま服用するために、非常に多種の薬物の併用療法となります。また、抽出の際に、内容物の間で

表 79-2　自然の中の薬効成分

アヘン	モルヒネ
珈琲豆	カフェイン
タバコ	ニコチン
キナ皮	キニーネ
コカ葉	コカイン
麻黄	エフェドリン

修飾反応が生じるようで、草木を単独で抽出してから併用して服用する場合と、併せて抽出したものを服用する場合とでは、薬効が異なることが知られています。

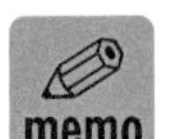

葛根湯

かぜによく使われる漢方薬です。比較的体力のある（このあたりの基準が西洋医学とは異なります）ヒトの急性炎症時、つまりかぜなどの初期の発熱時が適用となります。そのほか、頭痛、項背部のこわばり、悪寒・発熱、そして自然発汗なしという処方基準があります。タイミングよく服用すると、一時的に発熱が増強し、著しい発汗が生じますが、その後、急速に改善します。これは、炎症反応をわざと誘発して、かぜの原因であるウイルスを駆逐するという作用機序から考えれば妥当な経過といえるでしょう。患者のウイルスへの闘争力を増すという実に合理的な薬物です。しかし、急性期を外れたり、体力のない場合にはあまり有効ではありません。漢方の処方は、西洋医学的な処方基準とは全く異なっていることを忘れてはなりません。

漢方薬の副作用

漢方薬には副作用がなく、安心して長期間にわたって服用できるというイメージがありますが、副作用は存在します（表 79-3）。

表 79-3　主な漢方薬の副作用

甘草を含む製剤（グリチルリチン）	アルドステロンの過剰分泌がないのにアルドステロン過剰症と似た症状が出る（偽アルドステロン症）。甘草中のグリチルリチンはステロイド代謝系の酵素を阻害し、副腎皮質ステロイドのなかで比較的鉱質ステロイド作用の強いコルチゾールを蓄積させる。また、その反応性を上昇させるらしい。
小柴胡湯	肝障害に用いられるが、これが原因とされる劇症肝炎が報告されている。C 型肝炎の治療にインターフェロンが使用されるが、これと併用すると間質性肺炎が生じることがあり、併用は禁忌となった。
麻黄（エフェドリン）	交感神経系作用。昇圧作用があり、高血圧患者への投与は注意を要する。

POINT 79

◆漢方薬にも副作用はある

Stage 80 漢方薬③ 西洋学的な漢方薬の処方

漢方薬の病名処方

漢方薬は漢方の処方基準に従って、疾患ではなく体の全身状態に特に注目して処方されていきます。西洋医学では個々の疾患に対して薬物が選択されるのとは大きな違いです。しかしながら実施診療では、漢方薬も西洋医学的に「ある疾患Aには漢方薬a」というように、患者の全身状態（証）を評価しないで使用されて、ある一定の効果が得られています。が、できるなら、漢方本来の処方基準を適用すればさらに有効性が増すことが期待されます。

病名処方の例

比較的よく使われている漢方薬の病名処方を**表80**に示しました。腹部手術後には手術という外傷によって腸の機能が低下します。その結果、便の流れが悪くなる糞詰まり状態（機能性イレウス、麻痺性イレウス）が生じやすくなります。それを予防するために**大建中湯**（だいけんちゅうとう）が投与されます。実際、大建中

表80 病名処方の例

葛根湯（かっこんとう）	かぜ
八味地黄丸（はちみじおうがん）	高齢者の尿異常
小柴胡湯（しょうさいことう）	慢性肝炎
小青竜湯（しょうせいりゅうとう）	呼吸器アレルギー
当帰芍薬散（とうきしゃくやくさん）	更年期女性（体力低、冷え性）
加味逍遥散（かみしょうようさん）	更年期女性（体力低、イライラ大）
桂枝茯苓丸（けいしぶくりょうがん）	更年期女性（体力中以上）
六君子湯（りっくんしとう）	機能性胃炎
抑肝散（よくかんさん）	認知症（認知症周辺症状、BPSD）
大建中湯（だいけんちゅうとう）	術後麻痺性イレウス
五苓散（ごれいさん）	二日酔、嘔吐、下痢
半夏瀉心湯（はんげしゃしんとう）	抗癌薬による下痢（イリノテカン）、口内炎
芍薬甘草湯（しゃくやくかんぞうとう）	筋肉の痙攣（こむらがえり、しゃっくり）

湯には、腸の運動を促進する神経伝達物質アセチルコリンの分泌を促進したり、腸管を直接刺激する作用が見出されています。まさに西洋医学的な漢方薬といえるでしょう。

認知症と漢方薬

認知症では、認知力低下（記銘力低下）とともに問題行動（妄想や行動の異常、**BPSD**：behavioral and psychological symptoms of dementia）が介護者に重い負担となります。抗認知症薬とともに精神疾患に使われる薬物が併用されますが、認知症そのものを悪化させてしまうこともあります。**抑肝散**（よくかんさん）はもともとは小児の夜泣きなどに用いられていましたが、高齢者のBPSDにも有効なことが見出されました。認知症の種類（脳血管性、アルツハイマー病、レビィ小体型認知症など）によらずに効果が期待できます。

column

漢方薬の原材料不足

漢方薬の原料は畑で栽培される薬草です。そのほとんどは中国（一部、東南アジア、韓国）から輸入されています。ワインのビンテージではありませんが、ほぼ天然物のために漢方薬にも何年もののどこ産がよいという話もないわけではありません。抽出エキス細粒は原料から工業的に作製されているのでほぼ均質性が担保されています。中国の経済発展により中国国民の健康志向が高まりつつあり、漢方薬原材料の中国国内での消費が増大してきました。さまざまな中国政府の思惑により日本への輸出規制も強化されており、今後は漢方薬原材料の入手が困難になります。そのため日本国内での栽培の試みが開始されました。

POINT 80

◆かぜには葛根湯、認知症には抑肝散というように、漢方薬が疾患ごとに使われることもある

Stage 81 自律神経系にはたらく薬

体のバランスを保つ

自律神経は無意識のうちに体全体のバランスを維持するはたらきをしています。一定に保つには、アクセルとブレーキの2系統があると、非常に正確に制御を行うことができます。

自律神経系にもアクセルとブレーキに相当する2系統があります。体の表面的な活動を活発にして体の内面的な活動（消化管）を抑制する**交感神経系**と、消化管の活動を活性化する**副交感神経系**です（表81）。

交感神経系は、体を活発にして外界に対して積極的に反応する機能を活性

表81 交感神経系と副交感神経系

		交感神経[*1]		副交感神経	
		受容体の種類	反応	受容体の種類	反応
眼	瞳孔散大筋	α_1	収縮	—	—
	虹彩括約筋	—	—	M_3	収縮
	毛様体筋	β_2	弛緩	M_3	収縮
心臓	心筋収縮力	β_1	増強	M_2	減弱
	心拍数	β_1	増加	M_2	減少
血管	皮膚	α_1	収縮	—	—
	骨格筋	β_2	拡張	—	—
呼吸器	気管支平滑筋	β_2	弛緩	M_3	収縮
消化器	分泌	—	—	M_3	促進
	壁平滑筋	β_2、α_2	弛緩	M_3	収縮
	括約筋	α_1	収縮	M_3	弛緩
腎臓	レニン分泌	β_1	増加	—	—
泌尿器	膀胱排尿筋	β_2	弛緩	M_3	収縮
	括約筋	α_1	収縮	M_3	弛緩
皮膚	立毛筋	α_1	収縮	—	—
	汗腺	M[*2]	全身性発汗	—	—
		α_1	局所的、 ストレス発汗（アポクリン腺）	—	—
代謝	肝	α_1、β_2	グリコーゲン分解と糖新生促進	—	—
	脂肪組織	β_3	脂肪分解促進	—	—

＊1 交感神経にも、α、βそしてβにもβ_1、β_2といろいろと異なった受容体が存在する。薬もそれぞれの受容体に作用するのがいろいろとある。たとえば、βブロッカーはβ_1とβ_2を同程度に阻害する。そのため、心臓（β_1）をおとなしくさせて血圧を下げるはたらきがあるが、気管支（β_2）をより収縮させて気管支喘息を引き起こす可能性がある。しかし、β_1選択的、つまり、β_1受容体のみを阻害する薬物であれば、気管支喘息の副作用が軽減した降圧薬となる。

＊2 汗腺の交感神経支配はアセチルコリン。

化します。一方、副交感神経系は、体を休めて体力を回復するような反応をとります。交感神経系の緊張はいわゆるストレス状態で、身体を消耗します。副交感神経系が活発すぎると、たとえば、気管の収縮により呼吸が不全となったり、血圧が下がりすぎて立ちくらみなどが生じたりします。

交感神経系は脊髄の節々からのびて、交感神経節で乗り換えて、そこから標的の臓器へとのびます。副交感神経系は、中脳・延髄と仙髄、つまり脊髄の上のほうと下のほうからのびています。

自律神経系で使われる神経伝達物質は、途中の神経節まではアセチルコリンで同じですが、交感神経系の場合、臓器にはたらくのは、たいてい**ノルアドレナリン**、副交感神経系の場合には**アセチルコリン**となっています。また、自分の意思で動かすことができる筋肉の運動神経も、アセチルコリンが用いられていますが、受容体が異なっているために、骨格筋には影響を及ぼさず、副交感神経系のみに作用する薬物が可能となります。

memo

過活動膀胱

過活動膀胱（OAB：overactive bladder）とは、頻回に強い尿意（尿意切迫感）が生じる状態で社会活動に支障をきたします。単純には、膀胱が排尿しようと過剰な収縮を引き起こしています。薬物療法としては膀胱平滑筋を抑制する抗コリン薬やβ作動薬ということになります。膀胱の平滑筋にはβ３受容体が多いので、特にβ３受容体に選択的な作動薬が、過活動膀胱では用いられます。

memo

自律神経系にはたらく薬

化学テロという重大な事件で用いられたサリンは、アセチルコリンを分解する**コリンエステラーゼ**を非可逆的に失活させる化合物です。農薬にもこのコリンエステラーゼ阻害作用を持つものがあります。これらに曝露するとアセチルコリンが過剰となり、瞳孔が小さくなる縮瞳、気管や消化管での粘液分泌の過剰、気管支収縮などにより、ときとして致死的になります。この毒ガスへの治療薬の１つが**アトロピン**（アセチルコリン受容体阻害薬）です。また、失活したコリンエステラーゼの活性を回復させるプラリドキシム（パム、PAM®）があります。アトロピンは、消化管の運動が亢進して痛みが生じる場合、麻酔の際の分泌抑制、眼疾患の際の瞳孔散大などに頻用される重要な薬物です。コリンエステラーゼ阻害薬は、アセチルコリンが不足している疾患で用いられています。たとえば、脳のアセチルコリン系神経細胞が特に障害されているアルツハイマー病に効果があるとされます（日本で開発されたものに**ドネペジル**があります、Stage64参照）。

POINT 81

◆自律神経系は、交感神経系（アクセル）と副交感神経系（ブレーキ）の２系統で、体全体のバランスを制御している

Stage 82 栄養

栄養の基礎

食べるのは栄養を摂るためですが、栄養を摂る目的は活動に必要なエネルギー、またその活動に必要な材料を得るためです。

糖質

炭水化物とも呼ばれている砂糖の仲間が糖質です。五単糖、六単糖が基本構造となります。グルコースは二酸化炭素と水に代謝されてエネルギーを産み出します。グルコースがずらずらつながったものは、動物ではグリコーゲンであり、植物ではデンプンです。グリコーゲンのほうが枝分かれが顕著です。また、別の結合で重合したのが植物の体を作るセルロースです。セルロースはいわゆる食物繊維で、グルコースから作られていますが、動物には酵素がないためにセルロースを分解することができません。牛などは腸内細菌に分解してもらってから吸収しています。

腸管では、糖質は腸の微絨毛brush borderの外側にあるアミラーゼやグルコシダーゼによって切断され、単糖類として吸収されます。この酵素のはたらきを阻害すれば、糖吸収を抑制して抗肥満薬となることが期待され、糖尿病の食後高血糖を抑制する薬物として、**アカルボース**や**ボグリボース**が開発されました。食直前に服用すると、食後血糖が高くなる患者に適応となります。副作用としては、腸内の糖質が上昇して腸内細菌叢が乱れ、腸内ガスの発生、肝機能異常などがあります。

脂質

生体の脂質としては、脂肪酸［CH_2（ときとして$CH=CH$となる。これを含むのが不飽和脂肪酸）がずらずらつながった側鎖を持つもの］とコレステロールに分類することができます。

脂肪酸の一端は、リン酸基などが結合していて親水性となっています。親水性基の頭に疎水性の塩化炭素のしっぽが結合したような分子構造となっています。水溶液中では、疎水性のしっぽが内側に集まり、頭の親水性の領域が外を向いたミセルとなります。これが平たくのびると平面上の**脂質二重層**となり生体膜の基本的な構造となります。脂質二重層でできた袋は、リポソームと呼ばれるもので人工的には小型のものしか容易にできません。その内側には水があるためここに薬物を取り込ませておくと、リポソームは比較的容易に細胞膜と融合して、その中の薬物を効率よく細胞内に送り込むことができます。

コレステロールは構造とともに、ステロイドホルモン（**副腎皮質ホルモン**、**男性ホルモン**、**女性ホルモン**）として生体内のシグナル伝達に重要な役割を担っています。

脂肪酸からは、炎症反応などによって活性化されるホスホリパーゼ A_2 によりアラキドン酸が生成されます。この脂肪酸の一種であるアラキドン酸からは、さらに**シクロオキシゲナーゼ**により、**プロスタグランジン**や**トロンボキサン**が生成されます（p.138 図 40 参照）。これらは生体の防御反応である炎症を制御します。抗炎症薬の**アスピリン**は、このシクロオキシゲナーゼを阻害することによって炎症反応を抑制します。

memo

生活習慣病と過食

飽食の時代といわれるように、好きなときに好きな物を好きなだけ食べられるようになったのは、進化の過程やヒトの歴史でもごく最近のことです。もともと、ヒトは飢餓状態を前提として進化してきたために飢えには強い能力を備えていますが、過食に対する適応は不十分です。いわゆる生活習慣病（成人病）とされる肥満症（病的状態であることを強調して症をつけておきます）、糖尿病、動脈硬化症などの増大は必然ともいえます。

memo

ビタミン

ビタミンは、生物に必須ですが生合成できないため、栄養として摂取する必要がある物質の総称です。水溶性ビタミンは、尿中に速やかに排泄されるために過剰症の心配はほとんどありません。しかし、脂溶性ビタミンは体内に蓄積するため、ビタミンEを除いて過剰症が出現します。サプリメントとして服用する場合には、脂溶性ビタミンの過剰症に注意する必要があります。

POINT 82

1 糖質は大切なエネルギー源
2 脂質は細胞膜を作り、シグナル伝達も行う

Stage 83 サプリメント① コエンザイム Q_{10}

ATP 産生系の重要な補酵素

サプリメントとは、名前のとおり「足りない栄養素を補充するもの」であるはずです。しかし、最近はサプリメントによって、「より健康になるイメージ」が喧伝されています。この数年、もてはやされている **CoQ_{10}**（コエンザイム Q_{10}、ユビキノンまたはユビデカレノン）について考えてみましょう。

CoQ_{10} はミトコンドリアの電子伝達系の補酵素

ATP は、ミトコンドリアで酸化的過程を経て産生されます。そのメカニズムは非常に複雑です。ミトコンドリアは外膜と内膜の二重膜からなる小さな袋の構造を持ち、その内膜に埋め込まれた電子伝達系で水素イオンの勾配が作られます。この水素イオン勾配のエネルギーを利用して、ADP からより高エネルギー化合物である ATP が産生されます。糖や脂肪の代謝産物（炭素）を呼吸で得た酸素と結合させて（穏やかに燃やして）発生するエネルギーで、ダムに水（水素）をくみ上げるようなイメージを思い浮かべてください。そして、ダムから流れ出る水（水素）で発電機を回すようにして ATP をどんどん作るという感じです。このミトコンドリアの電子を伝達する複雑な複合体（電子伝達系）の中に埋め込まれているのが CoQ_{10} です。CoQ_{10} は電子を次の反応過程（酵素）に引き渡す役割を担っている補酵素です（図 83）。

◆補酵素

CoQ_{10} は補酵素です。補酵素について説明しておきましょう。酵素は基本的には蛋白質です（RNA などの核酸も酵素作用を持つことが明らかになってきました）。蛋白質はアミノ酸が連なったものです。しかし、アミノ酸以外の成分が結合して初めて機能する蛋白質もたくさんあります。酵素の非蛋白質因子（補因子）は、金属イオン、ヘモグロビンのヘムのように共有結合でがっちり蛋白質と結合している**補欠分子族**、そして蛋白質成分と可逆的に結合して複合体を形成している**補酵素**に分類されます。補因子が結合した活性型酵素を**ホロ酵素**、補因子が欠落した不活性型酵素を**アポ酵素**といいます。アシル基（R−CO）の転移に活躍するのは補酵素 A（CoA、コエンザイム A）です。CoQ_{10} と同じ補酵素ですが、CoA が健康によいともてはやされることは、まだないようです。

図83　ミトコンドリア

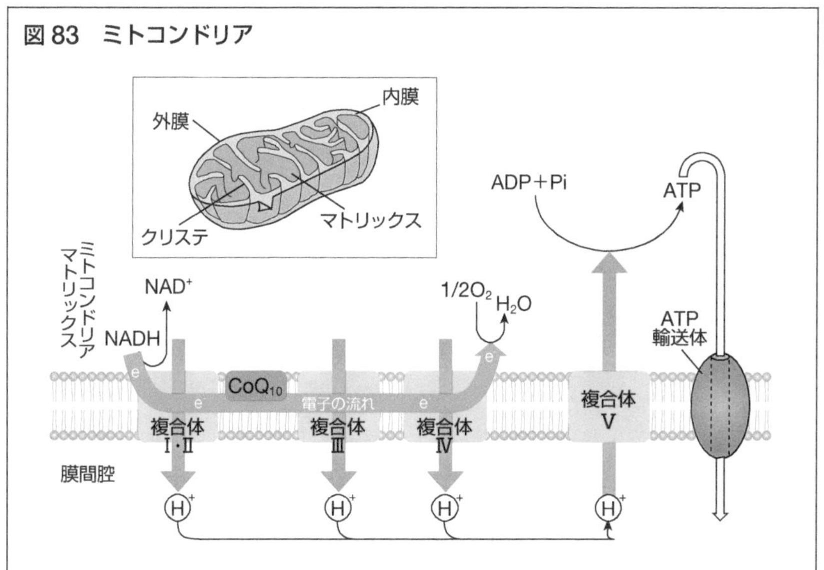

ミトコンドリアは細胞内の小さな二重袋である。その袋のところで呼吸から得られた酸素を利用してエネルギーが作られている。ここに CoQ_{10} は存在する。

CoQ_{10} の作用　CoQ_{10} は抗酸化物質

CoQ_{10} は、酸化状態と水素（電子）を得た還元状態を相互に変換しながら、電子を伝達していきます。そのため、還元型の CoQ_{10} は**抗酸化作用**が強く、「悪者」とされている**活性酸素**を除去するという理由から、サプリメントとして注目されるようになったようです。CoQ_{10} はATP産生系の重要な補酵素です。欠乏した場合、細胞は生存できなくなるでしょう。不足した場合はただちに死、もしくは重篤な疾患状態になると考えられます。したがって、不足分を補うということはあまり考えられません。CoQ_{10} の効能としては、ビタミンEと同じような抗酸化作用ということになります。

◆ビタミンE

ビタミンEもベンゼン環があり、CoQ_{10} と同じような構造を持ち、それ自身が酸化されやすいために抗酸化作用を発揮します。ビタミンEは、CoQ_{10} よりも以前からサプリメントとして汎用されています。培養細胞レベルではアルツハイマー病や糖尿病などさまざまな疾患への有効性を示唆するデータが得られていますが、それだけでは疾患は治癒しないことも明らかです。幸いなことに、過剰摂取による問題はほとんどないようです。有害性を示唆する臨床研究は少ししかありません。しかし、もちろん有効性をはっきりと示す報告もありません（少しはよいのかなというのはあります)。もっとも抗酸化物質なら安全というわけではなく、たとえばCoQ_{10}の側鎖が6個と短いCoQ_6は、培養細胞の実験ではかえって酸化ストレスとなることが報告されています。

プチcolumn 健康食品や民間薬品の危険性

さまざまな効能をうたっていても、薬物として政府機関に認定されていないもののなかには、それほど効果が得られないばかりか、有害事象が生じるものもあります。

肥満が危険なことだと広まったことはよいことですが、減量薬や減量食品のなかには、**甲状腺ホルモン**、**利尿薬**、**フェンフルラミン**（セロトニン系作用による食欲低下作用がありますが、致命的な肺高血圧症の危険性があります）が含まれていることがあります。ダイエット野菜とされたアマメシバでも肺障害が生じることがあります。

抗癌作用（免疫活性化）があるとされるアガリクスでも肝障害が出現しています。少なくとも薬効がある物質には必ず副作用（有害事象）が存在していると考え、医療機関を受診する場合には、愛用している健康食品を告げるべきです。

プチcolumn 尿療法って効くの？

一部ではかなりもてはやされた尿療法（朝に1杯、自己尿をぐい飲みするという摩訶不思議な療法）も最近はほとんど聞かなくなりました。尿療法でさまざまな疾患が治癒できるのであれば、医療費の削減に大いに貢献しただろうに残念です。サプリメントも有効なら素晴らしいのですが、負担にならない範囲で楽しむのはよいことでしょう。

POINT 83

1 サプリメントは本来、足りない栄養素を補充するもの
2 CoQ_{10}は細胞に必須の補酵素である
3 サプリメントのCoQ_{10}の主な効能は抗酸化作用である

column

酸性食品とアルカリ性食品

酸性食品、アルカリ性食品というのは、食品中に含まれるミネラルの構成による分類です。硫酸、リン酸、塩酸というように、硫黄、リン、塩素などを含んだものは、体内で代謝され酸性物質を生じる傾向があります（酸性元素）。また、ナトリウム、カリウム、カルシウム、マグネシウムなどはアルカリ性物質を生じるとされています（アルカリ性元素）。どちらが多いか少ないかによって酸性食品かアルカリ性食品かということになります。

かつてこの考えの提唱者は、「酸性食品を摂取すると蛋白質の栄養価を減じる」と主張されたようです。この考えが拡大解釈されて、酸性食品を摂取すると血液のpHが正常以下に下がり、健康によくないとしてアルカリ性食品をすすめる風潮が高まりました。しかし、血液のpHは極端な偏食を行っても厳密に維持されています。それが変動するときは腎機能や肺機能（二酸化炭素の貯留）が障害された病的な状態です。いわゆるアルカリ性食物は、野菜、果物など現代の食生活では不足しがちなものに多いので、意識してアルカリ性食品を多く食する努力はそれほど悪いことではないでしょう。

column

アガリクス agaricus

1977（昭和52）年に抗癌薬として販売が開始されたクレスチン（クレラップで有名なクレハが開発、2017年に製造販売中止）はカワラタケから抽出されます。

アガリクスも「癌が消えた」という広告がしばしば社会の規範とされる著名新聞紙上にも掲載されます。しかし、その臨床試験はほとんどありません。さらに、2008（平成20）年に厚生労働省医薬食品局食品安全部基準審査課新開発食品保健対策室は、ラットで発癌を促進する作用があることを報告しました。

アガリクス製品はカワリハラタケ（ブラジル原産のキノコ）の乾燥物そのもので、薬効成分を精製したものではありません。きちんとした臨床試験が行われていないことから、過度な期待はしないほうがよろしいでしょう。

Stage 84 サプリメント② 医薬品か食品か

サプリメントの評価

CoQ_{10}は以前は医薬品として使用されていました。しかし、2004（平成16）年に医薬品リストから外されました。

「医薬品の範囲に関する基準の一部改正について」(平成16年3月31日付.薬食発第0331009号）の「医薬品的効能効果を標ぼうしない限り医薬品と判断しない成分本質（原材料)」リストに収載され、医薬品的効能効果を標ぼうしない限り、食品として取り扱われる薬物と法律上は分類されました。「一般に食品として飲食に供されるものであって添加物として使用される物」というわけです。医薬品とされていたときは1日あたり30 mgの投与量でしたが、サプリメントになってからは1日あたり90 mg程度の摂取量が推奨されるようになりました。

CoQ_{10}の偽薬事件

あまりの人気のため、CoQ_{10}のニセ薬が出回ったこともありました。そのニセ薬には、CoQ_{10}はほとんど含まれておらず、代わりに**イデベノン**という医薬品成分が含まれていました。よって、健康食品とはいえず、無承認無許可医薬品とみなされることになりました。

ニセ薬というと全く効能がないように思えますが、イデベノンはCoQ_{10}と同じような構造をしており、やはり抗酸化作用を持ちます（**図84-1**)。実は、「アンチエイジング商品として大注目されている抗酸化成分イデベノンを含む美容クリーム」として、これも注目の抗酸化薬のようです。

図84-1 イデベノンとCoQ_{10}の化学構造式

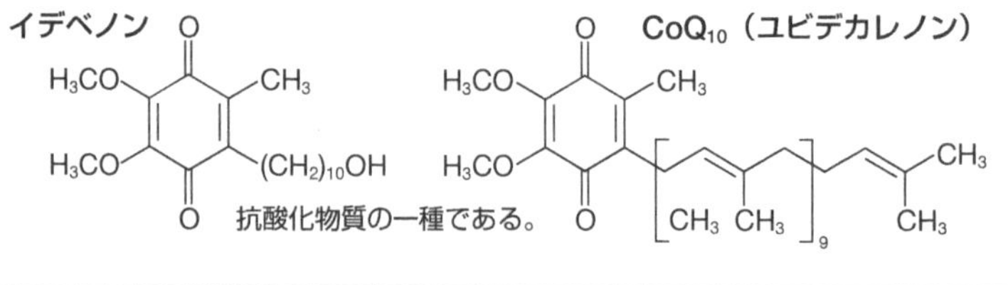

イデベノン
O
H_3CO / CH_3
H_3CO / $(CH_2)_{10}OH$
O
抗酸化物質の一種である。

CoQ_{10}（ユビデカレノン）
O
H_3CO / CH_3
H_3CO / CH_3
O
CH_3 CH_3]$_9$ CH_3

イデベノンはもともとは医療用（アバン®）として頻繁に使用されていました。脳梗塞後遺症、脳出血後遺症、脳動脈硬化症に伴う意欲低下、情緒障害の改善などの効能・効果で承認されましたが、1998（平成10）年5月15日の再評価で効能がないとされ、承認を取り消されました。

サプリメントの評価は慎重に

これらの薬物と**プラセボ**（偽薬）群との改善率の間には、統計的に有意な差を得られなかったということです。残念ながらサプリメントは、きちんとした臨床試験が行われていないことがほとんどです。薬物の作用をきちんと評価するためには、

(1) プラセボ（対照薬、あるいは全く薬効が期待できない偽薬）と評価薬（この場合は CoQ_{10}）を準備する
(2) 被験者を年齢や健康状態が均等になるようにランダムに2群に分ける
(3) 投与者も被験者も効果評価者も、プラセボなのか CoQ_{10} を服用しているのかがわからないようにして（盲検化）投与する

ことが必要です（Stage06参照）。こうすることによって、被験者の条件や心理的効果を取り除いて薬物の効果を評価することができます。この検定には1000人以上の人員が必要です。医薬品の薬効の違いを議論する場合（たとえば、高血圧症で利尿薬がよいのか、Caブロッカーがよいのか）には、数万人規模での臨床試験が行われています。数十人のデータは参考にはなりますが、あまり信用しないようにしましょう。

大豆イソフラボン isoflavone

豆腐や納豆など大豆食品が健康にいいとされています。大豆には**イソフラボン**という**ポリフェノール類**の成分が多く含まれています。イソフラボンは、女性ホルモンの一種であるエストロゲン様物質（広義には誘導体も含まれます）であり、植物性**エストロゲン**ともいわれています。イソフラボンは、実際にヒトでもエストロゲン様作用を発揮することが示されています（図84-2）。

日本では、大豆は日常的に食されており、常識の範囲で大豆を摂取してもイソフラボンのエストロゲン様作用による有害事象は発生しないと考えられます（高濃度のイソフラボンは、DNAの立体構造を制御するトポイソメラーゼⅡを阻害することから、ゲノムに影響を及ぼす可能性も指摘されています）。イソフラボンはその女性ホルモン様作用から更年期に有効なことが宣伝され

図 84-2 エストロゲンとイソフラボン

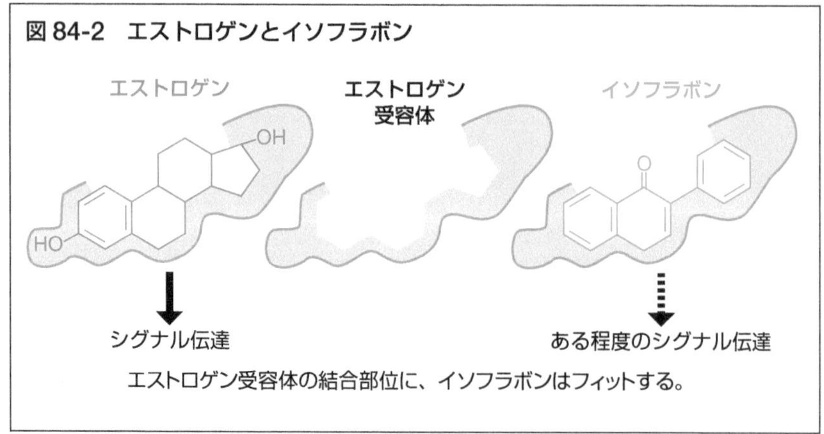

エストロゲン受容体の結合部位に、イソフラボンはフィットする。

ています。また、エストロゲン様作用があることから多数の基礎研究や臨床研究が報告されていますが、医薬品としては認められていません。

2006（平成 18）年、厚生労働省食品安全委員会は、小規模（対象数十名）な臨床試験の結果に基づくものではありますが、閉経前の女性では月経周期に影響を及ぼすこと、閉経後の女性では長期服用によって子宮内膜増殖症が増える傾向があること、男性にも女性化乳房などエストロゲン様作用がみられることから、サプリメントとして摂取する量に上限を設定しました。また、妊婦や乳幼児については臨床試験のデータに乏しく、トポイソメラーゼⅡを阻害する可能性から、イソフラボンをサプリメントとして摂取することを推奨できないと判断しました。

イソフラボンのサプリメントがただちに危険ということではありません。ましてや、豆腐や納豆が危険な食品ということでもありません（大豆食品による虚血性心疾患のリスク軽減が示唆されています）。しかし、過ぎたるは及ばざるがごとしで、「健康に最高！」という宣伝につられるのは危険と考えましょう。

世の中、なにごともバランスが大切です。無理して高価なサプリメントを求めるよりは、楽しくおいしいバランスのよい食事を規則正しくとりましょう。

POINT 84

1 サプリメントは「一般に食品として飲食に供されるもの」である
2 サプリメントのほとんどは臨床試験が不十分である

Chapter 5

チェックポイント

妥当かどうかを議論しよう。

1 ウイルスはそれ自身のみでは増殖できないので生物とはいえない。

2 いわゆるかぜに抗菌薬を投与してはならない。。

3 怪我をした場合には傷口を殺菌しなくてはならない。

4 炎症反応は悪なのでただちに消炎しなくてはならない。

5 認知症の病名には不満が残る。

6 インドメタシンは動脈管開存症に用いられる。

7 バイアグラは心臓にもよいかもしれない。

8 分子標的抗癌薬では著しい副作用が当然である。

9 イレッサ® は副作用が強すぎて使えない薬だ。

10 サリドマイドは非常に危険な薬である。

11 高血圧症では病因に応じて適切に降圧薬を選択する必要がある。

12 胃潰瘍は伝染することがある。

13 重症五十肩にプロトンポンプ阻害薬が適応外使用される。

14 ウルソは利尿薬である。

15 C 型肝炎には抗 HIV 薬の一部が有効である。

16 スルピリドはうつ病や統合失調症にも有効である。

17 モルヒネの有害作用に下痢がある。

18 便秘には即効性の刺激性下剤が第一選択である。

19 ドパミンは血液脳関門を通過しやすい。

20 甲状腺機能亢進症では認知症に注意する。

21 アルツハイマー病ではアミロイド軽減療法が有効である。

22 トリプタン類は片頭痛の予防薬である。

23 デスモプレシンは経口投与される。

24 T_3 は T_4 より半減期が長い。

25 コルチゾールには塩類貯留作用はない。

26 糖尿病の病態は高血糖による組織障害である。

27 シルデナフィルは女性にも有効である。

28 フィナステリドは女性薄毛に有効である。

29 ドライアイには人工涙液を頻回投与する

30 漢方薬は副作用がなく安心だ。

31 サプリメントは常識的な生活をしていれば無意味だ。

32 患者様の苦しみがわかる医療人になる必要がある。

チェックポイント 解説

1. 生物の定義は難しいが、核酸（遺伝）情報に基づいて活動する有機体とすれば、ウイルスも生物だろう。生物ではないという学説もある（→ S.34）。

2. かぜウイルスには抗菌薬は無効である。そして抗菌薬の安易な投与によって耐性菌の増加や有害作用の可能性がある。かぜで体力が低下することによる細菌感染（二次感染）の予防にも抗菌薬は無効らしい。かぜに抗菌薬は不要というのは正論だが、重症化しやすい場合には、かぜでも抗菌薬の投与は必要と思われる。抗菌薬も抗炎症薬も不要として、体調不良に耐えて受診した患者さんに「寝ててくださいね」と帰せるだろうか（→ p.110 Level Up）。

3. 殺菌すれば生体も死滅する。消毒薬も生体の防衛機構を減弱するので、できるだけ汚れ（泥など）を除去することは大切だが、余計な消毒操作などはしないほうが治癒が早いと考えられるようになってきた（→ S.39）。

4. 炎症反応は防衛反応である。明らかな原因（感染など）に対する炎症反応は抑えるべきではない。ただし、病的な炎症反応（自己免疫疾患）は適切に抑える必要がある（→ p.110 Level Up、S.40）。

5. 認知症というのは、たとえば、高血圧症ではなく血圧症、あるいは高脂血症ではなく脂血症というような感じがあり、それだけではどのような病態なのかわからない。認知機能障害ならまだわかりやすいかもしれない。言葉だけ変えて問題が解決するならすばらしい。

6. 妊婦にインドメタシンは禁忌となる（→ S.42）。

7. 心筋保護作用の可能性が報告されている。

8. 従来型の抗癌薬よりも副作用が少ないこと（正常増殖細胞への作用）が期待される。ひょっとすると、かつて難病だった感染症の多くが抗菌薬で容易に対処できるようになったように、やがて悪性腫瘍も分子標的薬であっさり治る疾患になるかもしれない（→ S.45）。

9. 間質性肺炎が出現したことは事実だが、著効を示す例も多い。訴訟が生じているが、可能性を秘めた薬物が追放されないことを望む（→ S.45）。

10. 胎児にとっては非常に危険であり、妊婦には禁忌である。しかし、使い方を間違えなければ重要な薬物である（→ S.46）。

11. ほとんどの高血圧は原因不明である。レニン・アンギオテンシン系阻害薬、Ca ブロッカー、チアジド系利尿薬と全く作用機序の異なる薬物どれでもよいから、とにかく血圧を正常範囲にすれば、将来の血管性疾患を軽減できるとされる（→ S.47）。

12. ピロリ菌が判明して以来、胃潰瘍は「伝染する」ことが明らかになった。現在では胃内視鏡もきちんと検査ごとに消毒されているので心配はない（器具も清潔でスタッフも疲れていない朝一番に検査を受けるようにしよう）（→ S.50）。

13. シメチジンもオメプラゾールも胃酸分泌を抑制して消化管潰瘍に有効である。作用機序は不明だが、シメチジンは石灰沈着性腱板炎（重症五十肩）や帯状疱疹にも有効とされる（→ S.51）。

14. 日本で開発されたウルソは利胆作用（肝機能改善）やコレステロール系胆石

溶解薬として汎用されている（→ S.52）。

15. 抗 HIV 薬ラミブジンが有効なのは B 型肝炎。C 型肝炎ウイルスには特異的な経口抗ウイルス薬が登場している（→ S.54、55）。

16. スルピリドの少量は消化管疾患、中用量はうつ病、大用量は統合失調症に適応となっている（→ S.56）。

17. モルヒネなどオピオイドは止痢作用があり、便秘が副作用となる。中枢に移行しないオピオイドのロペラミドは下痢止め OTC 薬に含まれる（→ S.58）。

18. 刺激性下剤は即効性はあるが、長期に常用する薬物ではない。慢性便秘には、カマから開始し、それで不十分な場合には新薬（ルビプロストン、リナクロチド等）の変更となる。便秘治療薬の有害作用には腹痛と下痢がある（→ S.38）。

19. パーキンソン病で不足しているドパミンは血液脳関門を通過しない。その補充のために前駆体（材料）である L-dopa が投与される（→ S.61）。

20. 甲状腺機能亢進症ではイライラ感などの神経症状が出現するが、認知症は甲状腺機能低下症で生じる（→ S.63）。

21. アミロイド仮説に基づいて Aβ 生成阻害薬やワクチン療法の臨床研究が行われている。2021 年前半に抗 Aβ 抗体 1 つの認可が米国で議論されているが、その評価は定まっていない。アルツハイマー病では脳の変性が進行していて手遅れの可能性がある。そのため発症前介入（治療薬の投与）の臨床研究が開始された（→ S.64）。

22. トリプタンは頭痛発作時に服用する。トリプタンの乱用によって頭痛が誘発されることに注意する（→ S.67）。

23. バソプレシン類似薬のデスモプレシンはペプチドのため経口投与はできない。点鼻投与される（→ S.69）。

24. T_3（1 日程度）のほうが T_4（7 日程度）より短い。甲状腺機能低下症ではほとんどの場合 T_4 が補充される（→ S.70）。

25. 天然糖質ステロイドのコルチゾールにはある程度の鉱質ステロイド作用がある。そのため副腎機能不全（アジソン病）ではコルチゾールが投与される。（→ S.71）。

26. 従来はインスリン不足が問題とされていた。が、高血糖そのものが問題であり、インスリンの補充よりも血糖を下げればよいという議論が生じている。とにかく血糖を下げるために尿中へのグルコース排出促進薬（SGLT-2 阻害薬）が登場した（→ S.72）。

27. 女性に有益かは不明である。肺高血圧症には有効である（→ S.74）。

28. 男性ホルモン合成阻害薬なので女性には無効である（→ S.75）。

29. 通常の人工涙液は単なる生理的食塩水であり、頻回点眼により涙の蛋白質や脂質成分を洗い流してしまうので、好ましくない（→ S.76）。

30. 漢方にも間質性肺炎や偽アルドステロン症など副作用は存在する（→ S.79）。

31. 無意味かどうかはともかくとして、不足していないものを過度に補充してもあまり意味はないであろう（→ S.83）。

32. 治療のためには、ときとして苦痛を伴う操作を行わなければならない。他人の苦しみなど理解できるわけはないこと、自分は患者の気持ちなどわかっていないことを認識することが医療人には必要である。患者も自分の苦しみなどは誰もわかってくれないと考えたほうがいい。

第3版あとがき

AIの進歩によりヒトが無用の存在になりそうである。しかし、今のところ、AIはヒトが築いた知識をため込むだけため込んで、その中から最も妥当な解を選択するという段階である。ヒトの努力はいまだ必須である。そして、医学でも画像診断などAIは大いに有用性が期待されるが、目の前の患者に最適な治療を決定するには、まだ、ヒトが必要と思われる。薬物の知識もAI時代だからこそ、さらに磨き上げる必要がある。

本書は薬理学の入り口の前の通路程度である。入り口を垣間見ることができたら、さらに大部の教科書を読む必要がある。4冊本ではあるが、臨床にも直結して、実にわかりやすい

★『薬がみえる』vol.1 ～ vol.4　医療情報科学研究所・編、メディックメディア

をまずおすすめしたい。第4巻の総論を見て、今回の改訂の自信がなくなってしまった（「本書のほうが手軽に読める」とは胸を張って言えるが）。
そして、定期的に改訂され、辞書的に使えるのは、

★ “Basic & Clinical Pharmacology” B.G.Katzung & T.W.Vanderah (eds.), McGraw-Hill Education

である。さすがに通して読むのは辛いが、kindle版をタブレットにいれておいて、状況に応じて参照するのがよかろう。

さまざまな分野の教育で、講堂での座学は「無駄、無駄」と実習の偏重が広まっている。しかし、知識は必要である。そうでないと「禁煙席ですか？喫煙席ですか？」の問いに「マリファナ席をお願いします」と言われたときに対処ができなくなるだろう。知識だけでは不十分だが、知識は必須である。健闘を祈る！

索 引

数字・欧文索引

1 型糖尿病　239
2 型糖尿病　239
5-FU（フルオロウラシル）11, 148
αグルコシダーゼ阻害薬　241
α - シヌクレイン　210, 220
アデノ随伴ウイルス（AAV） 103
A β（βアミロイド）218, 220
absorption　53
ACE 阻害薬（ACEI、アンギオテンシン変換酵素阻害薬）172
ADME　53
ALT　186
APL（急性前骨髄球性白血病） 162
APP（アミロイド前駆体蛋白質） 218
ARB　172
AST　186
ATP 受容体　254
βアミロイド（A β）218, 220
B 型肝炎ウイルス（HBV）192
βブロッカー　176, 231
BCR-ABL　151
BPSD　261
Cmax　64
C 型肝炎ウイルス（HCV）194
Ca ブロッカー　172
CAM　256
CAR-T 療法　103
cGMP　247
CHOP 療法　238
CKD（慢性腎臓病）168
CL（クリアランス）66
CL 全身　67
CML（慢性骨髄性白血病）151
COI　18
COPD（慢性閉塞性肺疾患）79
CoQ_{10}（コエンザイム Q_{10}）266
COVID-19　127
COX（シクロオキシゲナーゼ） 138, 265
COX-1、COX-2　139
CYP（チトクロム P450 酵素系） 68, 132
DAA（直接作用型抗 C 型肝炎ウイルス）195
DIC（播種性血管内凝固）188
distribution　53
DLB（レビィ小体型認知症） 210, 220
DPP　242
EBM　22
EC_{50}　94
ED（勃起障害）247
efficacy　98
EGFR チロシンキナーゼ　153
excretion　53
FD　196
GERD（胃食道逆流症）196
GIST　151
GLP　34, 242
GPCR（G 蛋白質共役型受容体） 88
H_1 受容体、H_2 受容体　178
H_2 阻害薬、H_2 ブロッカー　146, 181, 196
HBe 抗原、HBe 抗体　192
HBV（B 型肝炎ウイルス）192
HCV（C 型肝炎ウイルス）194
Her2　153
HIV（ヒト免疫不全ウイルス） 128, 193
IVH　41
J カーブ　171
KYOTO HEART Study　20
LD_{50}/ED_{50}（治療係数）93
L-dopa　211, 276
LSD（リゼルグ酸ジエチルアミド） 213, 227
MCI（軽度認知障害）216
metabolism　53
MPTP　210
MRSA　39, 117
MTX（メトトレキサート）148
NMDA 受容体　218
NO（一酸化窒素）247
NSAID（非ステロイド性抗炎症薬）138
NUD　196
OTC　200
P 糖蛋白質　149
PAM®　263
PD（pharmacodynamics）53
PK（pharmacokinetics）53
pH　58
PNES（心因性非てんかん発作） 224
potency　98
PPI（プロトンポンプ阻害薬） 146, 178, 182, 196
QOL（生活の質）111
SARS-CoV-2　99, 127
SGLT　241, 244, 276
SIADH　233
S・M 散　257
SMA（脊髄性筋萎縮症）101
SNP　29
STAP 細胞　21
STD（性感染症）194
T_3、T_4　234, 274, 276
T_{max}　64
tau　218, 220
TDP-43　220
VEGF　155

和文索引

〈あ行〉

アガリクス　269
アカルボース　242, 264
アコチアミド　196
アゴニスト　84
アシクロビル　110, 124
アスパラギナーゼ　163
アスピリン　7, 96, 140, 178, 257, 265
アスピリンジレンマ　141
アセタゾラミド　9
アセチルコリン　217, 263
アセトアミノフェン　144, 229, 257
アセメタシン　144
アデノ随伴ウイルス（AAV） 103
アドヘレンス　71
アドリアマイシン　112
アドレナリン　46, 231
アトロピン　252, 263
アナフィラキシーショック　113, 231
アバン®　271
アヘン　213
アポ酵素　266
アマンタジン　128, 211
アミノ基　58
アミノレバン®　187
アミロイド前駆体蛋白質（APP） 218
アムロジピン　174
アメーバ赤痢　11
アリスキレン　173
アリセプト®　218
アルドステロン　177
アルブミン　19, 54
アロセトロン　199
アンギオテンシン受容体阻害薬（ARB）、アンギオテンシン変換酵素阻害薬（ACEI）172
アンタゴニスト　84
胃酸　36, 146, 178
胃食道逆流症（GERD）196
イソフラボン　271
イソロイシン　187
イチジク浣腸®　203
一酸化窒素（NO）247
一般名　4
イデベノン　270
イトラコナゾール　69
イマチニブ　151
イリボー®　199
イレッサ®　153
インクレチン関連薬　241
インスリン　35, 44, 48, 241
インスリン作用不足　239
インターナリゼーション　90
インターフェロン、インターフェロンα　194
インドメタシン　144, 273, 275
インバースアゴニスト　87
インフリキシマブ　158
インフルエンザ　109, 126
ウイルス　108, 124
ウルソデオキシコール酸　188
運動療法　241
エクセグラン®　214
エストロゲン　271
エタネルセプト　158
エビデンス　23, 257
エフェドリン　258
エプレレノン　177
エリスロマイシン　69, 117, 257
エルゴタミン　213, 229
エルゴメトリン　213

L-dopa　211, 276
エレトリプタン　229
エロビキシバット　205
塩基性　58
炎症　138
エンタカポン　212
エンテカビル　193
エンドソーム　90
黄疸　74
オータコイド　145
オートクレーブ　134
オキシコドン　200
オセルタミビル　18, 126
オピオイド　200
オメプラゾール　70, 146, 178, 182, 275
オン・オフ現象　211
オンコビン®　238
オンダンセトロン　198
〈か行〉
GERD（胃食道逆流症）　196
解離定数　94
過換気症候群　78
可逆的作用　96
拡張期血圧　167
かぜ（風邪）　110
葛根湯　257, 259, 260
活性酸素　267
活性葉酸（ホリナート）　148
家庭血圧　168
カナマイシン　116, 203
過敏性腸症候群　198, 205
カプセル剤　33
ガベキサート　188
カマ　202
加味逍遥散　260
CAM　256
カモスタット　188
ガランタミン　218
カルシウムイオン　89
カルシウムブロッカー　172
カルバマゼピン　225
カルビドパ　212
カルベジロール　176
カルボキシル基　58
加齢黄斑変性　155, 252
カロヤン®　251
川崎病　142
間質性肺炎　153, 194
眼精疲労　253
間接ビリルビン　73
関節リウマチ　149
完全静脈栄養法(中心静脈栄養法)　41
甘草　258
乾燥甲状腺　236
寒天　202
癌疼痛　145, 200
器質性便秘　202
企図振戦　209
機能性便秘　202
キノホルム　10
偽薬（プラセボ）　14, 271
逆転写酵素　128, 193
逆流性食道炎　196
吸収　49, 64
吸収相　49, 62
吸収率　41
急性前骨髄球性白血病（APL）　162
吸入製剤　48
吸入パウダー　48
競合的拮抗　96
凝集体　220
強ミノC®　186
起立性低血圧　175
禁忌　26
菌交代現象　122
菌交代症　39
筋肉注射　45
グアノシンアナログ　193, 195
グラニセトロン　198
クリアランス（CL）　66
グリセリン　203, 238
グリチルリチン　258
グリベック®　151
グリベンクラミド　242
グルカゴン　231, 246
グルクロン酸　72
クロストリジウム　39
クロピドグレル　69
グロブリン　54
クロミフェン　86
クロルフェニラミン　146, 257
クロルプロパミド　242
クロロキン　10
群発頭痛　229
経口投与　32
経口ペプチド薬　34
桂枝茯苓丸　260
軽度認知障害（MCI）　216
経皮投与　46
下剤中毒　203
血液透析　47
血管拡張作用　247
結合型薬物　55
血小板　140
結石　189
ゲノム作用　235
ゲフィチニブ　153
下痢　200
検証的試験　15
原虫　108
交感神経系　262
抗菌薬　109, 112
口腔内崩壊錠　33
高血圧　167, 250
高血糖　239
後抗菌薬作用　115
抗甲状腺薬（甲状腺ホルモン合成阻害薬）　236
合剤　137, 174
抗酸化作用　267
甲状腺機能低下症　216
甲状腺ホルモン　234, 268
甲状腺ホルモン合成阻害薬（抗甲状腺薬）　236
抗生剤、抗生物質　109, 112
後発医薬品（ジェネリック薬）　5, 186
高プロラクチン血症　213
抗ヘルペス薬　11, 124
抗利尿ホルモン（バソプレシン）　232, 276
効力　98
コエンザイム Q_{10}（CoQ_{10}）　266
黒質　208
COX（シクロオキシゲナーゼ）　138, 265
COX-1、COX-2　139
コ・メディカル　75
コリンエステラーゼ　218, 263
コリン仮説　217
コルチゾール　238, 276
五苓散　260
コレステロール　131, 265
コンタクトレンズ　17
コンパートメントモデル　62, 66
コンパニオン診断　150
コンプライアンス　71
〈さ行〉
サイアザイド系利尿薬（チアジド系利尿薬）　172, 232
催奇形性　10
再吸収　77
細菌　108, 112
剤形　2
最大効果　98
サイトカイン　145
殺菌　134
ザナミビル　126
サラゾスルファピリジン　9
サリドマイド　10, 165, 273
サリン　263
サルファ剤　9, 55
酸化マグネシウム　202
酸性　58
SIADH　233
シード化合物　112
シェーグレン症候群　33
ジェネリック薬（後発医薬品）　5, 186
ジクアホソル　254
シグナル伝達　84
シグモイドカーブ　92
シクロオキシゲナーゼ　138, 265
シクロホスファミド　238
脂質二重層　265
姿勢反射障害　209
CYP（チトクロム P450 酵素系）　68
シトシンアナログ　193
ジフェンヒドラミン　146, 198
シメチジン　181, 275
芍薬甘草湯　260
収縮期血圧　167
主作用　7
腫脹　138
受容体　84
受容体リサイクル　91
証　257
消化性潰瘍　180
常在菌　52
小柴胡湯　194, 257, 259, 260
脂溶性ビタミン　265
小青竜湯　260
静注（静脈注射）　40
消毒　134

消毒薬　135
小児用バファリン®　140
商品名　4
静脈注射（静脈投与、静注）　40
初回通過効果　37
食物繊維　202
女性ホルモン　265
除染　135
シルデナフィル®　4, 8, 25, 247, 274
心因性多飲症　232
心因性非てんかん発作（PNES） 224
新型コロナウイルス　16, 127
真菌　108, 130
心筋梗塞　141
神経伝達物質　230
人工涙液　252
腎性尿崩症　232
心不全　233, 244
真武湯　257
診察室血圧　168
水素イオン　58
髄注（脊椎内注射）　47
水溶性ビタミン　265
スクラルファート　184
STAP 細胞　21
ステロイド　45
ストッパ下痢止め®　200
ストレス　178, 263
スピロノラクトン　177, 237
スプライシング　101
ズポ（直腸投与）　46
スマトリプタン　229
スルピリド　196, 273, 276
スルホニル尿素薬　241
生活改善薬　247
生活の質（QOL）　111
性感染症（STD）　194
性機能障害　247
静止時振戦　209
製造販売後臨床試験　16
生体利用率　82
生物学的製剤　6
セカンドメッセンジャー　89
脊髄性筋萎縮症（SMA）　101
石灰沈着性腱板炎　181
舌下錠　34
セレギリン　212
セロトニン　227
セロトニン受容体拮抗薬　198
閃輝暗点　228
全身性エリテマトーデス　11
センナ　203
センノシド　258
先発薬　5
全般発作　222
前立腺肥大　249
前臨床試験　12
速成耐性（タキフィラキシー） 90
塞栓　42
ゾニサミド　214
ソリブジン　11
ゾルミトリプタン　229
ゾロ薬　5

〈た行〉
第一相　72
大黄　203, 258
大建中湯　260
代謝　68, 72
帯状疱疹　182
対照薬　14
対症療法　200
耐性　90, 120, 149
大腿四頭筋拘縮症　45
第二相　72
タウ（tau）　218, 220
ダウノルビシン　238
ダウンレギュレーション　90
タキフィラキシー（速成耐性） 90
タクリン　218
タダラフィル　248
脱感作（脱感受性）　90
タバコ　70
多発性骨髄腫治療薬　11
タミフル®　18, 110, 126
タモキシフェン　163
探索的試験　15
胆汁、胆汁酸　74
単純部分発作　222
男性ホルモン　265
男性ホルモン産生抑制　250
タンニン酸　200
チアジド系利尿薬　172, 232
チアゾリジン類　241
チアマゾール　236
治験　13, 14
治験薬　14
チトクロム P450 酵素系（CYP） 68
中心静脈栄養法（完全静脈栄養法） 41
中心静脈カテーテル　41
中枢性尿崩症　232
腸肝循環　38, 74
貼付薬　46
直接作用型抗 C 型肝炎ウイルス（DAA）　195
直接ビリルビン　73
直腸投与（ズポ）　46
CHOP 療法　238
治療域（濃度領域）　93, 113
治療係数（LD_{50}/ED_{50}）　93
チロシンキナーゼ　89
ツベルクリン反応　45
テーラーメイド医療　22
テオフィリン　70
適応応答　95
適応外使用　181
デキサメタゾン　238
デキストロメトルファン　257
デスモプレシン　35, 232, 274, 276
テトラサイクリン　78
テルフェナジン　69
てんかん　222
点鼻、点鼻薬　46, 229
添付文書　24
当帰芍薬散　260
統計処理　19
疼痛　138
動脈管開存症　144
動脈投与　42
東洋医学　256
ドキソルビシン　112
特発性正常圧水頭症　216
ドグマチール®　196
突進現象　209
ドネペジル　218, 263
ドパミン　211
ドパミンアゴニスト　211
ドパミンニューロン　208
ドライアイ　252, 254
トラスツズマブ　153, 161
ドラッグ・リポジショニング　16
トラベルミン®　146
トリプタン類　229
トルブタミド　9, 242
トレリーフ錠®　214
トロンボキサン　265

〈な行〉
ナトリウムチャネル　89
ナルデメジン　207
二酸化炭素　78
二重盲検法　14
ニトログリセリン　26, 34, 46, 247
ニトログリセリンテープ　50
ニトロプルシド　177
ニフェジピン　34
尿　77
認知症　215, 220
熱湯消毒　135
濃度領域（治療域）　93, 113
ノバルティスファーマ社　20
ノルアドレナリン　263

〈は行〉
パーキンソン病　208
パーキンソン症候群　208
ハーセプチン®　153
バイアグラ®　4, 24, 247
パイアスドアゴニスト　86
バイオックス®　139
麦角アルカロイド　213
肺高血圧症　247
配合薬　→合剤
排出　9, 66, 76
肺小細胞癌　153, 233
排泄　9, 76
麦門冬湯　257
播種性血管内凝固（DIC）　188
バソプレシン（抗利尿ホルモン） 232, 276
八味地黄丸　260
発熱　138
バファリン®　140
バプタン類　233
パラメディカル　75
バリン　187
バルサルタン　20
バルデナフィル　248
バルプロ酸　225
ハロペリドール　209
半夏瀉心湯　260
半減期　38, 63
バンコマイシン　39

ハンセン病治療薬　11
pH　58
ピオグリタゾン　242
非可逆的作用　96
非可逆的阻害　140
皮下組織　44
皮下注射（皮下注）　44, 229
非競合的拮抗　96
ビグアニド類　241
非ゲノム作用　235
ヒスタミン　146, 178, 181
非ステロイド性抗炎症薬（NSAID）　138
ビタミンA　162
ビタミンE　267
ビタミンK　61
ビタミン欠乏症　216
ピック病　221
ヒト免疫不全ウイルス（HIV）　128, 193
ヒドロキシクロロキン　11
皮内注射　44
ひまし油　203
ビマトプロスト　8, 255
病棟薬剤師　43
日和見感染　39, 122
ビリルビン　73, 74
ピロリ菌　179
ビンクリスチン　238
ファモチジン　146
フィナステリド　250, 274
フィラデルフィア染色体　151
フェニレフリン　252
フェンフルラミン　268
腹囲　169
腹腔鏡検査　47
副交感神経系　262
複雑部分発作　222
副作用　7
副腎皮質ホルモン　237, 265
腹膜透析　47
プコローム　56
物理学的療法　95
部分アゴニスト　86
部分発作　222
プラセボ（偽薬）　14, 271
プラリドキシム　263
プリメイド　43
フルオロウラシル（5-FU）　11, 148
フルドロコルチゾン　237
プレドニゾロン　238
不老長寿　143
プロスタグランジン　40, 139, 183, 265
フロセミド　233
プロドラッグ　144
プロトンポンプ　178
プロトンポンプ阻害薬（プロトンポンプインヒビター、PPI）　146, 178, 182, 196
プロピルチオウラシル　236
プロペシア®　250
ブロモクリプチン　211, 213
プロラクチン　213
分枝アミノ酸　187
分子標的薬　150
分布　62
分布相　62
ペーパーバック法　78
ペグインターフェロン　194
ベタメタゾン　237
ペニシリン　93, 112, 116
ペニシリンショック　113
ヘパリン　188
ベバシズマブ　155
ヘルペス感染症　124
ベルベリン　200
便移植　129
ベンザルコニウム　136
片頭痛　228
ベンゼトニウム　136
便秘　200, 204
抱合　72
芳香族アミノ酸　187
放射線ホルミシス　95
防腐　134
ポカリスエット®　200
補完代替医療　256
ボグリボース　242, 264
補欠分子族　266
補酵素　266
保存剤　135
補中益気湯　257
勃起障害　247
発赤　138
ボノプラザン　182
ポリエチレングリコール　206
ホリナート（活性葉酸）　148
ポリフェノール類　271
ホルモン薬　163
ホロ酵素　266
〈ま行〉
麻黄　258
マクロライド　68, 117
マラリア　11
慢性硬膜下血腫　216
慢性骨髄性白血病（CML）　151
慢性腎臓病（CKD）　168
慢性閉塞性肺疾患（COPD）　79
マンニトール　238
水　57
ミソプロストール　183
ミトコンドリア　266
ミノキシジル　250
ムコスタ®　184, 255
メタボリック症候群　169
メチマゾール　236
メチラポン　237
メチルドパ　176
滅菌　134
メトクロプラミド　198
メトトレキサート（MTX）　148
メトフォルミン　242
メマンチン　218
免疫チェックポイント阻害薬　165
免疫抑制　149, 237
燃え尽き現象　211
モノクローナル抗体　153, 158
モルヒネ　200, 207, 274, 276
〈や行〉
薬剤　2
薬品　3
薬物　2
薬物代謝酵素　68
薬物動態（PK）　15, 53
薬物有害作用　7, 13
薬物乱用　229
薬力学（PD）　53
遊離型薬物　55
ユビキノン、ユビデカレノン（コエンザイム Q_{10}）　266
葉酸　118, 148
ヨウ素　234, 236
用量効果　98
抑うつ　194
抑肝散　260
〈ら行・わ行〉
ライ症候群　141, 145
ラクツロース　203
ラミブジン　193, 276
ラモセトロン　199
ランダム化比較対象試験　23
リアップ®　250
利益相反　18
リガンド　84
力価　98
リザトリプタン　229
リシノプリル　174
リスク　8
リゼルグ酸ジエチルアミド(LSD)　213, 227
利胆薬　188
リツキシマブ　154
六君子湯　260
リトナビル　69, 128
リナクロチド　204
利尿薬　174, 268
リバスチグミン　46, 218
リバビリン　194
リファンピシン　69
リュープロレリン　163
量子的用量反応曲線　92
臨床試験　13, 14
臨床薬理試験　15
ルビプロストン　204
レチノイン酸　162
レナリドミド　11, 165
レバチオ　4, 27, 247
レバミピド　184, 254
レビィ小体型認知症（DLB）　210, 220
レフルノミド　38, 82
レボドパ　211
ロイシン　187
老人斑　215, 218
ロートエキス　200
ロゲイン®　250
ロサルタン　105, 175
ロピナビル　69
ロフェコキシブ　139
ロペラミド　200, 276
ロラタジン　146
ワクチン　98, 170, 218
ワルファリン　55

著者紹介

丸山　敬

1957 年生まれ．東京大学医学部医学科卒業，同大学院医学系研究科博士課程（薬理学）修了．医学博士．

現在　埼玉医科大学医学部薬理学教室　教授

NDC491.5　　287p　　21cm

休み時間シリーズ

休み時間の薬理学　第 3 版

2021 年 6 月 17 日　第 1 刷発行
2024 年 2 月 16 日　第 4 刷発行

著　者　丸山　敬
発行者　森田浩章
発行所　株式会社 講談社
〒 112-8001　東京都文京区音羽 2-12-21
販　売　(03) 5395-4415
業　務　(03) 5395-3615

KODANSHA

編　集　株式会社 講談社サイエンティフィク
代表　堀越俊一
〒 162-0825　東京都新宿区神楽坂 2-14　ノービィビル
編　集　(03) 3235-3701

本文データ制作　株式会社エヌ・オフィス
印刷・製本　株式会社ＫＰＳプロダクツ

落丁本・乱丁本は，購入書店名を明記のうえ，講談社業務宛にお送りください．送料小社負担にてお取替えいたします．なお，この本の内容についてのお問い合わせは，講談社サイエンティフィク宛にお願いいたします．
定価はカバーに表示してあります．

Printed in Japan

ISBN 978-4-06-523810-3